诗青诗译
中医古籍丛书

U0062619

诗香 经典

《黄帝内经·素问》

刘纪青◎编著

中国中医药出版社
·北 京·

图书在版编目（CIP）数据

诗香经典.《黄帝内经·素问》/ 刘纪青编著 . —北京：
中国中医药出版社，2023.4
（诗青诗译中医古籍丛书）
ISBN 978-7-5132-7847-8

Ⅰ.①诗…　Ⅱ.①刘…　Ⅲ.①中医学—基本知识
②《内经》③《素问》　Ⅳ.① R2 ② R221

中国版本图书馆 CIP 数据核字（2022）第 192198 号

中国中医药出版社出版

北京经济技术开发区科创十三街 31 号院二区 8 号楼
邮政编码　100176
传真　010-64405721
河北品睿印刷有限公司印刷
各地新华书店经销

开本 710×1000　1/16　印张 28　字数 457 千字
2023 年 4 月第 1 版　2023 年 4 月第 1 次印刷
书号　ISBN 978-7-5132-7847-8

定价　89.00 元
网址　www.cptcm.com

服 务 热 线　010-64405510
购 书 热 线　010-89535836
维 权 打 假　010-64405753

微信服务号　zgzyycbs
微商城网址　https://kdt.im/LIdUGr
官 方 微 博　http://e.weibo.com/cptcm
天猫旗舰店网址　https://zgzyycbs.tmall.com

刘良院士题词

　　纪青教授长期致力于"中医药与诗词相结合"的研究，始终以"传承精华，守正创新"为己任。"诗青诗译中医古籍丛书"是他的又一套巨著。他用诗词歌赋的形式翻译的中医经典著作，通俗易懂、朗朗上口，不仅能激发人们学习中医经典的兴趣，又能提高人们诵读中医经典的效率。

　　此套丛书必将对中医药文化的传播产生深远的影响！

中国工程院院士　刘　良

2022年11月30日

谷　序

　　中医药学是打开中华文明宝库的钥匙。我们如何贯彻落实习近平总书记对中医药的重要论述？如何把中医药放在中华文明传承发展的历史长河中来审视？如何更有效传承中医药的文化价值？这些都是值得思考的问题。

　　中医经典《黄帝内经》《伤寒杂病论》《难经》《神农本草经》等著作，既是中医药文化的精髓，也是中医药守正创新的重要内容。诵读经典著作是传承精华的必由之路，只有诵读经典著作才能领悟到古代先贤的用意，才能强化人们在防治疾病实践中的应用。

　　北京中医药大学作为中医药的首善学府，始终坚持"立德树人，文化为本"，始终坚持"传承精华，守正创新"，始终以传播中医药文化作为自己的历史使命。

　　本人从事中医药高等教育工作三十余年，深切感受到诵读中医经典著作之艰辛与重要。怎样让学生从"诵读"到"悦读"？一直是每一个中医药教育工作者所面临的难题。

　　近日，北京中医药大学知名校友刘纪青，送来他按照中医经典著作创作的诗文丛书，我认真诵读了其中部分章节，顿觉不落窠臼，别开生面。

　　例如《黄帝内经》里有一段原文，"昔在黄帝，生而神灵，弱而能言，幼而徇养，长而敦敏，成而登天。"纪青校友将之译为如下诗文："黄帝生来便聪明，幼时善谈会领情，长大勤勉又敦厚，天子之位时年成。"化繁为简，朗朗上口，诵读起来毫不费力。其中功力，自不待言。

　　纪青校友曾在北京中医药大学中药专业就读，学习期间，他在医药圆融的教育氛围中学业精进，并培养了广泛的兴趣爱好，毕业后被分配到深圳市中医院工作。多年来，他一直利用业余时间致力于"中医药与诗词相结合"的研究，并陆续有中医药诗集和歌曲出版发行。他勤奋坚毅、热情执着的精神，常常令我钦佩不已。

　　这套诗文丛书共分四册，《诗香经典：〈黄帝内经·素问〉》《诗香经典：〈黄帝内经·灵枢〉》《诗香经典：〈伤寒杂病论〉》《诗香经典：〈难经〉〈神农本草经〉》，洋洋洒洒，蔚为大观。中医药与诗词相结合的形式，不仅丰富了中医药文化内涵，而且提高了诵读中医经典著作的效率，将会更有效地传承中医药的文化价值。

　　让我们在全新的语境中，一边品味中华诗词的芳香，一边领略中医药文化的奥妙。

　　正值本著作付梓之际，寥寥数语，爰以为序！

教育部中医学类教学指导委员会主任委员

中华中医药学会感染分会主任委员　　　　谷晓红

北京中医药大学党委书记

2022年12月23日于北京

王　序

　　"诗青诗译中医古籍丛书之诗香经典"即将付梓。可喜可贺！

　　伟哉华夏，镶以岐黄，亘古未绝，惟我益彰。

　　中国文化，源远流长；博大精深，闲寂幽扬；

　　知行合一，表里阴阳，文明血脉，千年流淌。

　　文者圣说，化者育明。祖国医学，文化支撑；

　　尤重临床，论治辨证；儒释道哲，富含其中；

　　道德意识，实践行动。儒学归知，释道则行。

　　守正创新，精华传承；古文深奥，寓意难懂；

　　探赜索隐，必由路径。医药大家，诗人纪青；

　　踔厉奋发，勇毅前行；燃烛继晷，日夜兼程；

　　训诂释义，字句析清；诗香经典，浑然天成。

　　先贤用意，词少译明；古语奇崛，朗朗圆融；

　　化繁为简，全新语境；洋洋洒洒，百万句成；

　　等身巨著，汗浸血凝。前承古人，后启晚生；

　　文苑示范，译域引领；思路开拓，形式新颖；

　　感慨感佩，感激感动。丛书四册，付梓丹青。

发掘提高，创新传承。寥寥数语，爰为序情！

国家自然科学基金委员会中医学与中药学学科原主任

中华诗词学会医药界诗词工作委员会主任委员

北京中医药大学国医堂中医门诊部主任医师　　王昌恩

教授、博士研究生导师

壬寅冬月

前　言

　　本人出生于历史悠久、人杰地灵、英才辈出的河北省河间市，历史上多个朝代曾在此设郡立国，建州置府。河间府素有"京南第一府"之称，毗邻扁鹊故里——任丘。河间曾涌现出许多对我国文明史起到重要影响的人物，唐代大诗人刘长卿、金元医学家刘完素等都居住于此。此外，赵人毛苌曾在诗经村（隶属河北省河间市）传授我国第一部诗歌总集《诗经》。经过人们的口口相传，《诗经》得以流传天下。

　　在家乡诗词氛围的熏陶下，再加上母亲的言传身教，我的心里从小就埋下了诗歌的种子，小学时期就已经熟读《诗经》和《唐诗三百首》。

　　在北京中医药大学读书期间，我经常在校刊上发表诗歌，并多次获得学校的各类奖项。

　　大学毕业后来到改革开放的前沿——深圳，被分配到深圳市中医院工作，在这片崇尚创新的热土上，我长期致力于中医药文化宣传工作，陆续出版发行了《路边俯拾遍地香》《诗香本草》《万里君行伴草花》等中医药诗集，以及《天使之歌》《本草歌》《方剂歌》《炮制歌》《食疗歌》《五禽戏歌》等音像作品。

　　中医药理论博大精深，内容丰富深奥，文字多以文言文为主，有些中医词汇晦涩难懂，需要翻译成现代语言，才容易理解，有些治疗技术"只能意会，不能言传"。中医药文化需要融会贯通，有着深厚扎实的传统文化基础，才能掌握中医药的精髓。

有感于此，最近几年，我又开始进行"中医药与诗词相结合"的研究，完成了《诗青诗译中医古籍丛书》，给晦涩难懂的中医药知识注入了诗词的元素，既增加了美感，又方便了诵读。

这套丛书是本人经过十余年的精心策划、勤学苦研而成，其间数易其稿，其中艰辛可想而知。本丛书先期出版四册，《诗香经典：〈黄帝内经·素问〉》《诗香经典：〈黄帝内经·灵枢〉》《诗香经典：〈伤寒杂病论〉》《诗香经典：〈难经〉〈神农本草经〉》，书中采用原文、诗青译文的体例，以深入浅出、朗朗上口的七言诗形式成书，旨在把大家带入一个轻松的语言环境，以便更好地学习和诵读中医经典著作。

本书的诗译内容均对照经典原文进行编写，由于部分内容的时代印记太明显，以及个人时间精力有限，自感不能完全把握其防治精髓，没有进行诗译，只是保留章节原文以维持原著思想的完整性。不足之处还请各位贤达提出宝贵意见，以便进一步修订提高。

刘纪青

2023年1月10日

目 录

1

黄帝内经·素问

上古天真论

原文

昔在黄帝，生而神灵，弱而能言，幼而徇齐，长而敦敏，成而登天。乃问于天师曰：余闻上古之人，春秋皆度百岁，而动作不衰；今时之人，年半百而动作皆衰（者），时世异耶？人将失之耶？岐伯对曰：上古之人，其知道者，法于阴阳，和于术数，食饮有节，起居有常，不妄作劳，故能形与神俱，而尽终其天年，度百岁乃去。今时之人不然也，以酒为浆，以妄为常，醉以入房，以欲竭其精，以耗散其真，不知持满，不时御神，务快其心，逆于生乐，起居无节，故半百而衰也。

夫上古圣人之教下也，皆谓之虚邪贼风，避之有时，恬惔虚无，真气从之，精神内守，病安从来。是以志闲而少欲，心安而不惧，形劳而不倦，气从以顺，各从其欲，皆得所愿。故美其食，任其服，乐其俗，高下不相慕，其民故曰朴。是以嗜欲不能劳其目，淫邪不能惑其心，愚智贤不肖不惧于物，故合于道。所以能年皆度百岁而动作不衰者，以其德全不危也。

帝曰：人年老而无子者，材力尽邪？将天数然也？岐伯曰：女子七岁，肾气盛，齿更发长。二七而天癸至，任脉通，太冲脉盛，月事以时下，故有子。三七，肾气平均，故真牙生而长极。四七，筋骨坚，发长极，身体盛壮。五七，阳明脉衰，面始焦，发始堕。六七，三阳脉衰于上，面皆焦，发始白。七七，任脉虚，太冲脉衰少，天癸竭，地道不通，故形坏而无子也。丈夫八岁，肾气实，发长齿更。二八，肾气盛，天癸至，精气溢泻，阴阳和，故能有子。三八，肾气平均，筋骨劲强，故真牙生而长极。四八，筋骨隆盛，肌肉满壮。五八，肾气衰，发堕齿槁。六八，阳气衰竭于上，面焦，发鬓颁白。七八，肝气衰，筋不能动。八八，天癸竭，精少，肾脏衰，形体皆极，则齿发去。

肾者主水，受五脏六腑之精而藏之，故五脏盛，乃能泻。今五脏皆衰，筋骨解堕，天癸尽矣，故发鬓白，身体重，行步不正，而无子耳。

帝曰：有其年已老而有子者何也？岐伯曰：此其天寿过度，气脉常通，而肾气有余也。此虽有子，男子不过尽八八，女子不过尽七七，而天地之精气皆竭矣。

帝曰：夫道者年皆百数，能有子乎？岐伯曰：夫道者能却老而全形，身年虽寿，能生子也。

黄帝曰：余闻上古有真人者，提挈天地，把握阴阳，呼吸精气，独立守神，肌肉若一，故能寿敝天地，无有终时，此其道生。中古之时，有至人者，淳德全道，和于阴阳，调于四时，去世离俗，积精全神，游行天地之间，视听八达之外，此盖益其寿命而强者也，亦归于真人。其次有圣人者，处天地之和，从八风之理，适嗜欲于世俗之间，无恚嗔之心，行不欲离于世，被服章，举不欲观于俗，外不劳形于事，内无思想之患，以恬愉为务，以自得为功，形体不敝，精神不散，亦可以百数。

其次有贤人者，法则天地，象似日月，辨列星辰，逆从阴阳，分别四时，将从上古合同于道，亦可使益寿而有极时。

诗青译文

黄帝生来便聪明，幼时善谈会领情，长大勤勉又敦厚，天子之位时年成。他曾问岐伯：上古人龄百岁超，动作敏捷未显老。今人年岁刚半百，动作迟缓无力跑，此间原因因时异，还是不知养生道？岐伯答：上古懂得养生人，取法天地与阳阴，能与自然相适应，调和养生标准循，饮食自己能节制，作息规律记在心。既不妄事多操劳，又使房事精而少，协调统一形神旺，天赋自然寿龄到，驾鹤西去百岁超。今人不与古人同，滥饮无度益难空，醉后更爱行房事，恣意纵欲竭阴精，真气耗散为嗜好，精气不满已半瓶。驭统精神无方法，一时之快常叠加，人生乐趣时违逆，起居作息乱如麻，半百衰老不足夸。

古有高人教后人，排除杂念真气通，虚邪贼风及时避，精神内守疾无生，心志安闲少欲望，不使疲倦劳其形。随心所欲顺真气，何衣著身皆满意，何物入口皆美食。地位高低不相慕，此人无华又质朴，不当嗜欲难入眼，淫乱邪僻走旁路。人有聪明与愚笨，能力有大又有小，不随外变而心虑，如此才合养生道，年超百岁犹力壮，修身养性法若晓，内外邪气怎干扰？黄帝问：年高生育已不能，是因精力已衰竭，还是自然规律成？

岐伯说：女子七岁肾气旺，乳齿更换发茂盛，年方十四生天癸，太冲脉旺任脉通，月经初潮按时来，此时能把子女生。二十一岁肾气满，此时真牙已长成。二十八岁筋骨力，头发茂盛最强体。三十五岁阳明

3

弱，面部憔悴发渐落。四十二弱三阳脉，面部无华发变白。四十九岁弱任脉，太冲气血亦渐衰，天癸已竭形体老，失育月经亦不来。男子八岁肾气实，初换乳齿发始盛。年方十六肾正旺，精气溢泄子女生。二十四岁肾气满，此时真牙已长成。三十二岁丰筋骨，肌肉增强能弯弓。四十岁时肾气衰，头发脱落枯齿中。四十八岁上阳竭，面部无华鬓如雪。五十六岁肝气弱，筋骨运动不灵活。六十四岁精气少，肾衰发齿会脱落。肾为精气之贮藏，精气外溢五脏旺，年老五脏功能退，筋骨懈惰无力回。天癸已竭鬓发白，欲生子女人不来。

黄帝说：有人年龄虽然老，仍能生育是何道？

岐伯说：天赋精力超常人，肾气有余气血神，生育能力虽然有，精气枯竭不会久，男子六四女四九。黄帝说：养生之道若掌握，或可达到百岁龄，生育是否有可能？岐伯说：人若知晓养生道，保全形体防衰老，生育何惧年岁高。

黄帝说：听闻上古有真人，掌握天地与阳阴，超然独处调呼吸，吸收清气之精纯，筋骨肌肉皆协调，守持于内有精神，寿命无终同天地，养生修道是为因。曾有中古至人人，道德淳厚养身心，阴阳调和应四时，远离世俗扰其身，远驰天地自然阔，蓄积精气集其神，视听守持八方外，此人亦可属真人。其次称为圣人人，安处天地自然中，活动规律八风顺，嗜欲世俗相适应，亦无恼怒与怨恨；行为不离是世俗，普通装饰穿衣服。居于市井无炫耀，在外形体无过劳，在内思想无负担，安静愉快为目标，悠然自得事难扰；此人形体不易衰，精神亦难耗散开，百岁寿命多常来。还有称为贤人人，天地变化规律循，日月星辰升与降，阴阳消长能从顺，四时变迁相适应，上古真人道遵循，生活符合养生道，增益寿命至此身。

黄帝内经 · 素问

四气调神大论

原 文

春三月，此谓发陈。天地俱生，万物以荣，夜卧早起，广步于庭，被发缓形，以使志生，生而勿杀，予而勿夺，赏而勿罚，此春气之应，养生之道也；逆之则伤肝，夏为寒变，奉长者少。

夏三月，此谓蕃秀。天地气交，万物华实，夜卧早起，无厌于日，使志无怒，使华英成秀，使气得泄，若所爱在外，此夏气之应，养长之道也；逆之则伤心，秋为痎疟，奉收者少，冬至重病。

秋三月，此谓容平。天气以急，地气以明，早卧早起，与鸡俱兴，使志安宁，以缓秋刑，收敛神气，使秋气平，无外其志，使肺气清，此秋气之应，养收之道也；逆之则伤肺，冬为飧泄，奉藏者少。

冬三月，此谓闭藏。水冰地坼，无扰乎阳，早卧晚起，必待日光，使志若伏若匿，若有私意，若已有得，去寒就温，无泄皮肤，使气亟夺。此冬气之应，养藏之道也；逆之则伤肾，春为痿厥，奉生者少。

天气，清净光明者也，藏德不止，故不下也。天明则日月不明，邪害空窍，阳气者闭塞，地气者冒明，云雾不精，则上应白露不下。交通不表，万物命故不施，不施则名木多死。恶气不发，风雨不节，白露不下，则菀槁不荣。贼风数至，暴雨数起，天地四时不相保，与道相失，则未央绝灭。

唯圣人从之，故身无奇病，万物不失，生气不竭。

逆春气，则少阳不生，肝气内变。逆夏气，则太阳不长，心气内洞。逆秋气，则太阴不收，肺气焦满。逆冬气，则少阴不藏，肾气独沉。

夫四时阴阳者，万物之根本也。所以圣人春夏养阳，秋冬养阴，以从其根；故与万物沉浮于生长之门。逆其根，则伐其本，坏其真矣。故阴阳四时者，万物之终始也；死生之本也；逆之则灾害生，从之则苛疾不起，是谓得道。道者，圣人行之，愚者佩之。从阴阳则生，逆之则死；从之则治，逆之则乱。反顺为逆，是谓内格。

是故圣人不治已病治未病；不治已乱治未乱，此之谓也。夫病已成而后药之，乱已成而后治之，譬犹渴而穿井，斗而铸锥，不亦晚乎？

诗青译文 ❀

　　春季三月是发陈，萌发生命是出新，自然天地有生气，向荣万物显欣欣。此时人应入夜眠，早起头发要披散，衣带解开舒躯体，庭中行走步放宽，精神愉快心胸畅，万物生机欣欣然。莫要滥行与杀伐，多施少敛少惩罚，此为适应春时令，保养生发之方法，如若违逆春之气，损伤肝脏寒病夏。

　　夏季三月是蕃秀，万物自然郁葱葱，天气下降腾地气，天地之气两交融，人应夜眠又早起，可见花实正旺盛。此时长日人莫厌，要有愉快好心情，亦使精华应夏季，气成秀美宣畅行，通泄自如神外向，兴趣广泛保持中。此为适应夏时令，保护方法是长养。如若违逆夏之气，秋收气少损心脏，秋易生疟冬发病，此时牢记在心上。

　　秋季三月是容平，自然景象已熟成，此时天高风且急，地气清肃早睡起，保持安宁之神志，活动时间仿若鸡，要使秋季肃杀气，对人影响减最低。神气收敛应容平，莫使神思向外行，保持肺气能清肃，秋令特点要适应，如若违逆秋收气，伤肺冬来飧泄病。

　　冬季三月是闭藏，万物生机皆潜伏，此时寒冰大地裂，早睡晚起要记住。神志藏内莫操劳，阳气莫被轻易扰，安静自若要隐秘，严守不让神外逃。好像东西刚刚得，深藏暗处留秘钥，躲避寒冷求温暖，皮开阳气会跑掉，适应冬季保养法，闭藏机能要记牢。如若违逆冬之气，春气不足损肾脏，痿厥之疾春易伤。

　　天气清明蕴其德，运行不止不露泽，保持内力不泄得。天有阴霾日月暗，晦暗邪气害山川，阳气闭塞若不通，大地昏蒙明亮难。云雾弥漫无日光，相应雨露不能降，天地之气不相交，生命万物不绵延，高大树木亡成片。恶劣气候时发作，风雨无时雨难得。草木不能被滋润，生机郁塞苗不存。

　　贼风频频飘而至，暴雨时作秩序失。正常规律遭违背，生命万物半折时。

　　唯有圣人顺自然，注重养生无大病，发展规律未违背，生机不绝此时行。

　　春生之气被违逆，少阳不发郁肝气。夏长之气被违逆，太阳不盛心气虚。秋收之气被违逆，太阴不敛肺满时。冬藏之气被违逆，少阴不藏肾不蓄，易患泻泄等病疾。

万物根本是阴阳，圣人春夏重在阳，万物根本为阳阴，圣人秋冬重在阴，顺从规律如万物，生长收藏永不枯。此间规律若违逆，就会戕伐生命力，亦能破坏真元气。阴阳四时万物结，盛衰存亡层层叠，违逆会有灾害行，顺从无病且养生。养生之道圣人行，愚人时常违背中，顺从阴阳为正常，违逆阴阳人会亡，圣人未病需先防，临渴掘井口已伤。

黄帝内经·素问

生气通天论

原 文

黄帝曰：夫自古通天者，生之本，本于阴阳。天地之间，六合之内，其气九州九窍、五脏、十二节，皆通乎天气。其生五，其气三，数犯此者，则邪气伤人，此寿命之本也。

苍天之气，清静则志意治，顺之则阳气固，虽有贼邪，弗能害也，此因时之序。故圣人传精神，服天气，而通神明。失之则内闭九窍，外壅肌肉，卫气解散，此谓自伤，气之削也。

阳气者若天与日，失其所则折寿而不彰。故天运当以日光明。是故阳因而上，卫外者也。

因于寒，欲如运枢，起居如惊，神气乃浮。因于暑，汗，烦则喘喝，静则多言，体若燔炭，汗出而散。因于湿，首如裹，湿热不攘，大筋软短，小筋弛长。软短为拘，弛长为痿。因于气，为肿，四维相代，阳气乃竭。

阳气者，烦劳则张，精绝辟积，于夏使人煎厥；目盲不可以视，耳闭不可以听，溃溃乎若坏都，汩汩乎不可止。

阳气者，大怒则形气绝，而血菀于上，使人薄厥。有伤于筋，纵，其若不容。汗出偏沮，使人偏枯。汗出见湿，乃生痤疿。高粱之变，足生大丁，受如持虚。劳汗当风，寒薄为皶，郁乃痤。

阳气者，精则养神，柔则养筋。开阖不得，寒气从之，乃生大偻。陷脉为瘘，留连肉腠，俞气化薄，传为善畏，及为惊骇。营气不从，逆于肉理，乃生痈肿。魄汗未尽，形弱而气烁，穴俞以闭，发为风疟。故风者，百病之始也，清静则肉腠闭拒，虽有大风苛毒，弗之能害，此因时之序也。

故病久则传化，上下不并，良医弗为。故阳蓄积病死，而阳气当隔。隔者当泻，不亟正治，粗乃败之。

故阳气者，一日而主外。平旦人气生，日中而阳气隆，日西而阳气已虚，气门乃闭。是故暮而收拒，无扰筋骨，无见雾露，反此三时，形乃困薄。

岐伯曰：阴者，藏精而起亟也，阳者，卫外而为固也。阴不胜其阳，则脉流薄疾，并乃狂。阳不胜其阴，则五脏气争，九窍不通。是以圣人陈阴阳，筋脉和同，骨髓坚固，气血皆从。如是则内外调和，邪不能害，耳目聪明，气立如故。

风客淫气，精乃亡，邪伤肝也。因而饱食，筋脉横解，肠澼为痔。因而大饮，则气逆。因而强力，肾气乃伤，高骨乃坏。

凡阴阳之要，阳密乃固，两者不和，若春无秋，若冬无夏。因而和之，是谓圣度。故阳强不能密，阴气乃绝。阴平阳秘，精神乃治；阴阳离决，精气乃绝。

因于露风，乃生寒热。是以春伤于风，邪气留连，乃为洞泄。夏伤于暑，秋为痎疟。秋伤于湿，上逆而咳，发为痿厥。冬伤于寒，春必温病。四时之气，更伤五脏。

阴之所生，本在五味；阴之五宫，伤在五味。是故味过于酸，肝气以津，脾气乃绝。味过于咸，大骨气劳，短肌，心气抑。味过于甘，心气喘满，色黑，肾气不衡。味过于苦，脾气不濡，胃气乃厚。味过于辛，筋脉沮弛，精神乃央。是故谨和五味，骨正筋柔，气血以流，腠理以密，如是则骨气以精。谨道如法，长有天命。

诗青译文

黄帝说：生命根本是阴阳，九州九窍与五脏，十二时节通天气，阴阳分三依消长。天气衍生为五行，规律若违寿折命。

苍天之气若清净，阳气充实人和平，虽有贼风与邪气，加害于人亦不能。圣人通达阴阳理，专心致志顺天行，天气原则若违逆，内使九窍不可通，肌肉壅塞卫气散，阳气削弱自伤中。

人身阳气似太阳，若是位次不正常，夭折或是寿命损，生命机能弱不强，阳光普照阳外上，抵御外邪因光芒。

若是寒邪把人害，阳气在内门轴态，起居猝急阳气动，易使神气越向外。若是暑邪把人害，汗多躁喘静多言，身体高热似炭烧，热邪离去一出汗。若是湿邪把人害，头似有物裹沉重，湿热相兼不得除，大小诸筋皆伤中，此时弛纵或短缩，短缩后果是拘挛，弛纵后果是痿弱。若是风邪把人害，可致疾病浮肿来。缠绵不离四种邪，相互伤人阳气竭。

人体烦劳若过度，阳气亢盛阴精枯，阳气愈盛阴愈亏，如此时时被重复。夏季暑热煎厥病，发作之时眼昏蒙，耳朵闭塞不能闻，昏乱之势

11

若城崩。

人之阳气怒上逆，血随气升而瘀积，其余部位隔不通，正是发生薄厥时。伤及诸筋筋弛纵，此时不能随意动。常汗半身而不遂，汗出湿阻疮和痱。常吃肥肉足生疔，患病容易像空瓶。劳作汗出风寒邪，迫聚皮腠成粉刺，郁积化热成疮疖。

阳气养神精气爽，诸筋柔韧能筋养。汗孔开闭调失常，寒气侵入损阳气，身体俯曲亦筋养。寒气深陷在脉中，肉腠气血瘀不通，久而久之瘘瘘成。寒气若从腧穴侵，内传五脏损志神，恐惧惊骇征象存。寒气稽留若在营，阻逆肌肉生痈肿。汗出未止体阳弱，风寒内侵闭腧穴，此时易会生风疟。风为各病起始因，劳逸适度定精神，肌肉腠理会密闭，拒邪不让风来侵，保养生气规律循。

病久不愈邪留内，内传演变步步随，上下不通阴阳阻，虽为良医难作为。阳气蓄积无小事，瘀阻不通会死掉，此时应用通泻法，莫被庸医所误导。

人体阳气日司表，清晨趋外始活跃，午间之时最旺盛，太阳偏西渐虚少，汗孔开始闭合了。夜晚阳气才收敛，拒守于内筋骨闭，请莫接近雾露边。阳气活动三时间，大家轻易莫违反。

岐伯说：阴是藏精扶阳气，阳是护外固表密。阴不胜阳阳亢盛，血脉迫促快流动，此时若再受热邪，阳气更旺狂症生。阳不胜阴阴亢盛，五脏不调窍不通。圣人阴阳偏胜无，筋脉调和骨髓固，血气畅顺人舒服。内外调和邪难侵，气机常行明耳目。

风邪伤阳入内脏，阴精亦会渐消亡，邪气伤肝此时样。人体自有升降机，饮食过饱会阻碍，筋脉弛纵会发生，肠澼痔疮等病来。饮酒过量气上逆，过度运动伤肾气，亦会损伤腰部脊。

阳气致密最重要，阴气守内不乱跑。阴阳二者不协调，好比在春秋未到，又如在冬离夏遥。阳气亢盛失固密，阴气就会竭绝散，阴气和平阳固密，精神正常此时间。若是阴阳已分离，随之竭绝人精气。

雾露风寒寒热生。春伤风邪若不去，急骤泄泻准时行。夏伤暑邪秋生疟。秋伤湿邪邪逆来，咳嗽痿厥不奇怪。

冬伤寒邪次年春，就会发病是为温。四时邪气总交替，五脏被害难歇息。阴精饮食五味生，阴精储藏五脏中，五味受伤亦可能。

过食酸味肝淫溢，亢盛导致脾竭衰，过食咸味骨骼损，肌肉短缩心郁来；过食甜味心气满，颜面发黑气逆喘，肾气失衡记心间；过食苦味脾气燥，胃气壅滞不濡润；过食辛味筋脉败，弛纵精神易受损。

协调五味谨慎多，骨骼强健筋柔和，气血通畅腠理密，骨气精强力拔河，养生之道若重视，天赋在身病奈何。

黄帝内经·素问

金匮真言论

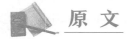 **原 文**

黄帝问曰：天有八风，经有五风，何谓？岐伯对曰：八风发邪以为经风，触五脏，邪气发病。所谓得四时之胜者，春胜长夏，长夏胜冬，冬胜夏，夏胜秋，秋胜春，所谓四时之胜也。

东风生于春，病在肝，俞在颈项；南风生于夏，病在心，俞在胸胁；西风生于秋，病在肺，俞在肩背；北风生于冬，病在肾，俞在腰股；中央为土，病在脾，俞在脊。故春气者病在头；夏气者病在脏；秋气者病在肩背；冬气者病在四肢。故春善病鼽衄，仲夏善病胸胁，长夏善病洞泄寒中，秋善病风疟，冬善病痹厥。故冬不按蹻，春不鼽衄；春不病颈项，仲夏不病胸胁；长夏不病洞泄寒中，秋不病风疟，冬不病痹厥，飧泄而汗出也。夫精者，身之本也。故藏于精者，春不病温。夏暑汗不出者，秋成风疟，此平人脉法也。

故曰：阴中有阴，阳中有阳。平旦至日中，天之阳，阳中之阳也；日中至黄昏，天之阳，阳中之阴也；合夜至鸡鸣，天之阴，阴中之阴也；鸡鸣至平旦，天之阴，阴中之阳也。故人亦应之，夫言人之阴阳，则外为阳，内为阴。言人身之阴阳，则背为阳，腹为阴。言人身之脏腑中阴阳，则脏者为阴，腑者为阳。肝、心、脾、肺、肾，五脏皆为阴，胆、胃、大肠、小肠、膀胱、三焦，六腑皆为阳。所以欲知阴中之阴，阳中之阳者，何也？为冬病在阴，夏病在阳，春病在阴，秋病在阳，皆视其所在，为施针石也。故背为阳，阳中之阳，心也；背为阳，阳中之阴，肺也；腹为阴，阴中之阴，肾也，阴中之阳，腹为阴，阴中之阳，肝也；腹为阴，阴中之至阴，脾也。此皆阴阳表里，内外雌雄，相输应也。故以应天之阴阳也。

帝曰：五脏应四时，各有收受乎？

岐伯曰：有。东方青色，入通于肝，开窍于目，藏精于肝。其病发惊骇，其味酸，其类草木，其畜鸡，其谷麦，其应四时，上为岁星，是以春气在头也。其音角，其数八，是以知病之在筋也，其臭臊。

南方赤色，入通于心，开窍于耳，藏精于心，故病在五脏。其味苦，其类火，其畜羊，其谷黍，其应四时，上为荧惑星。是以知病之在脉也。其音徵，其数七，其臭焦。

中央黄色，入通于脾，开窍于口，藏精于脾，故病在舌本。其味甘，其类土，其畜牛，其谷稷，其应四时，上为镇星。是以知病之在肉也。其音宫，其数五，其臭香。

西方白色，入通于肺，开窍于鼻，藏精于肺，故病在背。其味辛，其类金，其畜马，其谷稻，其应四时，上为太白星。是以知病之在皮毛也。其音商，其数九，其臭腥。

北方黑色，入通于肾，开窍于二阴，藏精于肾，故病在溪。其味咸，其类水，其畜彘，其谷豆，其应四时，上为辰星。是以知病之在骨也。其音羽，其数六，其臭腐。

故善为脉者，谨察五脏六腑，一逆一从，阴阳表里，雌雄之纪，藏之心意，合心于精，非其人勿教，非其真勿授，是谓得道。

诗青译文

黄帝问道：自然界中有八风，经脉病变又五风，这是为何请说明？岐伯答说：八风外部为邪气，侵犯经脉生风病，风邪循经侵五脏，五脏病变会发生。四个季节为一年，相克关系下面谈，春胜长夏长胜冬，冬胜夏又夏胜秋，秋季又把春来胜，克季节候若出现，四时相胜记心头。

东风多生是春季，病多发生在于肝，肝经气输注颈边。南风多生是夏季，病多发生在于心，心经气输注胸襟。西风多生是秋季，病多发生在于肺，肺经气输注肩背。北风多生是冬季，病多发生在肾处，肾经气输注腰股。长夏中央位属土，病多发生在于脾，脾经输气注在脊。春季邪气若伤人，大多有病在头里；夏季邪气若伤人，大多有病在于心；秋季邪气若伤人，大多有病肩背侵；冬季邪气若伤人，大多有病四肢分。春天疾患多鼽衄，夏天疾患多胸胁，长夏疾患多腹泄，秋天疾患多风疟，冬天疾患是痹厥。冬天若不来按跷，扰动阳气等活动，鼽衄来春不会发，颈项位病亦不生，夏天不生胸胁患，长夏腹泄亦不生，还有相应病里寒，秋天不生风疟病，冬天不会生痹厥，汗出过多飧泄等。人体根本在于精，阴精内藏不妄泄，春天不得温热病。若是夏暑阳有盛，排汗散热皆不能，风疟病为秋天得，脉法诊察即可行。

所以说：阴阳还有各阴阳。因为白昼属于阳，自从平旦至中午，阳中之阳此时属。自从中午至黄昏，则是属于阳中阴。因为黑夜属于阴，自从合夜至鸡鸣，此时属于阴中阴。自从鸡鸣至平旦，此时属于阴中阳。人之情况与相应，人体阴阳来论述，外部属阳阴内部，身体部位阴阳分，背是为阳腹为阴，脏腑部位阴阳分，腑是属阳脏属阴，心肝肺脾肾五阴，胆胃膀胱大小肠，三焦六腑皆属阳。阴阳复在阴阳中，了解此理有何用？四时疾病分阴阳，治疗依据循此行，冬病在阴夏病阳，春病在阴秋病阳，根据病部施针刺，还有疗法是砭石。阳中之阳是为心，阳在人体是后背，阳中有阴是为肺。阴中之阴是为肾，阴在人体是为腹，阴中之阳是为肝，阴中至阴是为脾。人体阴阳与表里，内外雌雄与联系，相互对应又举例，人与阴阳互相适。

黄帝说：五脏除与四时应，相类事物各自有，你来归纳我来听？

岐伯说：东方青色与肝通，肝窍于目藏气精，发病表现是惊恐，草木同类五味酸，五畜为鸡五谷麦，四时夏季相适应，若在天体为岁星，春天阳气才上升，其气在头角五音，成数为八肝主筋，疾病多发位在筋。嗅味为臊闻恶心。

南方赤色心相通，心窍在耳藏气精，与火同类五味苦，五畜为羊五谷黍，四时夏季相适应，若在天体荧惑星，脉和五脏病多生，成数为七五音徵。嗅味为焦与同行。

中央黄色脾相通，脾窍于口藏气精，与土同类五味甘，五畜为牛五谷稷，四时长夏相适应，若在天体为镇星，舌根肌肉病多生，成数为五五音宫。嗅味为香好心情。

西方白色肺相通，肺窍于鼻藏气精，与金同类五味辛，五畜为马五谷稻，四时秋季相适应，若在天体太白星，背部皮毛病多生，成数为九五音商。嗅味为腥猫欢迎。

北方黑色肾相通，肾窍二阴藏气精，与水同类五味咸，五畜为彘五谷豆，四时冬季相适应，若在天体为辰星，豁骨疾病多发生，成数为六五音羽。嗅味为腐神奇中。

若是医生善诊脉，审察谨慎又细心，五脏六腑变何在，了解情况有顺逆，阴阳雌雄与表里，一一对应相关联，加以归纳分清晰，精深道理心中记。此些理论至宝贵，若是条件不具备，学习又无真心意，传授之前要考虑，此间学问若珍惜，正确态度是第一。

黄帝内经 · 素问

阴阳应象大论

原 文

黄帝曰：阴阳者，天地之道也，万物之纲纪，变化之父母，生杀之本始，神明之府也，治病必求于本。

故积阳为天，积阴为地。阴静阳躁，阳生阴长，阳杀阴藏。阳化气，阴成形。寒极生热，热极生寒。寒气生浊，热气生清。清气在下，则生飧泄。浊气在上，则生䐜胀。此阴阳反作，病之逆从也。

故清阳为天，浊阴为地；地气上为云，天气下为雨，雨出地气，云出天气。故清阳出上窍，浊阴出下窍；清阳发腠理，浊阴走五脏；清阳实四肢，浊阴归六腑。

水为阴，火为阳。阳为气，阴为味。味归形，形归气，气归精，精归化。精食气，形食味，化生精，气生形。味伤形，气伤精，精化为气，气伤于味。

阴味出下窍，阳气出上窍。味厚者为阴，薄为阴之阳。气厚者为阳，薄为阳之阴。味厚则泄，薄则通。气薄则发泄，厚则发热。壮火之气衰，少火之气壮。壮火食气，气食少火。壮火散气，少火生气。气味，辛甘发散为阳，酸苦涌泄为阴。

阴胜则阳病，阳胜则阴病。阳胜则热，阴胜则寒，重寒则热，重热则寒。寒伤形，热伤气。气伤痛，形伤肿。故先痛而后肿者，气伤形也。先肿而后痛者，形伤气也。风胜则动，热胜则肿，燥胜则干，寒胜则浮，湿胜则濡泻。

天有四时五行，以生长收藏，以生寒暑燥湿风，人有五脏化五气，以生喜怒悲忧恐。故喜怒伤气，寒暑伤形，暴怒伤阴，暴喜伤阳。厥气上行，满脉去形。喜怒不节，寒暑过度，生乃不固。故重阴必阳，重阳必阴。故曰：冬伤于寒，春必温病。春伤于风，夏生飧泄。夏伤于暑，秋必痎疟。秋伤于湿，冬生咳嗽。

帝曰：余闻上古圣人，论理人形，列别脏腑，端络经脉，会通六合，各从其经，气穴所发，各有处名，溪谷属骨，皆有所起，分部逆从，各有条理，四时阴阳，尽有经纪，外内之应，皆有表里，其信然乎？

岐伯对曰：东方生风，风生木，木生酸，酸生肝，肝生筋，筋生心，肝主目。其在天为玄，在人为道，在地为化。化生五味，道生智，玄生神。神在天为风，在地为木，在体为筋，在脏为肝，在色为苍，在音为角，在声为呼，在变动为握，在窍为目，在味为酸，在志为怒。怒伤肝，悲胜怒，风伤筋，燥胜风，酸伤筋，辛胜酸。

南方生热，热生火，火生苦，苦生心，心生血，血生脾，心主舌。其在天为热，在地为火，在体为脉，在脏为心，在色为赤，在音为徵，在声为笑，在变动为忧，在窍为舌，在味为苦，在志为喜。喜伤心，恐胜喜，热伤气，寒胜热，苦伤气，咸胜苦。

中央生湿，湿生土，土生甘，甘生脾，脾生肉，肉生肺，脾主口。其在天为湿，在地为土，在体为肉，在脏为脾，在色为黄，在音为宫，在声为歌，在变动为哕，在窍为口，在味为甘，在志为思。思伤脾，怒胜思，湿伤肉，风胜湿，甘伤肉，酸胜甘。

西方生燥，燥生金，金生辛，辛生肺，肺生皮毛，皮毛生肾，肺主鼻。其在天为燥，在地为金，在体为皮毛，在脏为肺，在色为白，在音为商，在声为哭，在变动为咳，在窍为鼻，在味为辛，在志为忧。忧伤肺，喜胜忧，热伤皮毛，寒胜热，辛伤皮毛，苦胜辛。

北方生寒，寒生水，水生咸，咸生肾，肾生骨髓，髓生肝，肾主耳。其在天为寒，在地为水，在体为骨，在脏为肾，在色为黑，在音为羽，在声为呻，在变动为栗，在窍为耳，在味为咸，在志为恐。恐伤肾，思胜恐，寒伤血，燥胜寒，咸伤血，甘胜咸。

故曰：天地者，万物之上下也；阴阳者，血气之男女也；左右者，阴阳之道路也；水火者，阴阳之征兆也；阴阳者，万物之能始也。故曰：阴在内，阳之守也，阳在外，阴之使也。

帝曰：法阴阳奈何？

岐伯曰：阳胜则身热。腠理闭，喘粗为之俯仰，汗不出而热，齿干以烦冤腹满死，能冬不能夏。阴胜则身寒汗出，身常清，数栗而寒，寒则厥，厥则腹满死，能夏不能冬。此阴阳更胜之变，病之形能也。

帝曰：调此二者奈何？

岐伯曰：能知七损八益，则二者可调。不知用此，则早衰之节也。年四十而阴气自半也，起居衰矣。年五十，体重，耳目不聪明矣。年六十，阴痿，气大衰，九窍不利，下虚上实，涕泣俱出矣。故曰：知之则强，不知则老，故同出而名异耳。智者察同，愚者察异，愚者不足，智者有余，有余则耳目聪明，身体轻强，老者复壮，壮者益治，是以圣人为无为之事，乐恬恢之能，从欲快志于虚无之守，故寿命无穷，与天地终，此圣人之治身也。

天不足西北，故西北方阴也，而人右耳目不如左明也。地不满东南，故东南方阳也，而人左手足不如右强也。

帝曰：何以然？岐伯曰：东方阳也，阳者其精并于上，并于上则上盛而下虚，故使耳目聪明而手足不便也。西方阴也，阴者其精并于下，并于下则下盛而上虚，故其耳目不聪明而手足便也。故俱感于邪，其在上则右甚，在下则左甚，此天地阴阳所不能全也，故邪居之。

故天有精，地有形，天有八纪，地有五里，故能为万物之父母。清阳上天，浊阴归地，是故天地之动静，神明为之纲纪，故能以生长收藏，终而复始。惟贤人上配天以养头，下象地以养足，中傍人事以养五脏。天气通于肺，地气通于嗌，风气通于肝，雷气通于心，谷气通于脾，雨气通于肾。六经为川，肠胃为海，九窍为水注之气，以天地为之阴阳，阳之汗，以天地之雨名之，阳之气，以天地之疾风名之。暴气象雷，逆气象阳，故治不法天之纪，不用地之理，则灾害至矣。

故邪风之至，疾如风雨，故善治者治皮毛，其次治肌肤，其次治筋脉，其次治六腑，其次治五脏。治五脏者，半死半生也。故天之邪气，感则害人五脏，水谷之寒热，感则害于六腑，地之湿气，感则害皮肉筋脉。

故善用针者，从阴引阳，从阳引阴，以右治左，以左治右，以我知彼，以表知里，以观过与不及之理，见微得过，用之不殆。

善诊者，察色按脉，先别阴阳。审清浊，而知部分，视喘息，听音声，而知所苦，观权衡规矩，而知病所主，按尺寸，观浮沉滑涩，而知病所生以治，无过以诊，则不失矣。

故曰：病之始起也，可刺而已，其盛，可待衰而已。故因其轻而扬之，因其重而减之，因其衰而彰之。形不足者，温之以气；精不足者，补之以味。其高者，因而越之；其下者，引而竭之；中满者，泻之于内；其有邪者，渍形以为汗；其在皮者，汗而发之；其慓悍者，按而收之；其实者，散而泻之。审其阴阳，以别柔刚，阳病治阴，阴病治阳，定其血气，各守其乡。血实宜决之，气虚宜掣引之。

诗青译文 🌸

　　黄帝说：阴阳宇宙之规律，一切事物之纲纪，生长毁灭之根本，万物发展变化源。先从相对人体说，精神活动之根基。阴阳为根方可医。

　　再从阴阳变化说，阳气积聚升为天；阴气凝聚降为地。阴性为静阳为动；阴主成长阳为萌，阴主收藏阳主杀。阳主万物有气化，阴主万物形体家。寒极生热热极寒。寒生浊阴热清阳。清阳气陷若上升，泄病将要会发生。浊阴上壅若不降，胀病将要会逞强。阴阳规律若违背，疾病趁机就上位。

　　清阳之气变为天，浊阴之气变为地。地气上升成为云，天气下降变成雨；云源来自天之气，雨源来自地之气。人体变化亦如此，清阳出自人上窍，浊阴出自人下窍。清阳发泄从腠理，浊阴内注五脏去。清阳充实于四肢，内走六腑入腹地。水阴火阳要牢记。

　　阳隐无形是为气，阴显有形是为味。饮食五味养形体，气管生长与发育。脏腑功能精生何。精生真气为依赖，形体五味为依赖。生化一切基于精，生精气得之于形。味能伤害人形体，气能摧残人之精，气伤于味精化气。

　　属阴五味排下窍，属阳真气发上窍。先来说说五味中，味厚隶属是纯阴，味薄隶属阴中阳；再来说说阳气中，气厚隶属是纯阳，气薄隶属阳中阴。味厚能使人泄泻，味薄能使肠胃利。气薄能渗泄邪气，气厚能助阳发热。微阳能使元气盛，亢阳能使元气弱。亢阳元气能侵蚀，微阳煦养元气依；亢阳元气能耗散，微阳元气能增强。酸苦涌泄属于阴，辛甘发散属于阳。

　　阴阳体内要平衡。阳气受损阴偏胜。阴气受损阳偏胜。阳气偏胜能生热，阴气偏胜寒能生。寒至极点现热象；热至极点现寒象。寒邪影响人形体，热邪影响人分气。若是形体受伤害，肌肉壅滞肿起来，若是气分受伤害，感觉疼痛阻气脉。若是先痛后又肿，伤及形体是气病；若是先肿后又痛，累及气分是伤形。风邪太过身摇动，颤抖痉挛手足中；邪热太过肌肉肿；燥气太过津液枯；湿气太过泄泻出。

　　春夏长夏秋与冬，五时五行可变通，生长收藏方可行。五候变化可产生，寒暑燥湿还有风。五脏五气能化生，情志喜怒悲忧恐，过喜过怒皆伤气。寒暑外侵伤形体。大怒会有阴气伤，大喜正是伤阳时。逆气上冲更可怕，血阻形色变化大。喜怒若是不节制，寒暑条例若不依，快到生命危险期。阴气过盛走向反，阳气过盛亦反向。冬季若感寒气多，春季易生病为热；春季若受风为多，夏季飧泄病易得；夏季若受暑气多，秋季疟疾要记着；秋季若受湿气多，冬季咳嗽不用说。

黄帝问：听说古代有圣人，讲到人体形态时，脏腑阴阳能辨别，经脉相联能审视，可使六合为会通，经络循行起止知；气穴所发之部位，各有名称来相对；肌肉骨骼相连处，都有起点来相配；皮部浮络有条理，各有阴阳与顺逆；四时阴阳之变化，皆有规律可循迹；环境人体两相应，是否有表亦有里？

岐伯答：东方生风养木气，木气生味是为酸，酸味功效是养肝；肝血功效是养筋，筋有功效是养心。肝气眼目与上通。其变在天五气风，其变在地木五行，其在人体则为筋，其在五脏则为肝，其在五色则为苍，其在五音角相连，其在五声则为呼，人体变动握记住，其在七窍则为目，其在五味则为酸，其在情志则为怒。悲伤易怒怒伤肝；燥能抑风风伤筋；过食酸味能伤筋，能够抑酸是味辛。

南方生热热生火，火气生苦苦养心，心生为血血养脾，舌与心气相联系。其变在天五气热，其变在地五行火，其在人体是血脉，其在五脏是为心，其在五色则为赤，其在五音则为微，其在五声则为笑，其在情志是忧恼，其在七窍则为舌，其在五味则苦多，其在情志则为喜。过喜伤心恐抑喜。寒水抑热热气伤；咸能抑苦苦伤气。

中央生湿土气生，土能生甘甘养脾，脾养肌肉肺气实，脾气与口相联系。其变在天五气湿，其变在地五行土，其在人体是肌肉，其在五脏是为脾，其在五色是为黄，其在五音是为宫，其在五声是为歌，人体变动干呕多，

其在七窍是为口，其在五味是为甘，其在情志是为思。怒气抑思思伤脾；风气抑湿湿伤肌；过食甘味伤肌肉，酸味能抑是甘味。

西方生燥金气盛，金生辛味辛养肺，肺气滋养皮和毛，皮毛润泽生肾水，肺气与鼻联成对。其变在天五气燥，其变在地五行金，其在人体是皮毛，其在五脏是为肺，其在五色是为白，其在五音是为商，其在五声为哭腔，人体变动咳时忙，其在七窍是为鼻，其在五味是为辛，其在情志是为忧。喜能抑忧忧伤肺；寒能抑热热伤毛；苦能抑辛辛伤毛。

北方生寒寒生水，水生咸味咸养肾，肾气能生是骨髓，骨髓亦能护养肝，肾气与耳相关联。其变在天五气寒，其变在地五行水，其在人体是骨髓，其在五脏是为肾，其在五色是为黑，其在五音是为羽，其在五声为呻吟，人体变动为寒战，其在七窍是为耳，其在五味是为咸，其在情志是为恐。思能抑恐恐伤肾；燥能抑寒寒伤血；甘味抑咸咸伤血。

故曰：天地万物上下分，阴阳血气男女分。左右阴阳循有路，水火阴阳表现出。阴阳变化始万物。阴在内时阳卫外；阳外内阴要明白。

黄帝说：如何取法于阴阳？

岐伯答：若阳太过身发热，腠理紧闭急迫喘，俯仰反侧不出汗，牙齿干燥热不散，心闷再有腹胀感，死期已经不遥远。能经冬天夏天难。若阴太过身恶寒，身上时冷会出汗，屡屡寒战夹作冷，手足厥冷会出现，腹部再有胀满感，死期已经不遥远。能经夏天冬天难。阴阳偏胜失平衡，疾病症状转机中。

黄帝问：阴阳怎样来调和？

岐伯答：知晓七损八益理，阴阳调和就可以。不晓七损八益理，早早衰弱是唯一。年至四十阴减半，人体衰退动作慢；年至五十身笨重，耳目皆是不聪明；年至六十人阴痿，气衰九窍功能退，阴虚在下阳浮上，人流鼻涕泪汪汪。智者身体会强健；不智衰老会常现。同样活在人世上，结果却是不一样。智者善寻其规律；愚人仅仅看个体。智者感精很丰富，愚人常感力不足。精力有余耳目明，身强体壮显年轻。即使身体已衰老，容颜焕发如草青；本来强壮更强盛。无为之事是圣人，恬静为快乐在心，天地同寿尽无穷，清虚环境幸福寻。养生方法益圣人！

西北天气不充分，所以西北是为阴，左右两边耳目比，左边聪明记在心。东南地气不充盈，东南为阳太阳升，右面手足比左灵。

黄帝问道：是何道理说来听？

岐伯回答说：东阳精华聚在上，下部虚弱上部旺。耳聪目明会出现，手足不利各所长。西阴精华聚下部，下部旺盛上部虚。耳目亦是不聪明，手足灵活力道足。若感外邪是在上，右身是为严重方，若感外邪是在下，左身是为严重方。此因天地阴阳气，有所偏胜不足奇，人有阴阳与左右，虚弱邪气易停滞。

天有精气地形质；又有八节地五方。万物才能有生长。

阳气轻清升于天，阴气重浊降于地，天地静止与运动，自有神妙作把持，万物生长与收藏，循环往复无休止。

只有那些贤明人，对上顺天养头颅；对下顺地养双足；居中五脏又养护。

天气与肺相联通，地气与咽相联通，风气与肝相适应，雷气作用在心中，五谷之气应于脾，雨水之气润于肾。六经好像是大河，肠胃好像是大海，九窍好像河流来。天地阴阳来比喻，人有阴阳在身体，人汗好似天地雨；人气好像天地风；暴怒之气像雷霆；逆气不雨是久晴。养生若违天地理，疾病一定会发生，邪来骤雨兼暴风。病邪侵入皮毛时，此时治疗医术高；病邪侵入肌肤时，此时治疗术较高；病邪侵入筋脉时，此时治疗术不高；病邪侵入六腑时，此时治疗术为差；病邪侵入五脏时，此时治疗术最差。病邪侵入五脏时，愈亡可能同样大。若是感受天邪气，五脏就会受伤害；若是感受食寒热，六腑就会受伤害；若是感受地湿气，皮肉筋脉受伤害。

善于运用针法人，经脉虚实察细心，有时要从阴引阳，有时要从阳引阴；取右以治左边病，取左以治右边病；利用自己正常态，比较病人异常态，从表症状来了解，身体内部病何在。观察疾病需推因，病重微轻若看清，治疗疾病才能行。

若是医生善治病，色泽脉搏先查清，阴阳还需辨分明。五色清浊察浮络，可知何经有疾病；病人喘息要查看，音声亦需来倾听，痛苦何在才知情；看脉四时不相同，才知疾病何处生；诊察尺肤寸口脉，知道疾病位所在。治疗才会无过失。诊断才会无误时。

故曰：病在初起刺可愈，病在邪盛消退时，再去治疗亦不迟。病轻要用宣泄法；病重要用攻泻法；将愈则要先巩固，以防其病有反复；形体羸弱暖其气；精气不足补其味。病在膈上用吐法；病在下焦疏导法；胸腹胀满泻下法；风邪辛凉发汗法；邪在皮毛辛温汗；病情太重抑收法；实证用散或泻法。

首先观察阴或阳，决定用剂柔或刚，若病在阳可治阴；若病在阴可治阳。气分血分要明查，血实就用泻血法，气虚就用升补法。

25

黄帝内经 · 素问

阴阳离合论

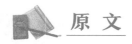

原 文

黄帝问曰：余闻天为阳，地为阴，日为阳，月为阴，大小月三百六十日成一岁，人亦应之。今三阴三阳，不应阴阳，其故何也？岐伯对曰：阴阳者，数之可十，推之可百；数之可千，推之可万；万之大不可胜数，然其要一也。天覆地载，万物方生，未出地者，命曰阴处，名曰阴中之阴；则出地者，命曰阴中之阳。阳予之正，阴为之主；故生因春，长因夏，收因秋，藏因冬。失常则天地四塞。阴阳之变，其在人者，亦数之可数。

帝曰：愿闻三阴三阳之离合也。岐伯曰：圣人南面而立，前曰广明，后曰太冲，太冲之地，名曰少阴，少阴之上，名曰太阳，太阳根起于至阴，结于命门，名曰阴中之阳。中身而上，名曰广明，广明之下，名曰太阴，太阴之前，名曰阳明，阳明根起于厉兑，名曰阴中之阳。厥阴之表，名曰少阳，少阳根起于窍阴，名曰阴中之少阳。是故三之离合也，太阳为开，阳明为阖，少阳为枢。三经者，不得相失也，搏而勿浮，命曰一阳。

帝曰：愿闻三阴。岐伯曰：外者为阳，内者为阴，然则中为阴，其冲在下，名曰太阴，太阴根起于隐白，名曰阴中之阴。太阴之后，名曰少阴，少阴根起于涌泉，名曰阴中之少阴。少阴之前，名曰厥阴，厥阴根起于大敦，阴之绝阳，名曰阴之绝阴。是故三阴之离合也，太阴为开，厥阴为阖，少阴为枢。三经者，不得相失也，搏而勿沉，名曰一阴。

阴阳𨙻𨙻，积传为一周，气里形表而为相成也。

诗青译文 🌸

黄帝问道：天属于阳地属阴，日属于阳月属阴，大小月分合起来，一年六十加三百，人体与此亦合拍。今有三阴与三阳，天地阴阳不相符，是何道理说清楚？岐伯回答说：天地阴阳范围广，具体运用推演忙，由十到百百到千，由千到万演绎长，此间道理记心上。先来说说总原则，对立统一不出外，阴阳道理难出格。万物生存在天地，若是还在地面下，阴中之阴记心间，若是已经出地面，阴中之阳记心间。有阳万物才生长，有阴万物才成桩。万物发生因春暖，万物茂盛夏炎长，秋气清凉万物收，冬气寒冷万物藏。四时阴阳若无序，气候来往会无常，生长收藏之变化，就要失去正常样。阴阳变化循此理，人亦遵循此规律，一经推测便可知。

　　黄帝说：我愿听你来讲讲，三阴三阳离合样。岐伯说：圣人面向南方立，前方广明君要知，后方名字叫太冲，行于太冲之经脉，可起少阴为其名。少阴经上之经脉，可起太阳为其名，太阳经脉下端起，足小趾外至阴穴，上端结于睛明穴。太阳是为少阴表，阴中之阳要记牢。人身上下再来言，上身属阳称广明，广明之下称太阴，太阴前脉叫阳明，阳明经脉下端起，足大指侧次指端，历兑穴位需知全。阳明是为太阴表，阴中之阳要知晓。厥阴为里少阳表，厥阴之表少阳经，下端起于窍阴中，少阳身居厥阴表，阴中少阳要记清。三阳经脉说离合，太阳主表是为开，阴明主里是为阖，少阳介于表里间，名字为枢要记得。三者不是各为政，称为一阳相结合。

　　黄帝说：我愿再听你讲讲，三阴离合啥情况？岐伯说：在外为阳内为阴，在里经脉为阴经，少阴前面为太阴，太阴经脉从何行？足大指端隐白穴，阴中之阴为其名。太阴后面为少阴，少阴经脉从何行？足心之处涌泉穴，阴中少阴为其名。少阴前面为厥阴，厥阴经脉从何行？足大指端大敦穴，两阴相合无阳中，厥阴位于最里面，阴之绝阴记心间。三阴经脉之离合，先要分开再来说，太阴三阴表为开，厥阴主阴里为阖，少阴太厥表里间，名字为枢要记得。三者不是各为政，称为一阴相结合。

　　阴阳之气行不息，注于全身相传递，气运于里形于表，阴阳两者相离合，表里两者诚相邀。

黄帝内经 · 素问

阴阳别论

原 文

黄帝问曰：人有四经，十二从，何谓？岐伯对曰：四经应四时；十二从应十二月；十二月应十二脉。

脉有阴阳，知阳者知阴，知阴者知阳。凡阳有五，五五二十五阳。所谓阴者，真脏也。见则为败，败必死也。所谓阳者，胃脘之阳也。别于阳者，知病处也，别于阴者，知生死之期。三阳在头，三阴在手，所谓一也。别于阳者，知病忌时，别于阴者，知死生之期。谨熟阴阳，无与众谋。所谓阴阳者，去者为阴，至者为阳，静者为阴，动者为阳，迟者为阴，数者为阳。凡持真脏之脉者，肝至悬绝，十八日死；心至悬绝，九日死；肺至悬绝，十二日死；肾至悬绝，七日死；脾至悬绝，四日死。

曰：二阳之病发心脾，有不得隐曲，女子不月；其传为风消，其传为息贲者，死不治。曰：三阳为病发寒热，下为痈肿，及为痿厥腨疞；其传为索泽，其传为癫疝。曰：一阳发病，少气善咳善泄；其传为心掣，其传为隔。二阳一阴发病，主惊骇背痛、善噫善欠，名曰风厥。二阴一阳发病，善胀心满善气。三阴三阳发病，为偏枯萎易，四肢不举。

鼓一阳曰钩，鼓一阴曰毛，鼓阳胜急曰弦，鼓阳至而绝曰石，阴阳相过曰溜。阴争于内，阳扰于外，魄汗未藏，四逆而起，起则熏肺，使人喘鸣。

阴之所生，和本曰和。是故刚与刚，阳气破散，阴气乃消亡。淖则刚柔不和，经气乃绝。死阴之属，不过三日而死，生阳之属，不过四日而死。所谓生阳死阴者，肝之心谓之生阳，心之肺谓之死阴，肺之肾谓之重阴，肾之脾谓之辟阴，死不治。结阳者，肿四肢。结阴者，便血一升，再结二升，三结三升。阴阳结斜，多阴少阳曰石水，少腹肿。二阳结，谓之消。三阳结，谓之隔。三阴结，谓之水。一阴一阳结，谓之喉痹。阴搏阳别谓之有子。阴阳虚肠澼死。阳加于阴谓之汗。阴虚阳搏谓之崩。

三阴俱搏，二十日夜半死；二阴俱搏，十三日夕时死；一阴俱搏，十日死；三阳搏且鼓，三日死；三阴三阳俱搏，心腹满，发尽不得隐曲，五日死；二阳俱搏，其病温，死不治，不过十日死。

诗青译文

黄帝问道：人有四经十二从，此间何意请说明？岐伯回答说：正常脉象为四经，其与四时相适应，十二经脉十二从，十二个月相适应。

凡脉必有阴与阳，阴阳两脉互为藏。阳脉可分有五种，春弦夏钩长夏缓，秋为微毛石微冬。五时五脏各阳脉，五时五脏相配合，二十五种阳脉来。阴脉是脉无胃气，真脏脉象要牢记，说明胃气已败坏，败象已见死亡来。阳脉是脉有胃气，辨其可知病所在；辨别真脏脉情况，可知何时人死亡。三阳经脉诊察位，结喉两旁穴人迎，三阴经脉诊察位，在手鱼际寸口中。一般健康状态下，人迎寸口脉象同。属阳胃脉若辨别，能知宜忌与时令；属阴真脏脉辨别，能知日期死与生。辨别阴脉与阳脉，谨慎熟练来临证，疑惑众议无影踪。诊无胃气真藏脉，肝脉来时线孤悬，似断似绝弦急硬，十八日死回天难，心脉来时孤悬断，九日当死回天难；肺脉来时孤悬断，十二日死回天难；肾脉来时孤悬断，七日当死回天难；脾脉来时孤悬断，四日当死回天难。

曰：胃肠有病连心脾，病人隐情难告之，若是女子经不调，甚至还会是经闭。若是病久又传变，形体渐瘦名风消，或是呼吸为短促，气逆息贲不治疗。发病若在太阳经，寒热症状多随行，发生痈肿或下部，足痿无力而逆冷，还有腿肚酸与痛。若是病久又传化，难以润泽皮肤干，或者变症为颓疝。发病若在少阳经，生发之气有减少，咳嗽泄泻或并行。若是病久又传化，心虚掣痛食不下，阻塞不通不为佳。阳明厥阴若发病，主病惊骇与背痛，常常嗳气和呵欠，风厥病症为其名。少阴少阳若发病，心下满闷腹部胀，时欲叹气郁闷样。太阳太阴若发病，半身不遂偏枯症，或是痿弱无力气，还有四肢难活动。

脉搏鼓动在指下，来时有力去时衰，此时名字叫钩脉；轻虚浮而稍无力，此时名字叫毛脉；紧张有力弦琴瑟，此时名字叫弦脉；因为有力须重按，轻按之时觉不足，此时名字叫石脉；既非无力与有力，脉象缓和来又去，平顺流通叫滑脉。阴阳平衡若失去，阴气内争若为胜，阳气在外做扰乱，汗出不止肢厥冷，此时下厥会上逆，浮阳熏肺有喘鸣。

阴之所以不化生，阴阳正常两平衡。以刚与刚阳气散，阴气亦随消亡中；若是阴气为独盛，寒湿亦会有偏胜，刚柔亦会不相和，经脉气血败绝中。属于死阴之病症，不过三日就要死；属于生阳之病症，不过四日会痊愈。生阳死阴要牢记。若是肝病传于心，为木生火生气得，名为生阳记在心；若是心病传于肺，此时应为火克金，金被火亡名死阴，若是肺病传于肾，以阴传阴无阳候，此时名其为重阴；若是肾病传于脾，水反侮土名辟阴，不治死症记在心。邪气郁结在阳经，会有浮肿在四肢，诸阳之本在四肢；邪气郁结在阴经，大便下血会兼行，阴络有伤血下溢，初结一升再二升，三结又是为三升；阴阳两经邪郁结，若是偏重在阴经，石水病症会发生，少腹亦会有胀肿；邪气郁结在二阳，肠胃俱热消渴状；邪气郁结在三阳，上下不通隔症忙；邪气郁结于三阴，水肿病症有膨胀；邪气郁结一阴阳，喉痹之病记心房。阴脉搏动若有力，有别阳脉若明显，怀孕现象应恭喜；阴阳脉虚患痢疾，是为死症不出奇；阳脉加倍于阴脉，此时当有汗出来，阴虚阳脉有搏击，火迫血行血崩开。

　　三阴之脉搏指下，半夜死亡二十天；二阴之脉搏指下，傍晚死亡十三天；一阴之脉搏指下，鼓动过甚亡三天；三阴三阳脉皆搏，心腹胀满正其时，阴阳之气已泄尽，两便不通五日死；三阳之脉搏指下，患有温病难以治，死亡不过第十日。

黄帝内经·素问

灵兰秘典论

原 文

　　黄帝问曰：愿闻十二脏之相使，贵贱何如？岐伯对曰：悉乎哉问也。请遂言之！心者，君主之官也，神明出焉。肺者，相傅之官，治节出焉。肝者，将军之官，谋虑出焉。胆者，中正之官，决断出焉。膻中者，臣使之官，喜乐出焉。脾胃者，仓廪之官，五味出焉。大肠者，传道之官，变化出焉。小肠者，受盛之官，化物出焉。肾者，作强之官，伎巧出焉。三焦者，决渎之官，水道出焉。膀胱者，州都之官，津液藏焉，气化则能出矣。凡此十二官者，不得相失也。

　　故主明则下安，以此养生则寿，殁世不殆，以为天下则大昌。主不明则十二官危，使道闭塞而不通，形乃大伤，以此养生则殃，以为天下者，其宗大危，戒之戒之。

　　至道在微，变化无穷，孰知其原。窘乎哉，消者瞿瞿，孰知其要。闵闵之当，孰者为良。恍惚之数，生于毫氂，毫氂之数，起于度量，千之万之，可以益大，推之大之，其形乃制。

　　黄帝曰：善哉，余闻精光之道，大圣之业，而宣明大道，非斋戒择吉日不敢受也。黄帝乃择吉日良兆，而藏灵兰之室，以传保焉。

诗青译文

　　黄帝问道：人体六腑与六脏，分工贵贱是怎样？岐伯回答说：你可问得真详细！这个问题我讲讲。心主全身君主官，思维精神与意识，还有活动任在肩。肺辅君主相傅官，由它来主全身气，调节全身它为先。肝主怒为将军官，谋略由此而出现。膻中护心臣使官，随时接受人命令，靠它传达心喜欢。脾胃是为仓廪官，受纳布化饮食专，五味营养与消化，把好吸收运输关。大肠是为传导官，食物糟粕它传送，化为粪便全排完。小肠是为受盛官，下行食物它担承，分化清浊进一关。肾被称为作强官，它能发挥人强力，产生技巧永流传。三焦是为决渎官，通行水道水牢关。膀胱是为州都官，蓄藏津液先把关，通过气化排尿欢。以上所述十二官，虽有分工应协调，若有脱节疾病到。

　　若是君主顺达明，下属则会很安定，用此道理来养生，使人长寿无重病，若是用来理天下，国家昌盛又繁荣。若是君主不达明，十二之官混乱中，危险随时要发生，工作途径被封闭，形体受害将严重。养生续命不可能，灾祸时来短寿命。君主昏聩理天下，政权危险难保他，警惕警惕听到吗？

　　道理难测妙至深，变化亦是无穷尽，欲要弄清其本源，真是实在有困难！学人研究实勤恳，奥妙之处谁懂真！道理暗昧又难明，像被遮蔽无光明，怎样了解其华精！数量似有或似无，产生毫厘小数目，毫厘更起小度量，积累扩大千万度，只有推衍与益增，大千世界才推出。

　　黄帝说：其间道理我已明，建立基业大圣名，宏大道理已扬清，若不专心来修省，吉祥之日选择行，实在不敢来接受。黄帝自应择良日，著作珍藏灵兰室，保存起来传后世。

黄帝内经·素问

六节藏象论

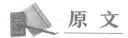 **原 文**

黄帝问曰：余闻以六六之节，以成一岁，人以九九制会，计人亦有三百六十五节以为天地，久矣。不知其所谓也？岐伯对曰：昭乎哉问也，请遂言之！夫六六之节，九九制会者，所以正天之度，气之数也。天度者，所以制日月之行也，气数者，所以纪化生之用也。天为阳，地为阴；日为阳，月为阴；行有分纪，周有道理。日行一度，月行十三度而有奇焉。故大小月三百六十五日而成岁，积气余而盈闰矣。立端于始，表正于中，推余于终，而天度毕矣。

帝曰：余已闻天度矣。愿闻气数，何以合之？岐伯曰：天以六六为节，地以九九制会，天有十日，日六竟而周甲，甲六覆而终岁，三百六十日法也。夫自古通天者，生之本，本于阴阳。其气九州九窍，皆通乎天气。故其生五，其气三。三而成天，三而成地，三而成人，三而三之，合则为九。九分为九野，九野为九脏；故形脏四，神脏五，合为九脏以应之也。

帝曰：余已闻六六九九之会也，夫子言积气盈闰，愿闻何谓气？请夫子发蒙解惑焉。岐伯曰：此上帝所秘，先师传之也。帝曰：请遂闻之。岐伯曰：五日谓之候，三候谓之气，六气谓之时，四时谓之岁，而各从其主治焉。五运相袭而皆治之，终期之日，周而复始，时立气布，如环无端，候亦同法。故曰不知年之所加，气之盛衰，虚实之所起，不可以为工矣。

帝曰：五运之始，如环无端，其太过不及如何？岐伯曰：五气更立，各有所胜，盛虚之变，此其常也。帝曰：平气何如？岐伯曰，无过者也。帝曰：太过不及奈何？岐伯曰：在经有也。

帝曰：何谓所胜？岐伯曰：春胜长夏，长夏胜冬，冬胜夏，夏胜秋，秋胜春，所谓得五行时之胜，各以气命其脏。帝曰：何以知其胜？岐伯曰：求其至也，皆归始春，未至而至，此谓太过，则薄所不胜，而乘所胜也。命曰气淫。不分邪僻内生工不能禁。至而不至，此谓不及，则所胜妄行，而所生受病，所不胜薄之也，命曰气迫。所谓求其至者，气至之时也。谨候其时，气可与期，失时反候，五治不分，邪僻内生，工不能禁也。

帝曰：有不袭乎？岐伯曰：苍天之气，不得无常也。气之不袭是谓非常，非常则变矣。帝曰：非常而变奈何？岐伯曰：变至则病，所胜则微，所不胜则甚。因而重感于邪，则死矣，故非其时则微，当其时则甚也。

帝曰：善。余闻气合而有形，因变以正名。天地之运，阴阳之化，其于万物，孰少孰多，可得闻乎？岐伯曰：悉哉问也，天至广不可度，地至大不可量。大神灵问，请陈其方。草生五色，五色之变，不可胜视，草生五味，五味之美，不可胜极，嗜欲不同，各有所通。天食人以五气，地食人以五味。五气入鼻，藏于心肺，上使五色修明，音声能彰；五味入口，藏于肠胃，味有所藏，以养五气，气和而生，津液相成，神乃自生。

帝曰：藏象何如？岐伯曰：心者，生之本，神之变也；其华在面，其充在血脉，为阳中之太阳，通于夏气。肺者，气之本，魄之处也；其华在毛，其充在皮，为阳中之太阴，通于秋气。肾者，主蛰封藏之本，精之处也；其华在发，其充在骨，为阴中之少阴，通于冬气。肝者，罢极之本，魂之居也；其华在爪，其充在筋，以生血气，其味酸，其色苍，此为阳中之少阳，通于春气。脾、胃、大肠、小肠、三焦、膀胱者，仓廪之本，营之居也，名曰器，能化糟粕，转味而入出者也，其华在唇四白，其充在肌，其味甘，其色黄，此至阴之类，通于土气。凡十一脏，取决于胆也。

故人迎一盛病在少阳，二盛病在太阳，三盛病在阳明，四盛已上为格阳。寸口一盛病在厥阴，二盛病在少阴，三盛病在太阴，四盛已上为关阴。人迎与寸口俱盛四倍以上为关格。关格之脉嬴，不能极于天地之精气，则死矣。

诗青译文

　　黄帝问道：听说天体若运行，六个甲子为一年，人以九九变极数，配合天道准度间，穴位三百六十五，与之相应有地天，此法听来时长久，不知其中何理由？岐伯答：您提问题很高明！我谈看法你来听。六六之节九九会，天度气数来确定。天度日月有行程。气数万物有化生。天属于阳地属阴，日属于阳月属阴。运行自有其秩序，环周亦有其道路。每一昼夜日一度，月行有余十三度，大月小月加起来，一年三百六十五，月份不足节气余，产生闰月此时出。确定岁首为冬至，并且以此为开始，再用圭表之日影，中气时间来推正，跟随日月之运行，推算节气之余盈，岁尾天度之变化，完全计算此时行。

黄帝说：您说天度我已明，气数天度怎配成？岐伯说：天以六六为节制，地以九九为数行，配合天道准度中，天有十干为十日，十干循环需六次，一个周甲成就此，重复六次一年终，此为三百六十日，计算方法要记清。自古通天气为本，不外天之阴阳中。地有九州人九窍，皆与天气相联通，天将五行衍生出，阴阳消长有衰盛，而又各分为三种。三气合而成为天，三气合而成为地，三气合而成为人，三三而合成九气，在地分之为九野，在人分之为九脏，形脏为四神脏五，以应天气合九脏。

黄帝说：六六九九相配合，此间道理我已明，先生说气有盈余，慢慢积累闰月成，此时究竟是何气？解我疑惑启我蒙！岐伯说：秘密理论上帝传，先师传授予我先。黄帝说：全部讲来给我听。岐伯说：五日为候三候气，六气为时四岁时，四时各随其五行，相互配合当旺季。五行木火土金水，随时变化相承袭，各行自有当旺时，直到一年终结后，开始循环再从头。一年分布为四时，四时分布为节气，如环无端逐步移，节气之中再分候，亦是如此移下去。不知当年客气临，盛衰虚实等起因，良医难做记在心。

黄帝说：五行推移周复始，如环无端过不及，究竟怎样说清楚？岐伯说：五行之气更迭主，互有胜克盛衰出，正常现象不虑足。黄帝说：你说平气是怎样？岐伯说：此为没有过不及。黄帝说：太过不及是怎样？岐伯说：经书记载此情况。

黄帝说：什么叫做为所胜？岐伯说：春天能够胜长夏，长夏能够胜于冬，冬天能够胜于夏，夏天能够胜于秋，秋天能够胜于春，此为时令据五行，胜负情况之说明。时令又依气属性，分别影响各脏中。黄帝说：相胜情况说来听？岐伯说：先推气候来时间，立春开始向下算。若是时令尚未到，气候先来为太过，若是某气来太过，侵侮不胜之气多，所胜之气被欺凌，此称气淫为其名；时令已到气候迟，此时名称为不及，若是某气来不及，所胜之气会妄行，所生之气会困弱，其所不胜更侵迫，此时气迫为其名。再说所谓求其至，根据时令求候气，谨慎等候时令变，气候到来可预期。时令若是被搞错，时令气候不相合，不分五行气旺时，邪气内扰病人多，良医来治亦难说。

黄帝说：五行气有不承袭？岐伯说：天空自有五行气，常规分布在四时。若无规律依次承，病变发生反常时，气候反常某时令，当旺之气若是胜，此时轻微为其病，当旺之气所不胜，此时其病为深重，若是又感它邪气，造成死亡是一定。反常气候若出现，不在所克之某气，当旺时令病微轻，若在所克之某气，当旺时令病深重。

黄帝说：好！曾闻天地气相合，万物形体变化多，形态各异名不同。天地气运阴阳变，两者相对万物生，就其作用谁多少，可以听你讲分明？岐伯说：您可问得真详细！天是极广不可测，亦难计量地大博，伟大神灵既然问，其中道理我说说。草木显现为五色，五色变化不尽看；草木产生为五味，五味醇美尝不完。人对色味欲不同，色味五脏与相通。天供人们以五气，人们五味由地供。五气由鼻而吸入，贮藏心肺且留住，其气上升面色润，声音洪亮人鼓舞。五味进入人之口，肠胃消化再吸收，五味精微注五脏，五脏之气得以养，若是脏气能和谐，保有生化机能强，津液随之而生成，神气就此自然良。

黄帝说：藏象究竟是怎样？岐伯说：生命根本在于心，所居之处是为神，荣华表现在面部，充养组织血脉处，此为太阳在阳中，夏气与之相联通。气之根本在于肺，魄所居处在此位，荣华表现在毫毛，充养组织皮肤好，此为太阴在阳中，秋气与之相联通。经气根本在于肾，蛰伏藏精封居深，荣华表现在头发，充养组织在骨家，此为少阴在阴中，冬气与之相联通。罢极之本在于肝，魂所居处在此间，荣华表现在爪甲，充养组织在筋家，生养血气为酸味，其色苍青病肝位，此为少阳在阳中，春气与之相联通。仓廪之本在脾胃，三焦膀胱大小肠，营气所居在于此，因其功能器皿样，故称为器声远扬，吸收水谷与精微，化生糟粕排出肠，管理饮食和五味，转化吸收排泄忙，荣华口唇旁白肉，充养组织在肌肉，其味为甘其色黄，仓廪属于至阴中，土气与之相联通。功能发挥十一脏，胆气升发才能行。

迎脉大于常一倍，说明有病在少阳；迎脉大于常两倍，说明有病在太阳；迎脉大于三倍行，说明有病在阳明；迎脉大于四倍多，说明阳气为太过，若是阴无以为通，是为格阳在其中。寸脉大于常一倍，说明病在厥阴位；寸脉大于常两倍，说明病在少阴位；寸脉大于常三倍，说明病在太阴位；寸脉大于四倍多，说明阴气为太过，若是阳无以为交，是为关阴与相邀。若是寸口与人迎，皆大常时四倍行，阴阳俱盛不相荣，是为关格在其中。关格之脉盈盛过，阴阳极亢不多说，天地阴阳经气平，胜利状态回不成，人会很快死亡行。

黄帝内经·素问

五脏生成

原　文

　　心之合脉也，其荣色也，其主肾也。肺之合皮也，其荣毛也，其主心也。肝之合筋也，其荣爪也，其主肺也。脾之合肉也，其荣唇也，其主肝也。肾之合骨也，其荣发也，其主脾也。

　　是故多食咸，则脉凝泣而变色；多食苦，则皮槁而毛拔；多食辛，则筋急而爪枯；多食酸，则肉胝䐃而唇揭；多食甘，则骨痛而发落，此五味之所伤也。故心欲苦，肺欲辛，肝欲酸，脾欲甘，肾欲咸，此五味之合五脏之气也。

　　故色见青如草兹者死，黄如枳实者死，黑如炲者死，赤如衃血者死，白如枯骨者死，此五色之见死也。青如翠羽者生，赤如鸡冠者生，黄如蟹腹者生，白如豕膏者生，黑如乌羽者生，此五色之见生也。生于心，如以缟裹朱。生于肺，如以缟裹红。生于肝，如以缟裹绀。生于脾，如以缟裹栝楼实。生于肾，如以缟裹紫。此五脏所生之外荣也。

　　色味当五脏：白当肺、辛，赤当心、苦，青当肝、酸，黄当脾、甘，黑当肾、咸。故白当皮，赤当脉，青当筋，黄当肉，黑当骨。

　　诸脉者，皆属于目；诸髓者，皆属于脑；诸筋者皆属于节；诸血者，皆属于心；诸气者，皆属于肺，此四肢八溪之朝夕也。故人卧血归于肝，肝受血而能视，足受血而能步，掌受血而能握，指受血而能摄。卧出而风吹之，血凝于肤者为痹，凝于脉者为泣，凝于足者为厥。此三者，血行而不得反其空，故为痹厥也。人有大谷十二分，小溪三百五十四名，少十二俞，此皆卫气所留止，邪气之所客也，针石缘而去之。

　　诊病之始，五决为纪。欲知其始，先建其母。所谓五决者，五脉也。

　　是以头痛巅疾，下虚上实，过在足少阴、巨阳，甚则入肾。徇蒙招尤，目冥耳聋，下实上虚，过在足少阳、厥阴，甚则入肝。腹满䐜胀，支膈胠胁、下厥上冒，过在足太阴、阳明。咳嗽上气，厥在胸中，过在手阳明、太阴。心烦头痛，病在膈中，过在手巨阳、少阴。

　　夫脉之小大，滑涩浮沉，可以指别。五脏之象，可以类推。五脏相音，可以意识。五色微诊，可以目察。能合脉色，可以万全。

　　赤脉之至也，喘而坚。诊曰：有积气在中，时害于食，名曰心痹。得之外疾，思虑而心虚，故邪从之。

白脉之至也，喘而浮。上虚下实，惊，有积气在胸中，喘而虚。名曰肺痹。寒热，得之醉而使内也。

青脉之至也。长而左右弹。有积气在心下支胠，名曰肝痹。得之寒湿，与疝同法。腰痛足清头痛。

黄脉之至也，大而虚。有积气在腹中，有厥气，名曰厥疝。女子同法，得之疾使四肢，汗出当风。

黑脉之至也，上坚而大。有积气在小腹与阴，名曰肾痹。得之沐浴，清水而卧。

凡相五色之奇脉，面黄目青，面黄目赤，面黄目白，面黄目黑者，皆不死也。面青目赤，面赤目白，面青目黑，面黑目白，面赤目青，皆死也。

诗青译文

心与脉络润相融，面色可知肾详情，肺与皮肤润相融，毛发可知心详情，肝与筋脉润相融，爪甲可知肺详情，脾与肌肉润相融，口唇可知肝详情，肾与骨骼润相融，发毛可知脾详情。

过食咸味凝血脉，涩而不畅脉难行，颜面色泽变发生；过食苦味肤枯槁，毫毛脱落头发少；过食辛味筋劲急，爪甲枯干像树枝；过食酸味肌肉粗，厚而皱缩唇皮出；过食甘味骨骼痛，头发脱落是一定。偏食损害要记清。心欲得苦肺欲辛，肝欲得酸脾欲甘，还有肾是欲得咸，五味脏气有关系，关系已经在上面。

青如死草面色现，枯暗无华死症见；黄如积实死症见；黑如烟灰死症见；红如凝血死症见；白如枯骨死症见。五色死症要记全。表现生机预后好，五色情况要知晓。面色青如翠鸟毛；面色红如鸡冠花；面色黄如蟹腹部；面色白如脂肪猪；面色黑如毛乌鸦。表现生机华外露，五脏情况要记住。心有生机面色像，细白薄绢裹朱砂；肺有生机面色像，细白薄绢裹红绸；肝有生机面色像，细白薄绢裹青绸；脾有生机面色像，细白薄绢裹栝楼；肾有生机面色像，细白薄绢裹紫绸。

色味五脏相适应，下面几点要记清，白色辛味应于肺，赤色苦味应于心，青色酸味应于肝，黄色甘味应于脾，黑色咸味应于肾。五脏外合于五体，下面几点要牢记。白色相应在于皮，赤色相应在于脉，青色相应在于筋，黄色相应在于肉，所以相应在于骨。

诸条脉络皆属目，诸髓皆是属于脑，诸筋皆是属骨节，诸血皆是属于心，诸气皆是属于肺。朝夕来往气血行，四肢八豁不离宗。所以当人睡眠时，血归藏于肝脏中，肝得血而濡养目，所以人能视万物；足得血而有濡养，大步行走向前方；手掌得血而濡养，握物有力不慌张；手指得血而濡养，拿取灵活巧手良。初醒外出若受风，血液循行要滞凝，凝于肌肤是痹症；凝于经脉滞血行；凝于足部生厥冷。上述情况共三种，气血运行返不能，组织间隙孔穴处，所以造成痹厥症。全身大谷十二处，小豁三百五四处，在此还有已减除，脏腑各自腧穴数。此为卫气留止处，亦是邪气客居屋。循此部位施针石，何愁邪气不解除。

诊病根本是何为？五决纲纪不能违。疾病关键要了解，病变原因先准确。五决即是五脏脉，诊病方知病所在。

比如巅顶有疾患，下虚上实记心间，病在少阴足太阳，病甚内传于肾脏。头晕眼花身摇动，下实上虚目暗聋，病在少阳足厥阴，内传于肝若病甚。病在太阴足阳明，腹满膜胀要同行，胸膈胁肋支撑强，下部逆气而犯上。病在阳明手太阳，咳嗽气喘乱胸腔。病在太阳手少阴，心烦头痛胸膈侵。

大小滑涩浮沉脉，手指可以区别开；五脏功能现于外，相类比象说明白；五脏各自有声音，凭意识别若用心；五色细微小变化，可用眼睛来观察。色脉结合在一起，方为有万无一失。

外现赤色脉急坚，邪气积聚在中脘，妨害饮食是为表，名为心痹记心间。此病得于外邪侵，思虑过度心气弱，邪气随入是其因。

外现白色脉急浮，此为下实而上虚，惊骇时刻时时有，病邪积聚于胸间，所以迫肺而作喘。肺气本身就虚弱，名为肺痹要记得，有时症见寒热发，醉后行房诱发多。外现青色脉来长，左右搏击手指忙，病邪心下而聚积，支撑胁肋名肝痹，多因寒湿而得病，疝病原理与相同，症见头腰痛足冷。

外现黄色脉大虚，病邪腹中有积聚，名为厥疝逆气生，亦常发生妇女中，剧烈运动因为主，继而汗出又遇风。

外现黑色大实坚，病聚小腹前阴间，此种病名叫肾痹，冷浴睡卧凉所起。

若是观察五色为，面黄目青赤白黑，不死之症皆如此，面带黄色有土气。面赤目青与目白，面青目赤与目黑，还有面黑与目白，死亡征象皆明显，面无黄色土气败。

黄帝内经·素问

五脏别论

原 文

黄帝问曰：余闻方士，或以脑髓为脏，或以肠胃为脏，或以为腑。敢问更相反，皆自谓是，不知其道，愿闻其说。岐伯对曰：脑、髓、骨、脉、胆、女子胞，此六者，地气之所生也。皆藏于阴而象于地，故藏而不泻，名曰奇恒之腑。夫胃、大肠、小肠、三焦、膀胱，此五者天气之所生也，其气象天，故泻而不藏。此受五脏浊气，名曰传化之府，此不能久留，输泻者也。魄门亦为五脏使，水谷不得久藏。所谓五脏者，藏精气而不泻也，故满而不能实。六腑者，传化物而不藏，故实而不能满也。所以然者，水谷入口则胃实而肠虚，食下则肠实而胃虚。故曰实而不满，满而不实也。

帝曰：气口何以独为五脏之主？岐伯说：胃者，水谷之海，六腑之大源也。五味入口，藏于胃以养五脏气，气口亦太阴也，是以五脏六腑之气味，皆出于胃，变见于气口。故五气入鼻，藏于心肺，心肺有病，而鼻为之不利也。

凡治病必察其下，适其脉，观其志意，与其病也。

拘于鬼神者，不可与言至德；恶于针石者，不可与言至巧。病不许治者，病必不治，治之无功矣。

诗青译文

黄帝问道：我曾听闻有方士，脑髓肠胃皆为脏，有人亦皆称为腑，若是有人提意见，自己看法又不变，不知何种是为对，这个问题你谈谈。岐伯回答说：脑髓骨脉胆女胞，秉承地气才能生，阴质皆能被贮藏，大地包藏物万种，作用为藏不为泻，奇恒之腑名不同。胃肠三焦与膀胱，秉承天气才能生，健运周转如天样，所以是泻不是藏，五脏浊气能受纳，传化之腑名如家。浊气停留不能久，及时转输排泄走。肛门亦是泻浊气，水谷糟粕不留体。五脏功能是贮藏，精气外泻它能防，精气饱满常保持，不是片刻得充实。六腑功能为传化，显得充实自有它。盛满难以永保持，下列情况要记清，水谷入口因下行，胃中充实肠里空，食物再下肠充实，此时空虚在胃中，这样依次相传递，六腑充实只一时。

黄帝说：气口可以单独行，五脏病变怎反映？岐伯说：水谷之海是为胃，六腑泉源此名为，胃留饮食与五味。足太阴脾运化转，五脏之气充养间。脾太阴经输津液，手太阴肺经气口，太阴经脉朝百脉，水谷精微皆胃来，反映之处在气口。五气入鼻心肺藏，心肺病变鼻难良。

治病必观上与下，脉候虚实亦审察，察看情志与精神，病情表现何处家。

若遇迷信鬼神人，医理不与谈更深，讨厌针石治疗人，医技不与其认真。有病不前来治疗，他病不会治得好，勉强治疗无疗效。

黄帝内经 · 素问

异法方宜论

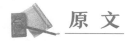 原 文

黄帝问曰：医之治病也，一病而治各不同，皆愈何也？

岐伯对曰：地势使然也。

故东方之域，天地之所始生也。鱼盐之地，海滨傍水，其民食鱼而嗜咸，皆安其处，美其食。鱼者使人热中，盐者胜血，故其民皆黑色疏理。其病皆为痈疡，其治宜砭石。故砭石者，亦从东方来。

西方者，金玉之域，沙石之处，天地之所收引也。其民陵居而多风，水土刚强，其民不衣而褐荐，其民华食而脂肥，故邪不能伤其形体，其病生于内，其治宜毒药。故毒药者，亦从西方来。

北方者，天地所闭藏之域也。其地高陵居，风寒冰冽，其民乐野处而乳食，脏寒生满病，其治宜灸焫。故灸焫者，亦从北方来。

南方者，天地所长养，阳之所盛处也。其地下，水土弱，雾露之所聚也。其民嗜酸而食胕，故其民皆致理而赤色，其病挛痹，其治宜微针。故九针者，亦从南方来。

中央者，其地平以湿，天地所以生万物也众。其民食杂而不劳，故其病多痿厥寒热。其治宜导引按跷，故导引按跷者，亦从中央出也。

故圣人杂合以治，各得其所宜，故治所以异而病皆愈者，得病之情，知治之大体也。

诗青译文

黄帝问道：

医生治疗疾病时，同病不同疗法施，结果却是皆能愈，请问此间何道理？

岐伯回答说：

地理形式有不同，治法各有其所宜。

东方天地气始生，气候温和出盐鱼。地处海滨接近水，人多食鱼喜咸味，世代安居在此地，多以鱼盐作美食。由于鱼类食用多，热积于中鱼属火，由于盐类食用多，咸能入血来作客，此时耗伤人血液，皮肤亦常为黑色，还有疏松其肌理，痈疡疾病满城郭。若问对其何法疗，砭石

刺法正适合。砭石治方若追溯，东方传来要记得。

西方野旷又多山，沙石遍地金玉产，自然环境说此处，秋气引急与收敛。人依山陵来居住，多风刚强此水土，配戴毛巾睡席草，疏于讲究穿衣服。

饮食酥酪肉鲜美，所以此处人体肥，外邪不易犯形体，发病大多内伤类。对其治疗宜药物，药法亦是西传回。

北方地势较为高，气候如冬屋藏娇。人依山陵来居住，风寒凛冽雪时飘。四野临时作住宿，游牧生活犹喜好，牛羊乳汁常为饮，受寒胀满病不少。对其治疗灼艾炙，北方传来引为傲。

南方阳气为最盛，万物长养气候生，地势低下水土弱，雾露聚集人常行。喜食腐熟和酸类，皮肤致密色带红，筋脉拘急时常有，麻木不仁病易生，对其治疗微针刺，九针传来南方从。

中央之地物产丰，潮湿平坦为地形，从来食物多种类，生活安逸又轻松，痿弱厥逆病寒热，对其导引和按摩。导引按摩源何处，中央地区来时多。

以上情况总体看，明医治病多法兼，随机应变据情况，灵活运用适病患。治法虽然各有异，结果疾病皆痊愈。若是医生悉病情，治疗大法在掌间。

黄帝内经 · 素问

移精变气论

原 文

黄帝问曰：余闻古之治病，惟其移精变气，可祝由而已。今世治病，毒药治其内，针石治其外，或愈或不愈，何也？岐伯对曰：往古人居禽兽之间，动作以避寒，阴居以避暑，内无眷暮之累，外无伸官（宦）之形，此恬淡之世，邪不能深入也。故毒药不能治其内，针石不能治其外，故可移精祝由而已。当今之世不然，忧患缘其内，苦形伤其外，又失四时之从，逆寒暑之宜。贼风数至，虚邪朝夕，内至五脏骨髓，外伤空窍肌肤，所以小病必甚，大病必死。故祝由不能已也。

帝曰：善。余欲临病人，观死生，决嫌疑，欲知其要，如日月光，可得闻乎？岐伯曰：色脉者，上帝之所贵也，先师之所传也。上古使僦贷季，理色脉而通神明，合之金木水火土，四时八风六合，不离其常，变化相移，以观其妙，以知其要，欲知其要，则色脉是矣。色以应日，脉以应月，常求其要，则其要也。夫色之变化，以应四时之脉，此上帝之所贵，以合于神明也。所以远死而近生，生道以长，命曰圣王。中古之治病，至而治之，汤液十日，以去八风五痹之病。十日不已，治以草苏草荄之枝，本末为助，标本已得，邪气乃服。暮世之病也，则不然，治不本四时，不知日月，不审逆从，病形已成，乃欲微针治其外，汤液治其内，粗工凶凶，以为可攻，故病未已，新病复起。

帝曰：愿闻要道。岐伯曰：治之要极，无失色脉，用之不惑，治之大则。逆从到行，标本不得，亡神失国。去故就新，乃得真人。

帝曰：余闻其要于夫子矣，夫子言不离色脉，此余之所知也。岐伯曰：治之极于一。帝曰：何谓一？岐伯曰：一者因得之。帝曰：奈何？岐伯曰：闭户塞牖，系之病者，数问其情，以从其意，得神者昌，失神者亡。帝曰：善。

诗青译文

黄帝问道：听闻古医来治病，移易精神改气行，祝由方法来治疗，病就很快可以好。现在医者治病来，先用药物治其内，再用针石治其外，还是有好与不好，是何原因说明白？岐伯回答说：古人生活很简单，巢居追逐禽兽间，常用运动祛寒冷，暑热阴凉地为先，美慕心情无在内，在外无需走求官，安静淡泊不谋利，精神内守意境闲，邪气不能来侵犯。不须药物治其内，不须针石治外间。若是此时疾病到，祝由方法来治疗，病就很快可以好。现内则为忧患累，在外则为苦形役，四时气候不从顺，虚邪贼风常侵袭，正气先馁邪乘虚，体内为客侵袭之，内犯五脏和骨髓，外伤孔窍与肤肌，轻病必重重病死，祝由方法不能医。

黄帝道：很好！我欲临诊治病人，我欲观察其死生，解除疑惑掌秘要，心如日月一样明，此种诊法说来听？岐伯曰：色脉诊察有方法，是为上帝所珍重，先师所授在心中。上古有医名货季，研究色脉通道理，神明与之相通达，五行与之相联系，四时八风与六合，异常变化和规律，奥妙变化勤观察，用来综合与分析，其中要领他皆知。若要懂得此要领，研究色脉莫迟疑。气色太阳象阴晴，脉息月亮象亏盈，得其要领诊色脉，重要关键为诊病。人体气色有变化，四时脉象相适应，上古帝王最在意，其中原理若能明，心领神会用无穷。观察局部知整体，护佑生命避死亡。若能如此必长寿，人们称君为圣王。中古医生若治病，及时治疗病初生，先用十天汤与液，祛除五痹与八风。若是十天再不愈，草药疗法再利用。医生掌握人病情，处理得当痊愈中。再说后医来治病，已经不是这样行，治病不据四时变，阴阳色脉未知情，病情顺逆不能辨，等到疾病已形成，才用外法微针治，汤液治内法亦用。浅薄粗心之医生，认为攻法可以用，病已造成浑不知，此时攻法不适用，以至原病未痊愈，导致新疾又产生。

黄帝道：临证道理说来听。岐伯说：诊治疾病哪关键？色脉不错记心间，运用色脉无疑惑，临证诊治最原则，色脉方法要掌握。病情顺逆了解少，倒行逆施危险多。认识病情不清楚，损害精神受折磨，此法若用来治国，国家灭亡不多说！因此医者若暮世，赶快去掉旧习气，色脉学问要钻研，上古真人达可以。

黄帝道：此理我已听明白，主要还是在色脉。岐伯说：诊病关键没说完。黄帝道：是何关键你说说？岐伯说：见到病人问病情。黄帝道：怎样来问你再说？岐伯说：安静环境先选好，关好门窗慢慢聊，与患密切相联系，耐心询问不可少，要使病人无顾虑，尽情倾诉才知晓，病人神色仔细察，有神预后为良好；无神预后无良药。黄帝说：好！

黄帝内经·素问

汤液醪醴论

原文

黄帝问曰：为五谷汤液及醪醴奈何？岐伯对曰：必以稻米，炊之稻薪，稻米者完，稻薪者坚。帝曰：何以然？岐伯曰：此得天地之和，高下之宜，故能至完；伐取得时，故能至坚也。

帝曰：上古圣人作汤液醪醴，为而不用何也？岐伯曰：自古圣人之作汤液醪醴者，以为备耳！夫上古作汤液，故为而弗服也。中古之世，道德稍衰，邪气时至，服之万全。帝曰：今之世不必已何也。岐伯曰：当今之世，必齐毒药攻其中，镵石针艾治其外也。

帝曰：形弊血尽而功不应者何？岐伯曰：神不使也。帝曰：何谓神不使？岐伯曰：针石道也。精神不进，志意不治，故病不可愈。今精坏神去，营卫不可复收。何者？嗜欲无穷，而忧患不止，精气弛坏，营泣卫除，故神去之而病不愈也。

帝曰：夫病之始生也，极微极精，必先入结于皮肤。今良工皆称曰：病成名曰逆，则针石不能治，良药不能及也。今良工皆得其法，守其数，亲戚兄弟远近音声日闻于耳，五色日见于目，而病不愈者，亦何暇不早乎？岐伯曰：病为本，工为标，标本不得，邪气不服，此之谓也。

帝曰：其有不从毫毛而生，五脏阳以竭也，津液充郭，其魄独居，孤精于内，气耗于外，形不可与衣相保，此四极急而动中，是气拒于内而形施于外，治之奈何？岐伯曰：平治于权衡，去宛陈莝，微动四极，温衣缪刺其处，以复其形。开鬼门，洁净府，精以时服；五阳已布，疏涤五脏，故精自生，形自盛，骨肉相保，巨气乃平。帝曰：善。

诗青译文

黄帝问道：五谷若做醪醴汤，你说应该怎么样？岐伯回答说：必须稻米作原料，再用稻杆作燃料，稻米若是气完备，稻杆坚劲难动摇。黄帝问道：请问为何这样说？岐伯说：稻禀天地之和气，生长地方正适宜，所以得气最完全，收割在秋杆坚实。

黄帝道：上古时代有明医，制成汤液和醪醴，制备完好不需用，请问这是何道理？岐伯说：上古时代之明医，制成汤液和醪醴，是为防备万里一，因为上古太和世，心身健康疾病少，制备完好未用时。然后中古时代来，养生之道渐渐衰，心身虚弱疾病多，外邪乘虚把人害，若服汤液和醪醴，疾病自然好得快。黄帝道：再来说说现在人，汤液醪醴虽然服，疾病有时难治好，是何原因说清楚？岐伯说：现人不同中古时，若是一旦有疾病，内服药物法必用，砭石针灸与外治，其病痊愈有可能。

黄帝道：病情发展形体坏，气血竭尽将会来，此时治疗无效果，是何道理说明白？岐伯说：此因病人之神气，不能应用有关系。黄帝道：不能应用有关系？岐伯说：若说针石来治病，方法不过是一种。现在病人神气散，意志已经散乱中，好的方法虽然有，神气难起其作用，此时痊愈定难成。病人精神已败坏，神气已经离人去，营卫恢复不可能。为何会到这地步？养生之道人不懂，嗜好欲望无穷尽，忧愁患难无止境，以致经气被败坏，营血枯涩卫无用，所以神气尽失去，治疗时候无反应，病愈当然不可能。

黄帝道：凡是疾病在初起，固然精微难来测，大致情况再说说，侵袭皮肤是为先，此为表证记心间。经过医生诊断后，皆说疾病已生成，发展预后为不好，针石治愈不可能，汤药病所达不成。现医皆能懂法度，待患如亲操术数，声音变化每日闻，五色变化日见勤，然而病却治不好，是否治疗已不早？岐伯说：此时病人为根本，此时医生则为标，两者若不相配合，邪为不治病难好。

黄帝道：有病不是毫毛生，五脏阳气衰竭成，以致水气充皮肤，此时阴气为独盛，阴气独居在于内，阳气更耗于外中，形体浮肿衣服瘦，影响内脏四肢肿，阴气格拒在于内，水气弛张于外行，治疗方法说来听？岐伯说：水气若想被平复，依据病情观轻重，体内积水要驱除，病人四肢轻微动，阳气宣行要渐次，穿衣温暖需缓行，肌表之阳需帮助，使之易散有阴凝。缪刺方法刺肿处，去水恢复原来形。发汗方法利小便，疏泄膀胱开汗孔，阴精终归会平复，五脏阳气得输布，五脏郁积得疏通。此时经气会生成，形体亦会变强盛，骨骼肌肉渐常态，正气恢复健康来。黄帝道：好！

黄帝内经·素问

玉版论要

原 文

黄帝问曰：余闻揆度奇恒，所指不同，用之奈何？岐伯对曰：揆度者，度病之浅深也；奇恒者，言奇病也。请言道之至数，五色脉变，揆度奇恒，道在于一。神转不回，回则不转，乃失其机。至数之要，迫近以微，着之玉版，命曰合玉机。

容色见上下左右，各在其要。其色见浅者，汤液主治，十日已。其见深者，必齐主治，二十一日已。其见大深者，醪酒主治，百日已。色夭面脱不治，百日尽已。脉短气绝死，病温虚甚死。

色见上下左右，各在其要。上为逆，下为从；女子右为逆，左为从；男子左为逆，右为从。易，重阳死，重阴死。阴阳反他，治在权衡相夺，奇恒事也，揆度事也。

搏脉痹躄，寒热之交。脉孤为消气，虚泄为夺血。孤为逆，虚为从。行奇恒之法，以太阴始。行所不胜曰逆胜，逆则死。行所胜曰从，从则活。八风四时之胜，终而复始，逆行一过，不可复数，论要毕矣。

诗青译文

黄帝问道：听说揆度奇恒法，运用地方有很多，各有所指皆不同，怎样运用你说说？岐伯回答说：揆度衡量病深浅，奇恒异常病来辨。现在请你允许我，诊病理数来说说，五色脉变与揆度，奇恒虽然各有异，道理却只为一个。有无神气色脉间。气血四时随递迁，运转不回永向前。若回不能常运转，失去生机记在心！此间道理很重要，色脉诊法事浅近，神机之处察微妙。将其记录在玉版，玉机真脏论合参。

五色变化在面容，上下左右位不同，深浅顺逆知要领。色若为浅其病轻，五谷汤液调理行，大约十天痊愈能；色若为深其病重，药物治疗须服用，二十一天恢复行；色若过深病更重，药酒治疗定要用，百天痊愈才可能；神色枯槁面瘦削，百天来时就亡了。脉气短促阳虚脱；正气虚极病温热，必死还有此两者。

上下左右面色见，观察要领必分辨。病色上移是为逆，病色下移顺其间；女子病色右侧逆，女子病色左侧顺；男子病色左侧逆，男子病色右侧顺。若是病色有变更，本来为顺却逆行，就是重阳重阴症，两者预后皆不行。若是阴阳互相反，尽快考量其病情，适当方法用果断，要使阴阳两平衡，揆度奇恒方法行。

脉象搏击在指下，邪盛正衰记心中，肢体痛重或痿软，或为寒热气交病。若是脉见为孤绝，阳气损耗是一定；脉见虚弱兼下泄，阴血损伤常伴行。脉见孤绝预不良，脉见虚弱痊愈能。诊脉运用奇恒法，寸口脉来研究它。脉在四时五行说，不胜为顺预后佳。八风四时互胜复，循环无端终无涯，四时气候若失常，常理推断不复加。揆度奇恒之要点，论述完毕勤观察。

黄帝内经·素问

诊要经终论

原 文

黄帝问曰：诊要何如？岐伯对曰：正月二月，天气始方，地气始发，人气在肝。三月四月，天气正方，地气定发，人气在脾。五月六月，天气盛，地气高，人气在头。七月八月，阴气始杀，人气在肺。九月十月阴，气始冰，地气始闭，人气在心。十一月十二月冰复，地气合，人气在肾。

故春刺散俞，及与分理，血出而止。甚者传气，间者环也。夏刺络俞，见血而止。尽气闭环，痛病必下。秋刺皮肤，循理，上下同法，神变而止。冬刺俞窍于分理，甚者直下，间者散下。春夏秋冬，各有所刺，法其所在。

春刺夏分，脉乱气微，入淫骨髓，病不能愈，令人不嗜食，又且少气。春刺秋分，筋挛逆气环为咳嗽，病不愈，令人时惊，又且哭。春刺冬分，邪气着藏，令人胀，病不愈，又且欲言语。

夏刺春分，病不愈，令人解堕。夏刺秋分，病不愈，令人心中欲无言，惕惕如人将捕之。夏刺冬分，病不愈，令人少气，时欲怒。

秋刺春分，病不已，令人惕然欲有所为，起而忘之。秋刺夏分，病不已，令人益嗜卧，且又善梦。秋刺冬分，病不已，令人洒洒时寒。

冬刺春分，病不已，令人欲卧不能眠，眠而有见。冬刺夏分，病不愈，气上，发为诸痹。冬刺秋分，病不已，令人善渴。

凡刺胸腹者，必避五脏。中心者环死，中脾者五日死，中肾者七日死，中肺者五日死。中膈者，皆为伤中，其病虽愈，不过一岁必死。刺避五脏者，知逆从也。所谓从者，膈与脾肾之处，不知者反之。刺胸腹者，必以布憿着之，乃从单布上刺，刺之不愈复刺。刺针必肃，刺肿摇针，经刺勿摇，此刺之道也。

帝曰：愿闻十二经脉之终奈何？岐伯曰：太阳之脉，其终也戴眼，反折瘛瘲，其色白，绝汗乃出，出则死矣。少阳终者，耳聋、百节皆纵，目寰绝系。绝系一日半死，其死也色先青白，乃死矣。阳明终者，口目动作，善惊、妄言、色黄。其上下经盛，不仁则终矣。少阴终者，面黑齿长而垢，腹胀闭，上下不通而终矣。太阴终者，腹胀闭，不得息，善噫善呕，呕则逆，逆则面赤，不逆则上下不通，不通则面黑，皮毛焦而终矣。

厥阴终者，中热溢干，善溺、心烦、甚则舌卷，卵上缩而终矣。此十二经之所败也。

诗青译文 🌸

　　黄帝问道：诊病关键说来听？岐伯回答说：天地与人关系明。例如正月二月中，天气始有生发像，地气初始方萌动，此时人气在肝行；三月四月气明盛，地气华茂欲结实，此时人气在于脾；五月六月气极盛，人气在头地气升；七月八月阴始杀，人气在肺无其他；九月十月阴渐盛，地气闭藏有冰冻，此时人气在心中；十一十二冰冻甚，阳气伏藏地气闭，此时人气在于肾。

　　气随阴阳有升沉，经脉腧穴刺在春，以及分肉和腠理，使其出血而停止，病重要久留其针，气传之后再出针，病轻暂时留其针，待到经气环一周，此时方可拔出针。孙络腧穴刺在夏，使其出血而停下，待到邪气尽已去，针孔需用手指闭，待到经气环一周，痛病皆退而痊愈。秋天刺法刺皮肤，肌肉分理顺刺出，上下两部皆同法，神色转变要观察。冬天刺法应取深，腧窍分理刺间真，病重直刺可深入，轻针左右上下布，稍宜缓下要记住。春夏秋冬各有宜，气之所在有根据，确定刺位要牢记。

　　春天若刺夏天位，伤到心气不为对，可使脉乱气微弱，邪气深入反遭罪，骨髓间病难治愈，心火微弱不生土，不思饮食气少出；春天若刺秋天位，此时更易伤气肺，春病在肝筋寍发，邪因误刺环于肺，发为咳嗽愈不能，肝气损伤人惊悚，肺气损伤欲哭中；春天若刺冬天位，伤到肾气不为对，邪气深入至内脏，胀满不愈肝日伤，多欲言语人惆怅。

　　夏天若刺春天位，伤到肝气不为对，疾病非但不能愈，使人精力亦颓废；夏天若刺秋天位，伤到肺气不为对，疾病非但不能愈，肺气损伤声难出，心中有口不欲言，肺金受伤肾失母，因虚自己常惊恐，惕然好象被逮捕；夏天若刺冬天位，伤到肾气不为对，疾病非但不能愈，精不化气少气出，水不涵木时发怒。

　　秋天若刺春天位，伤到肝气不为对，疾病非但不能愈，反使血气向上逆，惕然不宁善忘记；秋天若刺夏天位，伤到心气不为对，疾病非但不能愈，心气损伤不生土，反会使人常嗜卧，心不藏神多梦出；秋刺冬分病不已，令人洒洒为寒时。秋天若刺冬天位，伤到肾气不为对，疾病非但不能愈，亦是肾气难藏闭，血气内散发冷时。

冬天若刺春天位，伤到肝气不为对，疾病非但不能愈，肝气减少魂且飞，不得安眠人困倦，睡眠之中如见鬼；冬刺夏分病不愈，气向上发为诸痹。冬天若刺夏天位，伤到心气不为对，疾病非但不能愈，使人脉气发泄出，邪气闭痹于脉中，发为诸痹为其名；冬天若刺秋天位，伤到心气不为对，疾病非但不能愈，化源受伤水珍贵。若用针刺胸腹间，刺伤五脏须避免。若是误中伤心脏，一周便死气身环；若是误中伤脾脏，五日便死不商量；若是误中伤肾脏，七日便死不商量；若是误中伤肺脏，五日便死不商量；若是误中伤隔膜，中病虽伤好很多，一年必死亦难躲。

胸腹针刺要注意，五脏怕伤有危险，下针要知从和逆。从是知晓膈肾脾，应该回避记心里；不知部位难避开，刺伤五脏就为逆。凡是针刺胸腹部，先用布巾盖此处，然后进刺在巾布。正在针刺治病时，安静严肃候其气；若是针刺脓肿病，摇针手法出血脓；若是针刺经脉病，摇针手法莫要用。刺法规矩要记清。

黄帝问道：十二经绝是怎样？我愿听你来讲讲。岐伯回答说：太阳经脉气绝时，病人双目向上视，身背反张抽手足，面色发白绝汗出，绝汗一出人欲死。少阳经脉气绝时，耳聋骨节松人体，双目直视如惊悚，目珠不转日半死；临死面色先见青，青色变白死亡行。阳明经脉气绝时，口眼牵引歪困动，时发惊惕胡乱语面色发黄妄言中，经脉上下所过处，症状表现为燥盛，肌肉麻木渐渐至，此时开启死亡行。少阴经脉气绝时，病人面色是发黑，牙龈收削齿似长，积满污垢若成灰，上下不通腹部胀，死亡到来事难违。太阴经脉气绝时，呼吸不利腹胀闭，常欲嗳气有呕吐，面赤呕则气上逆，若是气未向上逆，上下不通又为是，不通面色会发黑，皮毛枯槁会亡死。厥阴经脉气绝时，胸中发热咽喉干，心胸烦躁时小便，睾丸上缩舌渐卷，此时死亡难避免。十二经脉气败坏，以上症候慢慢看。

黄帝内经·素问

脉要精微论

原 文

　　黄帝问曰：诊法何如？岐伯对曰：诊法常以平旦，阴气未动，阳气未散，饮食未进，经脉未盛，络脉调匀，气血未乱，故乃可诊有过之脉。切脉动静而视精明，察五色，观五脏有余不足，六腑强弱，形之盛衰，以此参伍，决死生之分。

　　夫脉者血之府也。长则气治，短则气病，数则烦心，大则病进。上盛则气急、下盛则气胀、代则气衰、细则气少、涩则心痛。浑浑革至如涌泉，病进而色弊；绵绵其去如弦绝，死。

　　夫精明五色者，气之华也。赤欲如白裹朱，不欲如赭；白欲如鹅羽，不欲如盐；青欲如苍璧之泽，不欲如蓝；黄欲如罗裹雄黄，不欲如黄土；黑欲如重漆色，不欲如地苍。五色精微象见矣，其寿不久也。夫精明者，所以视万物别白黑，审短长，以长为短，以白为黑。如是则精衰矣。

　　五脏者中之守也。中盛藏满，气盛伤恐者，声如从室中言，是中气之湿也。言而微，终日乃复言者，此夺气也。衣被不敛，言语善恶，不避亲疏者，此神明之乱也。仓廪不藏者，是门户不要也，水泉不止者，是膀胱不藏也。得守者生，失守者死。

　　夫五脏者，身之强也。头者精明之府，头倾视深精神将夺矣。背者胸中之府，背曲肩随，府将坏矣。腰者肾之府，转摇不能，肾将惫矣。膝者筋之府，屈伸不能，行则偻附，筋将惫矣。骨者髓之府，不能久立，行则振掉，骨将惫矣。得强则生，失强则死。

　　岐伯曰：反四时者，有余为精，不足为消。应太过不足为精，应不足有余为消。阴阳不相应，病名曰关格。

　　帝曰：脉其四时动奈何？知病之所在奈何？知病之所变奈何？知病乍在内奈何？知病乍在外奈何？请问此五者，可得闻乎。岐伯曰：请言其与天运转大也。万物之外，六合之内，天地之变，阴阳之应，彼春之暖，为夏之暑，彼秋之忿，为冬之怒，四变之动脉与之上下，以春应中规，夏应中矩，秋应中衡，冬应中权。是故冬至四十五日阳气微上，阴气微下；夏至四十五日阴气微上阳气微下，阴阳有时，与脉为期，期而相失，知脉所分。分之有期，故知死时。微妙在脉，不可不察，察之有纪，从阴阳始，始之有经，从五行生，生之有度，四时为宜。补泻勿失，与天地如一，得一之情，以知死生。是故声合五音，色合五行，脉合阴阳。

是知阴盛则梦涉大水恐惧，阳盛则梦大火燔灼。阴阳俱盛，则梦相杀毁伤。上盛则梦飞，下盛则梦堕，甚饱则梦予，甚饥则梦取；肝气盛则梦怒，肺气盛则梦哭。短虫多则梦聚众，长虫多则梦相击毁伤。

是故持脉有道，虚静为保。春日浮，如鱼之游在波；夏日在肤，泛泛乎万物有余；秋日下肤，蛰虫将去；冬日在骨，蛰虫周密，君子居室。故曰：知内者按而纪之，知外者终而始之，此六者，持脉之大法也。

心脉搏坚而长，当病舌卷不能言；其软而散者，当消环自已。肺脉搏坚而长，当病唾血；其软而散者，当病灌汗，至令不复散发也。肝脉搏坚而长，色不青，当病坠若搏，因血在胁下，令人喘逆；其软而散色泽者，当病溢饮，溢饮者，渴暴多饮，而易入肌皮肠胃之外也。胃脉搏坚而长，其色赤，当病折髀，其软而散者，当病食痹。脾脉搏坚而长，其色黄，当病少气；其软而散色不泽者，当病足骭行肿，若水状也。肾脉搏坚而长，其色黄而赤者，当病折腰；其软而散者，当病少血至令不复也。

帝曰：诊得心脉而急，此为何病，病形何如？岐伯曰：病名心疝，少腹当有形也。帝曰：何以言之？岐伯曰：心为牡脏，小肠为之使，故曰少腹当有形也。帝曰：诊得胃脉，病形何如？岐伯曰：胃脉实则胀，虚则泄。

帝曰：病成而变何谓？岐伯曰：风成为寒热，瘅成为消中，厥成为巅疾，久风为飧泄，脉风成为疠。病之变化，不可胜数。

帝曰：诸痈肿筋挛骨痛，此皆安生？岐伯曰：此寒气之肿，八风之变也。帝曰：治之奈何？岐伯曰：比四时之病，以其胜治之愈也。

帝曰：有故病五脏发动，因伤脉色，各何以知其久暴至之病乎？岐伯曰：悉乎哉问也，征其脉小色不夺者，新病也；征其脉不夺其色夺者，此久病也；征其脉与五色俱夺者，此久病也；征其脉与五色俱不夺者，新病也。肝与肾脉并至，其色苍赤，当病毁伤不见血，已见血，湿若中水也。

尺内两傍，则季胁也，尺外以候肾，尺里以候腹中。附上左外以候肝，内以候鬲，右外以候胃，内以候脾。上附上，右外以候肺，内以候胸中，左外以候心，内以候膻中。前以候前，后以候后。上竟上者，胸喉中事也。下竟下者，少腹腰股膝胫足中事也。

粗大者，阴不足阳有余，为热中也。来疾去徐，上实下虚，为厥巅疾。来徐去疾，上虚下实，为恶风也。故中恶风者，阳气受也。有脉俱沉细数者，少阴厥也；沉细数散者，寒热也；浮而散者为眴仆。诸浮不躁者，皆在阳，则为热；其有躁者在手，诸细而沉者，皆在阴，则为骨痛；其有静者在足。数动一代者，病在阳之脉也。泄及便脓血。诸过者切之，涩者阳气有余也，滑者阴气有余也；阳气有余为身热无汗，阴气有余为多汗身寒，阴阳有余则无汗而寒。推而外之，内而不外，有心腹积也。推而内之，外而不内，身有热也。推而上之，上而不下，腰足清也。推而下之，下而不上，头项痛也。按之至骨，脉气少者，腰脊痛而身有痹也。

诗青译文

　　黄帝问：诊脉方法是如何？岐伯说：诊脉通常晨最好，人未劳事阴未扰，阳气未散食未充，经脉之气未旺盛，络脉之气匀静亦，气血未乱无扰杂，有病脉象易诊察。诊察脉动或是静，以候神气看目明，诊察变化观五色，以审虚实强弱清，形体盛衰互对比，判断转归与吉凶。

　　血液汇聚在脉中。长脉气血平流畅，故称气治为其名；短脉是气不足够，故称气病为其名；数脉有热人心烦；大脉邪气正张狂，病势发展正朝前；上部脉盛邪壅上，呼吸急促症喘满；下部脉盛邪滞下，胀满之病有显现；代脉是为元气衰；细脉是为正气败；涩脉气滞和血少，心痛之症它主来。脉大急速如涌泉，病势进展有危险；脉细无力隐不现，猝然断绝如弓弦，气血死绝生机断。

　　精明见目五色面，内脏精气光华现。赤色应帛朱砂像，红润不显露锋芒，不应赭石一个样，色赤带紫没泽光；白色应像鹅羽毛，洁白而又有光泽，不应盐样灰暗色；青色明润如璧玉，不应像蓝沉暗色；黄色丝包样雄黄，黄而润泽又明亮，不应黄土一个样，朴素暗淡无华光；黑色应像重漆色，光彩明亮又润泽，不应地苍一个样，枯暗如尘时飞扬。若是真色露在外，真气外脱命不长。目之精明观万物，分别黑白与短长。

　　五脏精神内藏主，在内各司守一方。邪盛腹中脏气满，善伤于恐气胜喘，长短黑白若不清，精气衰竭为象征。语音重浊难听见，说话好像在室中，中气失权湿邪致，语声低微难接气，衣服不知敛其盖，言语不知善恶在，不辨亲疏与远近，神明乱象此时临。水谷精气不藏纳，中气失守泄不禁，未有约束在肛门。若是小便有不禁，膀胱不闭是原因。若是五脏功能常，得其职守则能存；若是精气不固藏，失其职守人会亡。

五脏精气若充足，身体强健如牛犊。头为精明之上府，若见低垂在头部，眼部凹陷目光无，精神衰败将要出。背悬五脏胸中府，若见背弯肩下垂，胸中脏气将衰惫。肾位居腰肾之府，若见转侧不能动，腰中肾气将为终。筋若汇聚是为膝，所以膝为筋之府，若是屈伸而不利，行路曲身要附物，此为功能将衰退。骨为髓府不久立，行则振颤是髓虚，此为功能将衰惫。若是脏气复强健，虽病复生可期盼；若是脏气复强难，病情严重人将完。

岐伯说：脉气四时阴阳气，截然相反要牢记，相反形象若有余，是为邪气胜正气，相反形象若不足，是为血气先消失。根据时令而变化，脏气当旺脉应余，若是反见有不足，此为邪气胜正气；若是脉气应不足，反而却是见有余，正不胜邪邪气盛，血气消损在其中。此种阴阳不顺从，气血互相不运营，邪正互相不适应，疾病关格为其名。

黄帝问道：脉象四时怎相应？疾病所在怎脉诊？疾病变化怎脉诊？病发内部怎脉诊？病发外部怎脉诊？今提问题有五种，能否讲给我听听？岐伯说：下面让我讲一讲，人体阴阳与升降，天运环转之情况。万物之外六合内，天地之间变化中，阴阳四时与相应。春天气候为温暖，夏天暑热经发展，秋天气候急劲气，冬天寒杀气又变，四时气候若变化，升降浮沉脉象随。春脉脉象有如规；夏脉象脉有如矩；秋脉脉象如衡秤；冬脉脉象如权秤。四时阴阳亦如此，冬至立春四十五，阳气微升阴微降；夏至立秋四十五，阴气微升阳微降。四时阴阳之升降，时间规律有定样，脉象变化与相应，若不相应即得病。根据脉象有异常，可知病属哪个脏，再据脏气盛与衰，以及四时衰与旺，可断疾病与死亡。四时阴阳有微妙，脉象反应可知晓，诊察脉象不可少。诊察脉象有纲领，阴阳开始辨别从，结合人体经十二，分析研究同进行，有生生机应五行；观测生机有尺度，四时阴阳为准绳；变化规律要遵循，有失谨慎可不能，人体平衡要相对，天地阴阳成一统；天人合一若知晓，就可预决死与生。五声五音相应合，五色五行相应合，脉象阴阳相应合。

阴盛梦水而惊恐，阳盛梦火而烧灼，阴阳俱盛梦残杀；上部盛则梦飞腾，下部盛则梦下堕；过饱梦见食给人，饥饿梦见取食物；肝盛梦气人发怒，肺盛梦悲哀啼哭；腹内短虫梦聚集，腹内长虫梦伤时。

诊脉方法循规律，虚心静气是必须，诊断正确法可依。春脉应该浮在外，鱼游水波挺自在；夏脉在肤洪大浮，泛泛充指满微凸，生长茂盛态万物；秋脉处于皮肤下，蛰虫将伏藏地下；冬天之脉沉在骨，冬眠虫藏门闭户，人亦深居而简出。内脏情况若知晓，脉象区别有必要；外部情况要知道，经络诊察有微妙。春夏秋冬与内外，诊脉大法皆此在。

心脉搏指坚且长，火盛气浮心邪盛，不能言语舌卷病；脉软而散病消渴，胃气复来痊愈中。肺脉搏指坚且长，火邪犯肺痰带血；脉软而散脉不足，汗流不止未停歇，发散疗法不适合。肝脉搏指坚且长，面色当青反不青，其病并非由内生，当为跌坠或击伤，瘀血积于胁下方，阻碍肺气升与降，使人喘逆咳嗽忙；脉软而散面目鲜，溢饮为病莫惊慌，症为口渴和暴饮，水流肌肤和胃肠。胃脉搏指坚且长，面色赤髀痛折如；脉软而散胃不足，病为食痹要记住。脾脉搏指坚且长，脾气不运面色黄，病为少气未语长；脉软而散面不泽，水湿不运脾虚忙，足胫浮肿如水状。肾脉搏指坚且长，面部带赤色又黄，心脾有邪盛犯肾，腰痛如折肾受伤；脉软而散精血少，身体不能复健康。

黄帝说：心脉劲急是何病？症状又是怎么样？岐伯说：心疝是为此病名，少腹出现有征形。黄帝说：是何道理说来听？岐伯说：心阳小肠互表里，病传于腑受小肠，小肠少腹为疝痛，所以少腹有病形。黄帝说：胃脉若病会怎样？岐伯说：胃脉实则邪气余，腹胀满病将现出；胃气不足胃脉虚，泄泻病症将现出。

黄帝说：形成发展又怎样？岐伯说：风邪可变寒热病；瘅热若久消中病；气逆为上癫痫病；由于风气通于肝，风邪经久不愈痉，木邪侮土飧泄病；若是风邪客于脉，留而不去疠风病；疾病变化难数清。

黄帝说：痈肿筋挛与骨痛，病变如何来产生？岐伯说：寒气聚集邪八风，侵犯人体后发生。

黄帝说：怎样治疗才可行？岐伯说：偏胜邪气引病变，相胜规律治愈痊。

黄帝说：旧病五脏若发动，影响脉色变化生，如何区分新旧病？岐伯说：你可问得真详细！只看脉色可区分：脉若虽小常气色，此时有病是为新；脉不失常色失常，此时有病是为旧；脉象气色均失常，此时有病亦为旧；脉象面色不失常，此时有病是为新。若是脉见沉与弦，肾脉并至与脉肝，若是面现苍赤色，毁伤所致瘀血多，外部无血或见血，经脉必滞血必凝，血凝经滞身必肿，好像湿邪或水伤，瘀血肿胀是一种。

尺脉内侧在两旁，守候季胁部位方，守候中间于腹部，守候外侧于肾脏。尺肤中段和左臂，守候内侧于膈部，守候外侧于肝脏；右臂外侧候胃腑，守候内侧于脾脏。尺肤上段和右臂，守候内侧候胸中，守候外侧于肺脏；守候内侧候膻中，左臂外侧候心脏。尺肤前面要记住，守候身前胸腹部；守候身后即背部。尺肤上达鱼际处，疾病喉中与胸部；尺肤下达肘纹处，腹腰股膝胫与足。

　　脉象若是洪又大，阳气有余精不足，热中之病脱颖出。脉象来急去时缓，上部为实下部虚，气逆于上病癫仆。脉象来缓去时急，上部为虚下部实，多发病名为风疠。若问何因患此病，阳气虚失卫功能，感受邪气而发病。两手脉见沉细数，沉细肾体数为热，少阴阳厥发病多；脉见沉细数而散，阴血亏损病发展，阴虚阳亢病热寒。两手脉见浮而散，病为仆倒头晕眩。若见浮脉不急躁，病在阳分热征兆，足三阳经病来找；若见浮脉又急躁，手三阳经病来找。若见脉细而且沉，骨节疼痛病阴分，手三阴经病来寻；若见脉细沉而静，足三阴经有其病。若见数动停一次，病在阳分热郁滞，大便脓血病泄利。诊察病脉切按时，涩脉是因阳气余；滑脉是因余阴气。阳热有余热无汗；阴寒有余汗有寒，阴阳两气均有余，则是无汗而身寒。按脉浮取若不见，沉取沉迟不浮现，是病在内非在外，心腹积聚病已来。按脉沉取若不见，浮取浮数不沉匀，是病在外非在内，身中发热有部位。诊脉推求于上部，只见上脉下脉弱，上实下虚时候多，腰足清冷症现出；诊脉推求于下部，只见下脉上脉弱，上虚下实时候多，头项疼痛症现出；脉气少时按至骨，生阳之气已不足，腰痛痹症同时出。

黄帝内经·素问

平人气象论

原文

黄帝问曰：平人何如？

岐伯对曰：人一呼脉再动，一吸脉亦再动，呼吸定息脉五动，闰以太息，命曰平人。平人者，不病也。常以不病调病人，医不病，故为病人平息以调之为法。

人一呼脉一动，一吸脉一动，曰少气。人一呼脉三动，一吸脉三动而躁，尺热曰病温，尺不热脉滑曰病风，脉涩曰痹。人一呼脉四动以上曰死，脉绝不至曰死，乍疏乍数曰死。

平人之常气禀于胃，胃者，平人之常气也，人无胃气曰逆，逆者死。

春胃微弦曰平，弦多胃少曰肝病，但弦无胃曰死，胃而有毛曰秋病，毛甚曰今病，脏真散于肝，肝藏筋膜之气也。夏胃微钩曰平，钩多胃少曰心病，但钩无胃曰死，胃而有石曰冬病，石甚曰今病，藏真通于心，心藏血脉之气也。

长夏胃微耎弱曰平，弱多胃少曰脾病，但代无胃曰死，耎弱有石曰冬病，弱甚曰今病，脏真濡于脾，脾藏肌肉之气也。

秋胃微毛曰平，毛多胃少曰肺病，但毛无胃曰死，毛而有弦曰春病，弦甚曰今病，脏真高于肺，以行荣卫阴阳也。

冬胃微石曰平，石多胃少曰肾病，但石无胃曰死，石而有钩曰夏病，钩甚曰今病，脏真下于肾，肾藏骨髓之气也。

胃之大络，名曰虚里，贯膈络肺，出于左乳下，其动应衣，脉宗气也。盛喘数绝者，则病在中；结而横，有积矣；绝不至曰死。乳之下其动应衣，宗气泄也。

欲知寸口太过与不及，寸口之脉中手短者，曰头痛。寸口脉中手长者，曰足胫痛。寸口脉中手促上击者，曰肩背病。寸口脉沉而坚者，曰病在中。寸口脉浮而盛者，曰病在外。寸口脉沉而弱，曰寒热及疝瘕少腹痛。寸口脉沉而横，曰胁下有积，腹中有横积痛。寸口脉沉而喘，曰寒热。脉盛滑坚者，曰病在外，脉小实而坚者，曰病在内。脉小弱以涩，谓之久病。脉滑浮而疾者，谓之新病。脉急者，曰疝瘕少腹痛。脉滑曰风，脉涩曰痹。缓而滑曰热中。盛而紧曰胀。脉从阴阳，病易已；脉逆阴阳，病难已。脉得四时之顺，曰病无他；脉反四时及不间脏，曰难已。

臂多青脉，曰脱血。尺脉缓涩，谓之解㑊安卧。脉盛，谓之脱血。尺涩脉滑，谓之多汗。尺寒脉细，谓之后泄。脉尺粗常热者，谓之热中。

肝见庚辛死，心见壬癸死，脾见甲乙死，肺见丙丁死，肾见戊己死，是谓真脏见皆死。

颈脉动喘疾咳，曰水。目裹微肿如卧蚕起之状，曰水。溺黄赤安卧者，黄疸。已食如饥者，胃疸。面肿曰风，足胫肿曰水，目黄者曰黄疸。妇人手少阴脉动甚者，妊子也。

脉有逆从四时，未有脏形，春夏而脉瘦，秋冬而脉浮大，命曰逆四时也。风热而脉静，泄而脱血脉实，病在中，脉虚，病在外，脉涩坚者，皆难治，命曰反四时也。

人以水谷为本，故人绝水谷则死，脉无胃气亦死。所谓无胃气者，但得真脏脉，不得胃气也。所谓脉不得胃气者，肝不弦、肾不石也。

太阳脉至，洪大以长；少阳脉至，乍数乍疏，乍短乍长；阳明脉至，浮大而短。

夫平心脉来，累累如连珠，如循琅玕，曰心平，夏以胃气为本。病心脉来，喘喘连属，其中微曲，曰心病。死心脉来，前曲后居，如操带钩，曰心死。

平肺脉来，厌厌聂聂，如落榆荚，曰肺平，秋以胃气为本。病肺脉来，不上不下，如循鸡羽，曰肺病。死肺脉来，如物之浮，如风吹毛，曰肺死。

平肝脉来，软弱招招，如揭长竿末梢，曰肝平，春以胃气为本。病肝脉来，盈实而滑，如循长竿，曰肝病。死肝脉来，急益劲，如新张弓弦，曰肝死。

平脾脉来，和柔相离，如鸡践地，曰脾平，长夏以胃气为本。病脾脉来，实而盈数，如鸡举足，曰脾病。死脾脉来，锐坚如乌之喙，如鸟之距，如屋之漏，如水之流，曰脾死。

平肾脉来，喘喘累累如钩，按之而坚，曰肾平，冬以胃气为本。病肾脉来，如引葛，按之益坚，曰肾病。死肾脉来，发如夺索，辟辟如弹石，曰肾死。

诗青译文

黄帝问道：无病脉象是怎样？

岐伯答说：无病呼吸为一息。吸终为呼开始时，交换时为闰太息，无病之人五搏动，若是气脉跳两次。一吸气脉亦两次，常用无病人呼吸，调候病人之脉息，若是医生本无病，调匀自己之呼吸，以候病人之脉搏，这是脉诊之法则。

一呼一吸一次动，气虚现象是此种。一呼一吸三次动，尺部皮热病温中，脉利不热是风病。一呼脉动四次死，脉断不复死无疑，忽慢忽快亦是死。

先来说说春天脉，弦中冲和胃气在，此种脉象叫平脉；肝病弦多胃气少；只见弦脉与胃气，此时就要死亡了；虽有胃气见毛脉，疾病秋天就要来；倘若脉来气势汹，疾病立刻会发生。春天脏气散发肝，筋膜之气藏肝间。再来说说夏天脉，钩中冲和胃气在，此种脉象叫平脉，心病钩多胃气少；只见钩脉与胃气，此时就要死亡了；虽有胃气见石脉，疾病冬天就要来；倘若石脉气势汹，疾病立刻会发生。

第三再说长夏脉，软弱微而胃气在，此种脉象叫平脉，弱多冲和胃气少，说明脾脏有病在；只见弱脉无冲和，此时死亡在等待；软弱脉中见石脉，疾病冬天来得快；倘若石脉气势汹，疾病立刻会发生。长夏脏气润于脾，肌肉之气藏脾中。

第四来说秋天脉，微毛而有冲和象，此种脉象叫平脉，若是毛多胃气少，说明肺脏有病在；只见毛脉无胃气，此时死亡在等待；毛脉之中见弦脉，疾病春至就要来；倘若弦极气势汹，疾病立刻会发生。秋时脏气高藏肺，皮毛之气藏肺中。

第五来说冬天脉，沉石而有冲和象，此种脉象叫平脉，石多冲和胃气少，说明肾脏有病在；只见石脉无胃气，此时死亡在等待；沉石脉中见钩象，疾病夏天就要来；倘若钩脉气势汹，疾病立刻会发生。冬时脏气下藏肾，骨髓之气藏肾中。

胃经大络叫虚里，出于左乳下面起，贯膈而上络于肺，其脉搏动应如衣，此时名为脉宗气。若是跳动快极剧，病在膻中有征迹；跳动时止位横移，说明主病有块积；若是脉绝而不至，此时病人就要死。乳下脉搏跳振衣，外泄现象是宗气。

何诊寸口过不及？寸口脉若应指短，此时其病为头痛。寸口脉若应指长，此时其病足胫痛。若应指短疾促迫，有上无下肩背痛。寸口脉应指沉坚，此时其病在于中。寸口脉应指浮盛，此时其病在表行。寸口脉应指沉弱，疝瘕腹痛聚寒热。应指沉紧横斜形，胁下腹中横积痛。寸口脉应指沉喘，此时其病发热寒。脉象盛滑而且紧，六腑有病较严重；脉象细小实而坚，五脏有病较严重。脉象来小弱而涩，此时其病日久行；脉象来浮滑而疾，此时其病为新病。脉象来时急而绷，疝瘕小腹有作痛。脉象来时滑而利，此时其病是为风。脉像来时涩而滞，此时其病病痹名。脉像来时缓而滑，此时其病为热中。脉性来时盛而紧，此时称为腹胀病。脉顺阴阳痊愈易；脉逆阴阳愈不易。脉与四时相适应，即使有病亦无险；脉与四时若相反，生病就会痊愈难。

臂见弦脉由失血。尺肤缓而脉来涩，倦怠无力而喜卧。尺肤热而脉来盛，此时有病大脱血。尺肤涩脉滑多汗。尺肤寒细泄大便。尺肤粗脉常显热，此时有病里热多。

肝之真脏脉出现，至庚辛日死期间；心之真脏脉出现，至壬癸日死期间；脾之真脏脉出现，至甲乙日死期间；肺之真脏脉出现，至丙丁日死期间；肾之真脏脉出现，至戊己日死期间。真脏脉死期上面。

颈部搏动非正常，水病并见喘咳状。眼泡浮肿蚕眠后，浮水太多为水病。小便黄赤人喜卧，此时病为黄疸多；食后仍觉很饥饿，此时病为胃疸多。面肿为风足肿水。目珠发黄黄疸随。妇人少阴脉动甚，此时表征为怀孕。

何为脉有逆四时，正当真脏脉形时，反见其它脏之脉，春夏之脉反瘦小，秋冬之脉反浮大，此时叫做逆四时。风热之脉应该躁，反而见其很沉静；泄泻脱血脉应虚，反而见其脉为实；病在内里脉应实，反而见其脉为虚；病在外面应浮滑，反而见其脉涩坚，此时有病全难治，只因违反逆四时。

生命水谷为根本，人断水谷难生存。脉中若是无胃气，人亦不活也要死。究竟何为无胃气，就是仅见真脏脉，而无冲和胃气脉，脉无冲和之胃气，不见弦象在肝脉，不见石象在肾脉。

少阳可主正二月，密疏长短脉纷来；阳明可主三四月，浮大而短时脉来；太阳可主五六月，洪大而长时脉来。

正常心脉若是来，连续流转像颗珠，属于正常叫平脉。心脏有病脉急数，微曲之象叫病脉。前曲后居若脉来，和缓之意亦全无，执带钩样叫死脉。

正常肺脉虚软浮，吹榆叶样叫平脉，秋季是为胃气本。脉来上下像摩鸡，羽毛中含坚劲意，此时脉就叫病脉。脉来旭草水上浮，风吹毛动如轻浮，此时脉就叫死脉。

正常肝脉若是来，举竿末梢显长软，属于正常叫平脉，春季是为胃气本。脉来满指滑而实，抚摩长竿样病脉。脉来急时且有劲，新张弓样是死脉。

正常脾脉若来时，和柔有相神附之，鸡爪落地缓缓样，属于正常叫平脉，长夏是为胃气本。若脉来时数而实，像鸡往来而走急，此时脉像是病脉；脉来雀啄鸟跳跃，如屋漏水滴无伦，水溜之速为死脉。

正常肾脉若是来，连绵小坚圆而滑，按其坚石是平脉，冬时是为胃气本。脉来形如葛藤牵，病脉按之是更坚。脉来解索数散乱，弹石一样促而坚，此时脉象是死脉。

黄帝内经·素问

玉机真脏论

原　文

黄帝问曰：春脉如弦，何如而弦？岐伯对曰：春脉者，肝也，东方木也，万物之所以始生也，故其气来，软弱轻虚而滑，端直以长，故曰弦，反此者病。帝曰：何如而反？岐伯曰：其气来实而强，此谓太过，病在外。其气来不实而微，此谓不及，病在中。帝曰：春脉太过与不及，其病皆何如？岐伯曰：太过则令人善忘，忽忽眩冒而巅疾；其不及，则令人胸痛引背，下则两胁胠满。帝曰：善。

夏脉如钩，何如而钩？岐伯曰：夏脉者心也，南方火也，万物之所以盛长也，故其气来盛去衰，故曰钩，反此者病。帝曰：何如而反？岐伯曰：其气来盛去亦盛，此谓太过，病在外；其气来不盛，去反盛，此谓不及，病在中。帝曰：夏脉太过与不及，其病皆何如？岐伯曰：太过则令人身热而肤痛，为浸淫；其不及则令人烦心，上见咳唾，下为气泄。帝曰：善。

秋脉如浮，何如而浮？岐伯曰：秋脉者，肺也，西方金也，万物之所以收成也。故其气来，轻虚以浮，来急去散，故曰浮，反此者病。帝曰：何如而反？岐伯曰：其气来毛而中央坚，两傍虚，此谓太过，病在外；其气来毛而微，此谓不及，病在中。帝曰：秋脉太过与不及，其病皆何如？岐伯曰：太过则令人逆气而背痛。愠愠然，其不及则令人喘，呼吸少气而咳，上气见血，下闻病音。帝曰：善。

冬脉如营，何如而营？岐伯曰：冬脉者，肾也。北方水也，万物之所以合藏也。故其气来沉以搏，故曰营，反此者病。帝曰：何如而反？岐伯曰：其气来如弹石者，此谓太过，病在外；其去如数者，此谓不及，病在中。帝曰：冬脉太过与不及，其病皆何如？岐伯曰：太过则令人解亻亦，脊脉痛而少气，不欲言；其不及则令人心悬如病饥，月少中清，脊中痛，少腹满，小便变。帝曰：善。

帝曰：四时之序，逆从之变异也，然脾脉独何主。岐伯曰：脾脉者，土也，孤脏，以灌四傍者也。帝曰：然而脾善恶，可得见之乎？岐伯曰：善者不可得见，恶者可见。帝曰：恶者何如可见？岐伯曰：其来如水之流者，此谓太过，病在外。如鸟之喙者，此谓不及，病在中。帝曰：夫子言脾为孤脏，中央以灌四傍，其太过与不及，其病皆何如？岐伯曰：太过则令人四支不举，其不及，则令人九窍不通，名曰重强。帝瞿然而起，再拜而稽首曰：善。吾得脉之大要，天下至数，五色脉变，揆度奇恒，道在于一，神转不回，回则不转，乃失其机，至数之要，迫近以微，著之玉版，藏之脏腑，每旦读之，名曰《玉机》。

五脏受气于其所生，传之于其所胜，气舍于其所生，死于其所不胜。病之且死，必先传行，至其所不胜，病乃死。此言气之逆行也，故死。肝受气于心，传之于脾，气舍于肾，至肺而死。心受气于脾，传之于肺，气舍于肝，至肾而死。脾受气于肺，传之于肾，气舍于心，至肝而死。肺受气于肾，传之于肝，气舍于脾，至心而死。肾受气于肝，传之于心，气舍于肺，至脾而死。此皆逆死也，一日一夜五分之，此所以占死生之早暮也。

黄帝曰：五脏相通，移皆有次。五脏有病，则各传其所胜，不治。法三月，若六月，若三日，若六日。传五脏而当死，是顺传其所胜之次。故曰：别于阳者，知病从来；别于阴者，知死生之期。言知至其所困而死。

是故风者，百病之长也。今风寒客于人，使人毫毛毕直，皮肤闭而为热。当是之时，可汗而发也。或痹不仁肿病，当是之时，可汤熨及火灸刺而去之。弗治，病入舍于肺，名曰肺痹，发咳上气，弗治，肺即传而行之肝，病名曰肝痹，一名曰厥，胁痛出食。当是之时，可按若刺耳。弗治，肝传之脾，病名曰脾风，发瘅，腹中热，烦心出黄。当此之时，可按、可药、可浴。弗治，脾传之肾，病名曰疝瘕，少腹冤热而痛，出白，一名曰蛊。当此之时，可按、可药。弗治，肾传之心，病筋脉相引而急，病名曰瘛。当此之时，可灸、可药。弗治，满十日，法当死。肾因传之心，心即复反传而行之肺，发寒热，法当三岁死，此病之次也。然其卒发者，不必治于传，或其传化有不以次，不以次入者，忧、恐、悲、喜、怒，令不得以其次，故令人有大病矣。因而喜，大虚则肾气乘矣，怒则肝气乘矣，悲则肺气乘矣，恐则脾气乘矣，忧则心气乘矣，此其道也。故病有五，五五二十五变及其传化。传，乘之名也。

大骨枯槁，大肉陷下，胸中气满，喘息不便，其气动形，期六月死，真脏脉见，乃予之期日。大骨枯槁，大肉陷下，胸中气满，喘息不便，内痛引肩颈，期一月死。真脏见，乃予之期日。大骨枯槁，大肉陷下，胸中气满，喘息不便，内痛引肩项，身热、脱肉破䐃。真脏见，十月之内死。大骨枯槁，大肉陷下，肩髓内消，动作益衰。真脏来见，期一岁死，见其真脏，乃予之期日。大骨枯槁，大肉陷下，胸中气满，腹内痛，心中不便，肩项身热，破䐃脱肉，目眶陷。真脏见，目不见人，立死；其见人者，至其所不胜之时则死。

急虚身中卒至，五脏绝闭，脉道不通，气不往来，譬于堕溺，不可为期。其脉绝不来，若人一息五六至，其形肉不脱，真脏虽不见，犹死也。

真肝脉至，中外急，如循刀刃，责责然如按琴瑟弦，色青白不泽，毛折，乃死。真心脉至，坚而搏，如循薏苡子，累累然，色赤黑不泽，毛折，乃死。真肺脉至，大而虚，如以毛羽中人肤，色白赤不泽，毛折，乃死。真肾脉至，搏而绝，如指弹石，辟辟然，色黑黄不泽，毛折，乃死，真脾脉至，弱而乍数乍疏，色黄青不泽，毛折，乃死。诸真脏脉者，皆死不治也。

黄帝曰：见真脏曰死，何也？岐伯曰：五脏者，皆禀气于胃，胃者五脏之本也；脏气者，不能自致于手太阴，必因于胃气，乃至于手太阴也。故五脏各以其时，自为而至于手太阴也。故邪气胜者，精气衰也。故病甚者，胃气不能与之俱至于手太阴，故真脏之气独见，独见者，病胜脏也，故曰死。帝曰：善。

黄帝曰：凡治病，察其形气色泽，脉之盛衰，病之新故，乃治之，无后其时。形气相得，谓之可治，色泽以浮，谓之易已；脉从四时，谓之可治；脉弱以滑，是有胃气，命曰易治，取之以时；形气相失，谓之难治；色夭不泽，谓之难已；脉实以坚，谓之益甚；脉逆四时，为不可治，必察四难，而明告之。

所谓逆四时者，春得肺脉，夏得肾脉，秋得心脉，冬得脾脉；其至皆悬绝沉涩者，命曰逆四时。未有脏形，于春夏而脉沉涩，秋冬而脉浮大，名曰逆四时也。病热脉静；泄而脉大；脱血而脉实；病在中，脉实坚，病在外，脉不实坚者；皆难治。

黄帝曰：余闻虚实以决死生，愿闻其情？岐伯曰：五实死，五虚死。帝曰：愿闻五实五虚？岐伯曰：脉盛，皮热，腹胀，前后不通，闷瞀，此谓五实。脉细，皮寒，气少，泄利前后，饮食不入，此谓五虚。帝曰：其时有生者何也？岐伯曰：浆粥入胃，泄注止，则虚者活；身汗得后利，则实者活。此其候也。

诗青译文

黄帝问道：春时脉象有如弦，究竟怎样你谈谈？岐伯回答说：春脉主肝东方木。此季开始生万物，因此若是脉来时，软弱轻虚滑长直，弦名即是因此来，若要违反是病脉。黄帝道：怎样才算是违反？岐伯说：脉实有力病在外，此时名字叫太过；脉来不实病在里，此时名字叫不及。黄帝道：太过不及何病变？岐伯说：太过使人记忆衰，神恍头昏物转开，疾病发生巅顶来；不及使人胸部痛，背部牵连满胁中。黄帝道：讲得对！

夏时脉象状如钩，是何脉象请说透？岐伯说：夏脉主心南方火，万物生长脉盛多，去时轻微叫钩脉；此象违反是病脉。黄帝道：怎样才算是违反？岐伯说：脉气来盛去亦盛，主病在外为太过；脉来不盛去有余，主病在里为不及。黄帝道：夏脉不及与太过，发生病变是如何？岐伯说：太过使人身发热，热淫成疮肤痛多；不及使人心有烦，上部咳唾流沫涎，下部矢气泄泻现。黄帝道：讲得对！

秋天脉象是为浮，究竟怎样才算浮？岐伯说：秋脉主肺西方金，此季万物收成勤，脉来轻虚和以浮，来急去散称为浮；违反此象病脉出。黄帝道：怎样才算是违反？岐伯说：脉来浮软中央坚，太过旁虚病外边；脉来浮软而微细，不及名为病在里。黄帝道：秋脉太过与不及，发生病变怎样滴？岐伯说：太过使人有气逆，背痛愠然而闷郁；不及使人呼吸短，气逆出血咳嗽喘，喘息声音在喉间。黄帝道：讲得对！

冬时脉象是为营，究竟怎样才算营？岐伯说：冬脉主肾北方水，此季万物藏深闺，脉来时沉而搏手，所以为营不易走；此象违反病脉有。黄帝道：怎样才算是违反？岐伯说：脉来弹石样坚硬，此时主病为在外；脉去虚数叫不及，此时主病为在里。黄帝道：冬脉太过与不及，发生病变怎样滴？岐伯说：太过使人神萎靡，身体懈怠痛骨脊，懒怠说话人短气；不及使人心如悬，腹中饥饿状态现，胁下空软部清冷，脊骨作痛少腹满，还有小便为常变。黄帝道：讲得对！

春夏秋冬四脉象，逆从变化样不同，唯独未见论脾脉，脾脉该主何时令？岐伯说：脾脉属土位中央，孤脏可以灌四方。黄帝道：正常异常能否见？岐伯说：正常脾脉见不到，有病脾脉能见到。黄帝道：有病脾脉说明白？岐伯说：流散如水正其来，名为太过主病外；其来坚锐如鸟喙，名为不及主病在。黄帝道：脾脉属土位中央，孤脏可以灌四方，太过不及若病变，各是如何请讲讲？岐伯说：太过四肢难举动，不及九窍难畅通，此是重强为其名。黄帝惊悟肃然立，后向岐伯敬个礼：很好！诊脉要领我已懂，天下道理极为重。五色脉变与揆度，还有奇恒古书等，阐述道理皆一致，宗旨就在神字中。神功运转不停息，向前欲回却不能，倘若回而不可转，失掉生机有危险。此间道理很重要，不显迹象实微妙，把它著录玉版上，内府隐处藏枢要，每天早上来诵读，《玉机》天书要知晓。

五脏疾病与传变，所生之脏受病先，然后传其所胜脏，病气仍留生我脏，死于我所不胜脏。若是病至将要死，传行先至相克脏，病人必死是无疑。此时病气有逆传，所以死亡紧相连。肝受病气在心脏，而又传行于脾脏，病气留舍在肾脏，传到肺脏即死亡。心受病气于脾脏，而又传行于肺脏，病气留舍在肝脏，传到肾脏即死亡。脾受病气于肺脏，而又传行于肾脏，病气留舍在心脏，传到肝脏即死亡。肺受病气于肾脏，而又传行于肝脏，病气留舍在脾脏，传到心脏即死亡。肾受病气于肝脏，而又传行于内脏，病气留舍在肺脏，传到脾脏即死亡。以上皆为病逆传，死亡一定会出现。日夜分为五阶段，分别属于人五脏，可以推测死时间。

黄帝道：五脏相互有通联，病气转移次序连。若是五脏有疾病，所胜顺序来递传；治病时间不掌握，三天六天三六月，传遍五脏就当死，此为相克顺次序。若是三阳能辨别，可知疾病来何经；若是三阴能辨别，可知疾病死与生，至其不胜而死终。风为六淫之首位，百病之长俗称谓。风寒袭人毫毛竖，身体发热闭皮肤，发汗疗法能治愈；若是风寒入经络，麻痹不仁或肿痛，汤熨艾灸与火罐，针刺方法亦可用。若是治疗不及时，病气传肺叫肺痹，症为咳嗽与上气；若是治疗不及时，病气传肝肝厥痹，症为胁痛兼吐食，按摩针刺法用时；若是治疗不及时，病气传脾叫脾风，黄疸烦心腹有热，小便黄色症其中，按摩热汤或药物，沐浴方法亦可用；若是此时再不治，病气传肾疝瘕生，烦热疼痛在少腹，小便色白浊不清，此时称名为蛊病，按摩药物治才行；若是此时再不治，病气由肾传入心，筋脉拘挛有牵引，此时瘛病要留心，灸法药物疗效真；若是此时再不治。十日之后必死亡。若是病由肾传心，心又复反传肺脏，发为寒热亡三日，传行次序见如上。若是骤然暴发病，相传不据次序行。忧恐悲喜怒病五种，病邪不依此序行，因而人有大病生。若是喜极而伤心，心虚肾气则相乘；若是人在大怒时，肝气趁机来乘脾；若是人在悲伤间，肺气趁机来乘肝；若是人有惊与恐，肾气内虚脾气乘；若是人有大忧忡，肺气内虚心气乘。五志若是太激动，不依序传道理明。所以病种虽有五，传化五五二十五。传化俗称是相乘。

　　大骨软弱肉瘦干，胸中气满呼吸难，身体振动呼吸时，六月即为死亡期。若是见有真脏脉，可以预知死日来。大骨软弱肉瘦干，胸中气满呼吸难，胸中疼痛引肩项，一月为期人将亡，若是见有真脏脉，可以预知死日来。大骨软弱肉瘦干，胸中气满呼吸难，胸中疼痛肩上引，脱肉破　发热间，若是见有真脏脉，十月之内死亡来。大骨软弱肉瘦干，骨髓内消两垂肩，动作衰颓又迟缓，若是真脏脉已无，一年死亡为期限，若是见有真脏脉，可以预知死日来。大骨软弱肉瘦干，腹痛胸中又气满，心中气郁不舒服，肩项与身俱热乎，破　脱肉目眶陷，若是见有真脏脉，精脱目已不见人，立即死亡莫期待；精未全脱尚见人，不胜之时死亡来。若是正气为暴虚，外邪陡然伤人快，仓促获病要牢记，五脏气机有闭塞，周身脉道难畅通，高堕如气不往来，犹如淹溺人落水，猝病无法测死期。脉息绝而难以至，跳动异常为数疾，一呼脉来五六至，虽是形肉未曾脱，真脏不见亡可期。

83

　　肝脏真脏若脉来，刀口锋利中外急，按在琴弦硬直样，面色青白不润泽，毫毛枯焦将要死。心脏真脏若脉来，坚硬搏手循薏苡，短而圆实为其样，面色赤黑不润泽，毫毛枯焦随乃死。肺脏真脏若脉来，大而空虚如毛羽，着人皮肤轻虚样，面色白赤不润泽，毫毛枯焦将要死。肾脏真脏若脉来，搏手若转索断欲，坚实如指弹石样，面色黑黄不润泽，毫毛枯焦将要死。脾脏真脏若脉来，快慢不匀软无力，面色青黄不润泽，毫毛枯焦将要死。凡见五脏真脏脉，皆为不治死候来。

　　黄帝道：凡见五脏真脏脉，死亡道理说明白？岐伯说：五脏营养赖胃腑，水谷精微出由此，五脏根本胃为初。五脏脉气不自行，手部太阴寸口至，须赖胃气来敷布。五脏之气所主时，手部太阴寸口现，此时即是有胃气。若是邪气过于胜，精气衰退是肯定。所以病气若严重，五脏之气与胃气，手部太阴难以齐，若是独见真藏象，邪气胜而脏气伤，所以才说人将亡。黄帝道：讲得对！

黄帝道：凡是医者若治病，先察盛衰与体形，气有强弱色枯润，脉有虚实病久新，然后及时来治疗，不错时机差分毫。病人形气若相称，此病可治需用心；病人面色光润鲜，此病易愈不为难；脉搏四时相适应，此病可治愈亦行；脉来软弱而流利，此病易治有胃气，正是抓紧治疗时。病人形气不相称，此病难治要费心；病人面枯无光泽，此病难愈时刻多；病人脉实而且坚，此病加重难痊愈；病人脉与四时逆，此病已是不可治。四种难治必审察，清楚告之病人家。

所谓脉与四时逆，春见肺脉夏肾脉，秋见心脉冬脾脉，脉皆悬绝无根在，或是沉涩起不来，逆四时名要明白。脉气不能随时令，反而表现在外面，春夏沉涩脉反见，秋冬浮大脉反见，逆四时名记心间。热脉洪大反而静，泄脉应小反而大，脱血脉虚反而实，病中而脉不坚实，病外而脉反坚实。症脉相反皆难治。

黄帝道：听说可据虚实情，可以预决死与生，其中道理说来听！岐伯说：五实五虚皆为死。黄帝道：何为五虚与五实？岐伯说：心受邪盛是脉盛，肺受邪盛是皮热，脾受邪盛腹胀中，肾受邪盛便不通，肝受邪盛是闷瞀，以上即为五实名。心气不足是脉细，肺气不足是皮寒，肝气不足是气少，肝气不足泄后前，脾气不足食难入，以上五虚要记全。黄帝道：五实五虚能痊愈，请问又是何道理？岐伯说：粥浆能复胃中气，大便泄泻亦停止，正是虚者痊愈时。若是原来热无汗，此时汗出人体间，若是原来便不通，此时两便能通利，说明实者已痊愈。五种虚实要牢记。

黄帝内经·素问

三部九候论

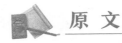 **原 文**

　　黄帝问曰：余闻《九针》于夫子，众多博大，不可胜数。余愿闻要道，以属子孙，传之后世，著之骨髓，藏之肝肺，歃血而受，不敢妄泄。令合天道，必有终始。上应天光星辰历纪，下副四时五行，贵贱更互，冬阳夏阴，以人应之奈何，愿闻其方？对曰：妙乎哉问也！此天地之至数。

　　帝曰：愿闻天地之至数，合于人形血气，通决死生，为之奈何？岐伯曰：天地之至数始于一，终于九焉。一者天，二者地，三者人，因而三之，三三者九，以应九野。故人有三部，部有三候，以决死生，以处百病，以调虚实，而除邪疾。

　　帝曰：何谓三部？岐伯曰：有下部、有中部、有上部，部各有三候。三候者，有天、有地、有人也。必指而导之，乃以为真。上部天，两额之动脉；上部地，两颊之动脉；上部人，耳前之动脉。中部天，手太阴也；中部地，手阳明也；中部人，手少阴也。下部天，足厥阴也；下部地，足少阴也；下部人，足太阴也。故下部之天以候肝，地以候肾，人以候脾胃之气。帝曰：中部之候奈何？岐伯曰：亦有天，亦有地，亦有人，天以候肺，地以候胸中之气，人以候心。帝曰：上部以何候之？岐伯曰：亦有天，亦有地，亦有人。天以候头角之气，地以候口齿之气，人以候耳目之气。三部者，各有天，各有地，各有人。三而成天，三而成地，三而成人。三而三之，合则为九，九分为九野，九野为九脏。故神脏五，形脏四，合为九脏。五脏已败，其色必夭，夭必死矣。

　　帝曰：以候奈何？岐伯曰：必先度其形之肥瘦，以调其气之虚实，实则泻之，虚则补之。必先去其血脉而后调之，无问其病，以平为期。

　　帝曰：决死生奈何？岐伯曰：形盛脉细，少气不足以息者危。形瘦脉大，胸中多气者死。形气相得者生。参伍不调者病。三部九候皆相失者死。上下左右之脉相应如参舂者病甚，上下左右相失不可数者死。中部之候虽独调，与众脏相失者死。中部之候相减者死，目内陷者死。

　　帝曰：何以知病之所在？岐伯曰：察九候独小者病，独大者病，独疾者病，独迟者病，独热者病，独寒者病，独陷下者病。以左手足上，上去踝五寸按之，庶右手足当踝而弹之，其应过五寸以上，蠕蠕然者不病，其应疾中手浑浑然者病，中手徐徐然者病。其应上不能至五寸，弹之不应者死。是以脱肉身不去者死。中部乍疏乍数者死。其脉代而钩者，病在络脉。九候之相应也，上下若一，不得相失。一候后则病，二候后则病甚，三候后则病危。所谓后者，应不俱也。察其腑脏，以知死生之期，必先知经脉，然后知病脉。真藏脉见者胜死。足太阳气绝者，其足不可屈伸，死必戴眼。

帝曰：冬阴夏阳奈何？岐伯曰：九候之脉皆沉细旋绝者为阴，主冬，故以夜半死。盛躁喘数者为阳，主夏，故以日中死。是故寒热病者以平旦死。热中及热病者以日中死。病风者以日夕死。病水者以夜半死。其脉乍疏乍数，乍迟乍疾者，日乘四季死。形肉已脱，九候虽调犹死。七诊虽见，九候皆从者不死。所言不死者，风气之病，及经月之病，似七诊之病而非也，故言不死。若有七诊之病，其脉候亦败者死矣。必发哕噫。

必审问其所始病，与今之所方病，而后各切循其脉，视其经络浮沉，以上下逆从循之。其脉疾者不病，其脉迟者病；脉不往来者死，皮肤著者死。

帝曰：其可治奈何？岐伯曰：经病者治其经，孙络病者治其孙络血。血病身有痛者治其经络。其病者在奇邪，奇邪之脉则缪刺之，留瘦不移节而刺之。上实下虚切而从之，索其结络脉，刺出其血以见通之。瞳子高者太阳不足，戴眼者太阳已绝，此决死生之要，不可不察也。手指及手外踝上，五指留针。

诗青译文

黄帝问道：九针道理我听闻，内容广博又丰富，还是不能详描述。主要道理我想知，嘱咐子孙传后世，铭心刻骨永不忘，严守誓言不妄泄。如何能使此道理，符合天体之运行，做到有始又有终，上应日月与辰星，周历天度为标志，下合四时与五行，阴阳盛衰之变化，自然规律怎适应？此间道理请说明。岐伯回答说：你问可是真的好！道理深奥天地中。

黄帝道：愿闻天地之至数，形体气血人相通，以来决断生与死，其间何意请说明？岐伯说：天地至数始于一，天地至数九为终。一奇为阳代表天，二偶为阴代表地，人体生于天地间，代表是人数为三；天地人合三而为，三三以九为野数。所以人体有三部，每部各有三候处，可以用来断生死，调治虚实把病除。

黄帝道：何为三部说清楚？岐伯说：下部中部和上部。每部各有三候处，天地与人来代表。老师当面来指导，部候准确方知晓。须知上部是为天，两额太阳处动脉；须知上部是为地，两颊大迎穴动脉；须知上部是为人，耳前耳门穴动脉；须知中部是为天，两手太阴之气口，经渠穴处之动脉；须知中部是为地，阴明经合谷动脉；须知中部是为人，少阴经神门动脉；须知下部是为天，足厥阴经五里穴，或是太冲穴动脉；须知下部是为地，太溪穴处之动脉；须知下部是为人，经箕门穴处动脉。下部之天可以候，人体肝脏之病变，下部之地可以候，人体肾脏之病变，下部之人可以候，人体脾胃之病变。黄帝道：中部之候是怎样？岐伯说：中部天地人三候。中部之天可以候，人体肺脏之病变，中部之地可以候，人体胸中之病变。中部之人可以候，人体心脏之病变。黄帝道：上部之候又怎样？岐伯说：上部天地人三候。上部之天可以候，人体头角之病变，上部之地可以候，人体口齿之病变，上部之人可以候，人体耳目之病变。三部各有天地人。三候亦是天地人，三三相乘合九候。九候应地之九野，九候应人之九脏。心肝脾肺肾五脏，膀胱胃肠四形脏，合并一起为九脏。若是五脏为衰败，神色枯槁是必然，枯槁病情是危重，死亡征象已出现。

黄帝道：诊察方法是怎样？岐伯说：先来度量肥与瘦，了解正气实与虚，实证用泻虚症补。血脉凝滞先除去，气血不足后调补，无论治疗何疾病，气血平调要记住。

黄帝道：生死怎样来决断？岐伯说：体盛脉细与气短，呼吸困难很危险；形体瘦弱脉反大，胸中喘满而多气，死亡之症要牢记。一般情况来说明；形体与脉应一致；脉来不调为主病，若是三部九候脉，疾病完全不相应，此时是为主死症；若是上下左右脉，鼓指捣谷样相应，参差不齐病严重；上下之脉相差大，息数错乱不可数，死亡征候要清楚；中脉虽能独自调，若与他脏不协调，亦是死候要记牢；目陷正气衰竭象，亦是死候记心上。

黄帝道：病位怎样才知道？岐伯说：若是诊察九候脉，病变何在能晓知。九候一部若独小，独大独疾或独迟，独热独寒独陷下，有病现象要牢记。左手加在人左足，按人内踝五寸处，右指内踝弹之上，医生左手振感出，振动范围五寸上，蠕蠕而动为正常；若是振动急剧大，应手快速乱不清，此为病态先说明；振动微弱应手缓，此为病态记心间；振动不能上五寸，大力弹之无反应，是为死候要记清。身体若是极消瘦，体弱难行死亡征。中脉快慢无规律，气脉败乱亦死征。若是脉代又有钩，病在络脉要记清。九候之脉互适应，上下如一无参差。若有一侯不一致，必有危险要牢记。何为所谓不一致，九候脉动不相宜。病在脏腑若诊察，生死时间可预知。必先知道正常脉，然后才知有病脉；若是见到真脉象，胜己时间要死亡。足太阳经脉气绝，足不屈伸死亡时，必有眼睛向上视。

黄帝道：冬为阴来夏为阳，脉象相应怎么样？岐伯说：沉细悬绝九候脉，此时为阴要明白，冬令死于阴极盛，此时正是半夜中；动喘疾数脉盛躁，夏令为阳要知道，阳气旺盛活不了；若是寒热交作病，阴阳交会平旦死；若是热中极热病，日中阳极时刻死；病风傍晚阳衰死；病水夜半阴极死。脉象忽疏又忽数，脉象忽迟又忽急，此时脾气已内绝，死于辰戌丑未时，平旦日中与日夕，夜半日乘四季时；若是形坏肉已脱，虽然九候是协调，死亡征象亦难跑；七诊之脉虽出现，九候皆顺于四时，是否死候难统一。心感风病月经病，虽见类似七诊脉，而与实际不相同，不是死候要明白。若是七诊有出现，脉候现象是败坏，必发呃逆死征来。

所以医生治病时，详询病情和症状，然后按按各部分，切其脉搏细思量，观察经络浮与沉，以及上下逆与顺。脉来流利是无病；脉来迟缓疾病生；脉不往来是死症；若是久病又肉脱，皮肤干枯着筋骨，亦是死候要清楚。

黄帝道：还有哪些可治病，怎样治疗你说明？岐伯说：若病在经刺其经；病在孙络刺孙络，使它出血方可行；血病症状为身痛，治其经络痊愈能。病邪若是在大络，左病刺右右刺左，缪刺法疗有效果。邪气久留若不移，当于四肢与八溪，骨节交处来刺之，上实下虚按气脉，探索郁结之所在，刺出其血通气来。病人若目向上视，太阳经气为不足。上视而又定不动，太阳经气已为枯。此为判断生死诀，认真研究莫马虎。手指以及手外踝，五指留针要明白。

黄帝内经 · 素问

经脉别论

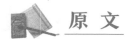

原　文

黄帝问曰：人之居处动静勇怯，脉亦为之变乎？岐伯对曰：凡人之惊恐恚劳动静，皆为变也。是以夜行则喘出于肾，淫气病肺。有所堕恐，喘出于肝，淫气害脾。有所惊恐，喘出于肺，淫气伤心。渡水跌仆，喘出于肾与骨，当是之时，勇者气行则已，怯者则着而为病也。故曰：诊病之道，观人勇怯，骨肉皮肤，能知其情，以为诊法也。故饮食饱甚，汗出于胃。惊而夺精，汗出于心。持重远行，汗出于肾。疾走恐惧，汗出于肝。摇体劳苦，汗出于脾。故春秋冬夏，四时阴阳，生病起于过用，此为常也。

食气入胃，散精于肝，淫气于筋。食气入胃，浊气归心，淫精于脉。脉气流经，经气归于肺，肺朝百脉，输精于皮毛。毛脉合精，行气于府，府精神明，留于四脏。气归于权衡，权衡以平，气口成寸，以决死生。饮入于胃，游溢精气，上输于脾，脾气散精，上归于肺，通调水道，下输膀胱，水精四布，五经并行。合于四时五脏阴阳，揆度以为常也。

太阳脏独至，厥喘虚气逆，是阴不足阳有余也。表里当俱泻，取之下俞。阳明脏独至，是阳气重并也。当泻阳补阴，取之下俞。少阳脏独至，是厥气也。跷前卒大，取之下俞。少阳独至者，一阳之过也。太阴脏搏者，用心省真，五脉气少，胃气不平，三阴也。宜治其下俞，补阳泻阴。一阳独啸，少阳厥也。阳并于上，四脉争张，气归于肾。宜治其经络；泻阳补阴。一阴至，厥阴之治也。真虚痏心，厥气留薄，发为白汗，调食和药，治在下俞。

帝曰：太阳脏何象？岐伯曰：象三阳而浮也。帝曰：少阳脏何象？岐伯曰：象一阳也，一阳脏者，滑而不实也。帝曰：阳明脏何象？岐伯曰：象大浮也。太阴脏搏，言伏鼓也。二阴搏至，肾沉不浮也。

诗青译文

黄帝问道：居住环境与活动，勇敢怯懦与安静，每人会有不一样，经脉血气亦随行？岐伯回答说：忿怒劳累与惊恐，还有活动与安静，经脉血气亦随行。夜间远行若疲劳，扰动肾气要知道，肾气外泄若不藏，气喘来自人肾脏，偏胜之气犯肺脏。若因坠堕受恐吓，扰动肝气人不佳，气喘来自人肝脏，偏胜之气犯脾脏。若因惊恐神气乱，扰动肺气人为患，气喘来自人肺脏，偏胜之气犯心脏。若因渡水而跌仆，跌仆伤骨肾主骨，水湿之气通于肾，肾气骨气受扰动，气喘来自肾和骨。此时身体若强盛，气血畅行无疾病；此时身体若怯弱，气血留滞疾病生。所以说：诊察疾病先查透，勇怯骨骼和肌肉，还有皮肤何变化，方能了解人病情，以此诊病方法行。若是饮食过于饱，食气蒸发汗出胃。若惊神气有浮越，心气受伤汗出心。若是负重远行勤，骨劳气越此时真，肾气受伤汗出肾。若是疾走而恐惧，疾走伤筋伤魂间，肝气受伤汗出肝。若是过度费劳力，脾主肌肉与四肢，脾气受伤汗出脾。四季春夏与秋冬，阴阳变化往来中，此间变化生疾病，劳用过度所致成，通常道理要记清。

凡是五谷皆入胃，精微之气其化生，部分输散入肝脏，由肝滋养于筋中。凡是五谷皆入胃，精微之气其化生，部分输散入心脏，由心滋养血脉中。血气流行在经脉，然后到达肺部来，肺将血气送百脉，精气输送皮毛来。皮毛经脉精气汇，还流于脉又回归，此时脉中精微气，不断周流四脏位。生理活动若正常，气血平衡与阴阳。表现气口在脉搏，可断疾病生和亡。待到水液进入胃，游溢精气被散布，上行输送达到脾，脾再布散与转输，然后再上归于肺，肺司治节主清肃，肺气运行通水道，下输膀胱成为尿。如此水精为四布，外而布散于皮毛，内而经脉可灌输，并能合于寒与暑，还有阴阳之变化，正常现象要记住。

太阳经脉若偏盛，厥逆喘息则发生，还有虚气为上逆，阴有不足阳有余，表里两经俱泻法，束骨太溪穴位俩。阳明经脉若偏盛，太少阳气并阳明，泻阳补阴为方法，陷谷太白穴泻行。少阳经脉若偏盛，是为厥气上逆中，踝前少阳猝然大，临泣穴位取来用。少阳偏盛而独至，少阳太过要知情。太阴经脉搏有力，细查真脏脉或至，五脏之脉均气少，胃气又是不平和，足太阴脾为太过，补阳泻阴为方法，补足阳明陷谷穴，泻足太阴太白穴。二阴经脉若独盛，少阴厥气逆上行，阳气并越在于上，心肝脾肺受影响，四脏之脉争于外，根源在肾要明白，表里经络应为治，昆仑飞扬穴位泻，复溜大钟穴位补。一阴经脉若偏盛，此为厥阴所主行，若是真气为虚弱，心中瘀痛不适症，厥气滞留于经脉，正气相搏发汗白，饮食药物齐治疗，此时针刺太冲穴，可以用来泄其邪。

黄帝说：太阳脉象是怎样？岐伯说：三阳之气浮盛外，所以脉浮要明白。黄帝说：少阳脉象又如何？岐伯说：脉象一阳似初生，滑而不实你要明。黄帝说：阳明脉象是怎样？岐伯说：脉象为大而且浮。太阴脉象有搏动，沉伏指下搏有力；少阴脉象有搏动，沉而不浮记心中。

黄帝内经 · 素问

脏气法时论

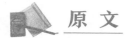

原 文

黄帝问曰：合人形以法四时五行而治，何如而从，何如而逆？得失之意，愿闻其事。岐伯对曰：五行者，金木水火土也。更贵更贱，以知死生，以决成败，而定五脏之气，间甚之时，死生之期也。

帝曰：愿卒闻之。岐伯曰：肝主春，足厥阴少阳主治。其日甲乙。肝苦急，急食甘以缓之。心主夏，手少阴太阳主治。其日丙丁。心苦缓，急食酸以收之。脾主长夏，足太阴阳明主治。其日戊己。脾苦湿，急食苦以燥之。肺主秋，手太阴阳明主治。其日庚辛。肺苦气上逆，急食苦以泄之。肾主冬，足少阴太阳主治。其日壬癸。肾苦燥，急食辛以润之，开腠理，致津液通气也。

病在肝，愈于夏，夏不愈，甚于秋，秋不死，持于冬，起于春。禁当风。肝病者，愈在丙丁，丙丁不愈，加于庚辛，庚辛不死，持于壬癸，起于甲乙。肝病者，平旦慧，下晡甚，夜半静。肝欲散，急食辛以散之，用辛补之，酸泻之。病在心，愈在长夏，长夏不愈，甚于冬，冬不死，持于春，起于夏。禁温食热衣。心病者，愈在戊己，戊己不愈，加于壬癸，壬癸不死，持于甲乙，起于丙丁。心病者，日中慧，夜半甚，平旦静。心欲软，急食咸以软之；用咸补之，甘泻之。

病在脾，愈在秋，秋不愈；甚于春，春不死，持于夏，起于长夏。禁温食饱食，湿地濡衣。脾病者愈在庚辛，庚辛不愈，加于甲乙，甲乙不死，持于丙丁，起于戊己。脾病者，日昳慧，日出甚，下晡静。脾欲缓，急食甘以缓之，用苦泻之，甘补之。

病在肺，愈于冬。冬不愈，甚于夏，夏不死，持于长夏，起于秋。禁寒饮食，寒衣。肺病者，愈在壬癸，壬癸不愈，加于丙丁，丙丁不死，持于戊己，起于庚辛。肺病者，下晡慧，日中甚，夜半静。肺欲收，急食酸以收之，用酸补之，辛泻之。

病在肾，愈在春，春不愈，甚于长夏，长夏不死，持于秋，起于冬，禁犯焠𤏸热食，温炙衣。肾病者，愈在甲乙，甲乙不愈，甚于戊己，戊己不死，持于庚辛，起于壬癸。肾病者，夜半慧，四季甚，下晡静。肾欲坚，急食苦以坚之，用苦补之，咸泻之。

夫邪气之客于身也。以胜相加，至其所生而愈，至其所不胜而甚，至

95

于所生而持，自得其位而起；必先定五脏之脉，乃可言间甚之时，死生之期也。

肝病者，两胁下痛引少腹，令人善怒。虚则目无所见，耳无所闻，善恐，如人将捕之。取其经厥阴与少阳，气逆则头痛。耳聋不聪、颊肿、取血者。

心病者，胸中痛，胁支满，胁下痛，膺背肩胛间痛，两臂内痛。虚则胸腹大，胁下与腰相引而痛。取其经，少阴太阳舌下血者，其变病，刺郄中血者。

脾病者，身重，善饥肉痿，足不收行，善瘈，脚下痛。虚则腹满，肠鸣飧泄，食不化。取其经太阴、阳明、少阴血者。

肺病者，喘咳逆气，肩背痛，汗出，尻阴股膝髀腨胻足皆痛。虚则少气，不能报息，耳聋嗌干。取其经，太阴足太阳之外，厥阴内血者。

肾病者，腹大、胫肿、喘咳身重，寝汗出、憎风。虚则胸中痛，大腹、小腹痛，清厥意不乐。取其经少阴太阳血者。

肝色青，宜食甘，粳米、牛肉、枣、葵皆甘。心色赤，宜食酸，小豆、犬肉、李、韭皆酸。肺色白，宜食苦，麦、羊肉、杏、薤皆苦。脾色黄，宜食咸，大豆、豕肉、栗、藿皆咸。肾色黑，宜食辛，黄黍、鸡肉、桃、葱皆辛。辛散、酸收、甘缓、苦坚、咸软。

毒药攻邪。五谷为养。五果为助。五畜为益。五菜为充。气味合而服之，以补精益气。此五者，有辛、酸、甘、苦、咸，各有所利，或散，或收，或缓，或急，或坚，或软。四时五脏，病随五味所宜也。

诗青译文

黄帝问道：结合脏气之情况，取法五行之规律，作为治病之法则，何是为从何为逆？岐伯回答说：金木水火土五行，配合气候与时令，衰旺胜克有变化，循变可测人死生，分析医疗之成败，能定脏气之盛衰，疾病轻重有其时，生死亦是可预期。

黄帝说：请你详细说来听。岐伯说：肝属木而旺于春，肝胆互相为表里，足厥阴肝宜春治，足少阳胆春治宜，足厥阴肝主乙木，足少阳胆甲木主，肝胆旺日为甲乙；肝志为怒怒气急，甘味能缓甘缓之。心属火而旺于夏，心与小肠互表里，手少阴心宜夏治，太阳小肠夏治宜；手少阴心主丁火，太阳小肠主丙火，心与小肠旺丙丁；心志为喜喜气缓，心气过缓心虚散，酸味能收急食酸。脾属土而旺长夏，脾胃互相表里达，足太阴脾长夏治，足阳明胃治长夏；戊己皆是属于土，足太阴脾己土主，足阳明胃主戊土，脾胃旺日为己戊；脾性恶湿盛伤脾，苦味燥湿食燥之。肺属金而旺于秋；肺与大肠表里求，手太阴肺宜秋治，阳明大肠秋治宜；庚辛皆是属于金，手太阴肺主辛金，阳明大肠庚金主，肺与大肠旺庚辛；肺气清肃病上逆，苦味能泄苦泄之。肾属水而旺于冬，肾与膀胱表里中，足少阴肾宜冬治，太阳膀胱冬治宜；壬癸皆是属于水，足少阴肾主癸水，太阳膀胱壬水主，肾与膀胱旺壬癸；肾为水脏润恶燥，故宜急食润来到。腠理开发何为用，运行津液通脏气。

　　肝脏有病夏当愈，夏季不愈秋季重；秋季不死冬不变，来年春季病好中。风气通肝忌受风。肝病人愈日丙丁；若是丙丁日不愈，庚辛日到病加剧；庚辛壬癸若不变，甲乙日到病好中。肝病之人晨清爽，傍晚之时病加重。半夜方可有安宁。肝木条达恶抑郁，肝病急辛以散之，若补则以辛味补，若泻则以酸泻主。

　　心脏有病愈长夏；长夏不愈冬季大；冬季未死春不变，时至夏季有好转。心病之人忌食热，衣服不能穿太多。心病之人愈戊己；戊己不愈壬癸剧；壬癸甲乙若不变，丙丁日到病好中。心病之人慧情午，半夜加重晨时宁。心病柔软咸软行，若补则以咸味补，若泄则以甘泻主。

　　脾脏有病秋季愈；秋季不愈春加剧；春季不死夏不变，时到长夏病好转。脾病温热物禁忌，过饱湿地穿湿衣。脾病之人愈庚辛；庚辛不愈甲乙深；甲乙丙丁若不变，戊己日到病好转。脾病之人清午后，日出加重傍晚宁。脾病需缓甘缓中，急食甘味以缓行，若泄则以苦泄脾，若补则以甘补脾。

　　肺脏有病冬季愈；冬季不愈夏加剧；夏季长夏若不变，秋季到时病好转。肺病寒食冷禁忌，还有穿薄太单一。肺病之人愈壬癸；壬癸不愈丙丁随；丙丁戊己若不变，庚辛日到病好中。肺病之人傍晚清，午重半夜便安宁。肺气收起酸收敛，若补则以酸来补，若泻则以辛来泻。肾脏有病春季愈；春季不愈长夏剧；长夏秋季若不变，冬季到时病好转。肾病禁食炙过热，衣服烘烤需经火。

　　肾病之人甲乙愈；甲乙不愈重戊己；戊己庚辛若不变，壬癸到时病好转。肾病之人半夜神，病情加重四时辰，傍晚时节静方深。肾主闭藏气欲坚，急食苦味以坚之，若补则以苦味补，若泄则以咸味主。

邪侵人体胜相加，病至生时愈则达，至所不胜时而甚，至其所生无变化，至其自旺好转来。须先明确脏平脉，推测疾病之轻重，还有生死日期来。

肝病肋下两疼痛。牵引少腹人怒行，此时肝实为其症；肝虚两目有花昏，视物不明难见人，恐惧两耳难听见，像被逮捕一样真。取用厥阴肝经穴，少阳胆经穴位叠。肝气上逆头有痛，听觉失灵又颊肿，取用厥阴少阳脉，刺出其血病不来。

心病则有胸中痛，胁部胀满又支撑，胁下胸膺及背部，肩胛两臂内侧疼，此为心实之病症。心虚则有胸腹胀，胁下腰牵作痛狂。应取少阴心经穴，太阳小肠经穴叠，舌下脉刺以出血。若是病情有变化，出血需刺委中穴。

脾病则有身体重，肌肉痿软无力行，两足弛缓不能收，行走容易有抽搐，脚下疼痛脾实症；脾虚腹胀满肠鸣，食物不化泄下中。太阴脾经阳明胃，还有少阴肾穴经，刺出其血定能行。

肺病喘咳有气逆，肩背疼痛出汗滴，尻阴股膝与髀骨，腨肠胻痛还有足，肺实症状要记住；肺虚表现是少气，呼吸困难难持续，耳聋咽干记心里。应取太阴肺经穴，更取足太阳外侧，还有足厥阴内侧，足少阴肾经穴取，刺其出血方能敌。

肾脏有病腹部胀，胫部浮肿喘咳忙，身体沉重睡出汗，恶风肾实之症状；肾虚则有胸中疼，大小两腹亦疼痛，闷闷不乐四肢冷。应取足少阴肾经，足太阳膀胱经穴，刺其出血定能行。

肝合青色食甘味，粳米牛肉枣菜葵，皆是属于有甘味。心合赤色食味酸，小豆犬肉李韭兼，皆是属于有味酸。肺合白色食味苦，小麦羊肉杏薤属，皆是属于有味苦。脾合黄色食咸味，大豆猪肉栗藿为，皆是属于有咸味。肾合黑色食味辛，黄黍鸡肉桃葱真，皆是属于有味辛。下面再讲五味功，辛味发散酸收敛，甘味缓急苦燥坚，咸味亦能把坚软。

毒药用来逐病邪，五谷用来养脏气，五果助力于五谷，共同营养于人体，五畜用来补五脏，五菜用来脏腑养，气味和合而服食，补益精气方可以。上述食物有五类，辛酸甘苦咸味气，分别有利某脏气，散收坚软缓与急，春夏秋冬据四时，偏盛偏衰五脏气，具体还有苦和欲，若用应各随所宜。

黄帝内经·素问

宣明五气

原　文

　　五味所入：酸入肝、辛入肺、苦入心、咸入肾、甘入脾，是谓五入。

　　五气所病：心为噫，肺为咳，肝为语，脾为吞，肾为欠为嚏，胃为气逆为哕，大肠小肠为泄，下焦溢为水，膀胱不利为癃，不约为遗溺，胆为怒，是谓五病。

　　五精所并：精气并于心则善，并于肺则悲，并于肝则忧，并于脾则畏，并于肾则恐，是谓五并，虚而相并者也。

　　五脏所恶：心恶热、肺恶寒、肝恶风、脾恶湿、肾恶燥，是谓五恶。

　　五脏化液：心为汗、肺为涕、肝为泪、脾为涎、肾为唾，是谓五液。

　　五味所禁：辛走气、气病无多食辛；咸走血，血病无多食咸；苦走骨，骨病无多食苦；甘走肉，肉病无多食甘；酸走筋，筋病无多食酸。是谓五禁，无令多食。

　　五病所发：阴病发于骨，阳病发于血，阴病发于肉，阳病发于冬；阴病发于夏，是谓五发。

　　五邪所乱：邪入于阳则狂，邪入于阴则痹；搏阳则为颠疾，搏阴则为喑；阳入之阴则静，阴出之阳则怒，是谓五乱。

　　五邪所见：春得秋脉，夏得冬脉，长夏得春脉，秋得夏脉，冬得长夏脉，名曰阴出之阳，病善怒不治，是谓五邪，皆同命，死不治。

　　五脏所藏：心藏神、肺藏魄、肝藏魂、脾藏意、肾藏志，是谓五脏所藏。

　　五脏所主：心主脉、肺主皮、肝主筋、脾主肉、肾主骨，是谓五脏所主。

　　五劳所伤：久视伤血、久卧伤气、久坐伤肉、久立伤骨、久行伤筋，是谓五劳所伤。

　　五脉应象：肝脉弦、心脉钩、脾脉代、肺脉毛、肾脉石。是谓五脏之脉。

诗青译文

五味所入此为珍：酸肝辛肺苦入心，五入甘脾咸入肾。

五气失调生病变：心气失调有噫气；肝气失调则多言；肺气失调有咳嗽；脾气失调则吞酸；肾气失调嚏呵欠；胃气失调气逆哕，或许还有恐惧感；肠病难以泌清浊，泄泻不传人糟粕；下焦水道不通畅，水泛皮肤为水肿；膀胱之气化不利，遗尿难以被约制，此时名称为癃闭；胆气失调易发怒。五气失调病变出。

五精相并生病变：精气并心是为喜，精气并肺则为悲，精气并肝是为忧，精气并脾则为畏，精气并肾则为恐。以上所说是五并，五脏乘虚相并成。

五脏所恶再详谈：心怕为热肺怕寒，肝怕为风脾怕湿，肾怕为燥五恶间。

五脏化生之液体：心液为汗肺液涕，脾液为涎肝液泪，还有肾液化为唾。五脏化生出五液。

五味所禁记心间：辛味走气少食辛；咸味走血少食咸；苦味走骨少食苦；甜味走肉少食甜；酸味走筋少食酸。五味所禁记心间。

五病发生记心中：阴病发骨阳发血，阴病发肉阳发冬，还有阴病发于夏。五病发生记心中。

五邪所乱要记清：邪入阳分阳偏盛，此时而发是痹病；邪搏于阳阳受伤，此时发为癫疾狂；邪搏于阴阴受伤，此时发为音哑忙；邪气由阳而入阴，此时从阴为静深；邪气由阴而出阳，此时从阳为怒狂。

五脏克贼有脉象：春天若见秋毛脉，肺金克木已到来；夏天若见冬石脉，肾水克火已到来；长夏若见春弦脉，肝木克土已到来；秋天若见夏洪脉，心火克金已到来；冬见长夏濡缓脉，脾土克水已到来。此为所谓五邪脉。预后相同死证来。

五脏所藏要牢记：心藏为神肺藏魄，肝藏为魂脾藏意，还有肾脏藏为志，五脏所藏要牢记。

心主为脉肺主皮，肝主为筋脾主肉，还有肾脏主为骨。五脏所主要记住。

五劳所伤要清楚：久视伤血卧伤气，久坐伤肉行伤筋，还有久立伤在骨。五劳所伤要清楚。

五脏平脉应四时：肝脏应春端直长，脉象为弦此时良；心脉应夏有盛衰，脉象为钩此时来；脾旺长夏脉为弱，可随长夏而更代；肺脉应秋轻虚浮，脉象为毛记心怀；肾脉应冬脉沉石。五脏平脉应四时。

黄帝内经 · 素问

血气形志

原 文

夫人之常数，太阳常多血少气，少阳常少血多气，阳明常多气多血，少阴常少血多气，厥阴常多血少气，太阴常多气少血。此天之常数。

足太阳与少阴为表里，少阳与厥阴为表里，阳明与太阴为表里，是为足阴阳也。手太阳与少阴为表里，少阳与心主为表里，阳明与太阴为表里，是为手之阴阳也。今知手足阴阳所苦，凡治病必先去其血，乃去其所苦，伺之所欲，然后泄有余，补不足。

欲知背俞，先度其两乳间，中折之，更以他草度去半已，即以两隅相拄也，乃举以度其背，令其一隅居上，齐脊大椎，两隅在下，当其下隅者，肺之俞也。复下一度，心之俞也。复下一度，左角肝之俞也。右角脾之俞也，复下一度，肾之俞也，是为五脏之俞，灸刺之度也。

形乐志苦，病生于脉，治之以灸刺。形乐志乐，病生于肉，治之以针石。形苦志乐，病生于筋，治之以熨引。形苦志苦，病生于咽嗌，治之以百药。形数惊恐，经络不通，病生于不仁，治之以按摩醪药。是谓五形志也。

刺阳明出血气，刺太阳出血恶气，刺少阳出气恶血，刺太阴出气恶血，刺少阴出气恶血，刺厥阴出血恶气也。

诗青译文

各经气血有常数。多血少气太阳经，少血多气少阳经，多气多血阳明经，少血多气少阴经，多血少气厥阴经，多气少血太阴经，此为先天禀赋数。

太阳膀胱足经穴，足少阴肾互表里。少阳胆经足经穴，足厥阴肝互表里，阳明胃经足经穴，足太阴脾互表里。足三阳经足三阴，相互表里之关系。太阳小肠手经穴，太阴心经手表里，少阳三焦手经穴，厥阴心包手表里，阳明大肠手经穴，太阴肺经手表里，手三阳经手三阴，相互表里之关系。现已知道疾病生，手足阴阳十二经，血脉壅盛先刺血，以将痛苦先减轻；然后诊察其所欲，根据虚实之病情，泄其实邪若有余，补其不足若有虚。

　　若知脏腧穴背部，用草一根度两乳。对折前长折另草，折半支撑第一草，一个三角则成形，后用量人背部中，使其一支角朝上，脊背大椎穴相平，另外两角应在下，观此两角指向哪，肺腧穴位即为它。再把上角下一度，肺腧连线中点处，其下两角是心腧。左角肝腧再度移，右角脾腧再一度，左右两角是肾腧。此为五脏腧穴处，刺灸取穴循法度。

　　形体安逸苦闷人，病多经脉宜灸针。形体安逸愉快人，病多肌肉砭石亲。形体劳苦愉快人，病多在筋熨导引。形体劳苦又苦恼，病在咽喉药物疗。屡受惊恐之病人，经络不畅气机紊，疗时按摩与药酒，此病多为麻不仁。

　　阳明经刺出血气；太阳出血不伤气；少阳出气不出血；太阳出气不出血；少阴出气不出血；厥阴出血不伤气。

黄帝内经·素问

宝命全形论

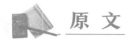 **原 文**

黄帝问曰：天覆地载，万物悉备，莫贵于人。人以天地之气生，四时之法成。君王众庶，尽欲全形。形之疾病，莫知其情，留淫日深，着于骨髓，心私虑之。余欲针除其疾病，为之奈何？

岐伯对曰：夫盐之味咸者，其气令器津泄；弦绝者，其音嘶败；木敷者，其叶发，病深者，其声哕。人有此三者，是谓坏府，毒药无治，短针无取，此皆绝皮伤肉，血气争黑。

帝曰：余念其痛，心为之乱惑反甚。其病不可更代，百姓闻之，以为残贼，为之奈何。

岐伯曰：夫人生于地，悬命于天；天地合气，命之曰人。人能应四时者，天地为之父母；知万物者，谓之天子。天有阴阳，人有十二节。天有寒暑，人有虚实。能经天地阴阳之化者，不失四时。知十二节之理者，圣智不能欺也，能存八动之变，五胜更立，能达虚实之数者独出独入，呿吟至微，秋毫在目。

帝曰：人生有形，不离阴阳。天地合气，别为九野，分为四时，月有大小，日有短长。万物并至，不可胜量。虚实呿吟，敢问其方？

岐伯曰：木得金而伐，火得水而灭，土得木而达，金得火而缺，水得土而绝，万物尽然，不可胜竭。故针有悬布天下者五：黔首共余食，莫知之也。一曰治神，二曰知养身，三曰知毒药为真，四曰制砭石大小，五曰知腑脏血气之诊。五法俱立，各有所先。今末世之刺也，虚者实之，满者泄之，此皆众工所共知也。若夫法天则地，随应而动，和之者若响，随之者若影，道无鬼神，独来独往。

帝曰：愿闻其道。岐伯曰：凡刺之真，必先治神，五脏已定，九候已备，后乃存针，众脉不见，众凶弗闻，外内相得，无以形先，可玩往来，乃施于人。人有虚实，五虚勿近，五实勿远，至其当发，间不容瞚。手动若务，针耀而匀。静意视义，观适之变，是谓冥冥，莫知其形。见其乌乌，见其稷稷，从见其飞，不知其谁。伏如横弩，起如发机。

帝曰：何如而虚？何如而实？

岐伯曰：刺虚者须其实，刺实者须其虚。经气已至，慎守勿失，深浅在志，远近若一，如临深渊，手如握虎，神无营于众物。

诗青译文 🌸

　　黄帝问道：天地之间有万物，人之生命最为珍。天地水谷之精气，皆为人们所依存，四时生长与收藏，此间规律亦遵循，上至君主下至民，身体健康才是真，往往人们有疾病，难于察知病轻因，病邪滞留渐发展，深入骨髓日深沉，为之整日有忧虑。我欲解除人痛苦，我该如何说清楚？

　　岐伯回答说：比如盐味是为咸，若是贮藏器具中，盐气渗水向外行；又如琴弦欲要断，嘶败声音将出现；树木内部若已溃，枝叶貌似很茂繁，实际外盛里间空，极易萎谢田野间；若在疾病深重时，人会生呃向上来。此种现象若是有，内脏严重被破坏，药物针灸已无用，皮肤肌肉受伤害，血气枯槁已衰败。

　　黄帝道：病人痛苦我同情，还有疑惑在心中，治疗不当病反重，更好方法无替代，世人认为我残暴，究竟怎样说明白？

　　岐伯说：生活自然紧相联。若是适应时变迁，自然界里万种物，将成生命之源泉。生长收藏若知晓，承受运用万物好。所以天分阴与阳，人体亦有十二脉；天有严寒和酷暑，人有虚实与盛衰。顺应天地阴与阳，四时规律违不来，十二经脉知道理，明达疾病无伤害。八风演变若掌握，知晓五行旺与衰，通达病人虚和实，独到见解自会来，明察秋毫知底细。哪怕呻吟微小态。

　　黄帝道：生来就有人形体，阴阳变化不能离，相互结合天地气，若从经纬来讲讲，分为九野地茫茫，若从气候来讲讲，分为四时日月长，月行有小又有大，日行有短又有长，体现阴阳与消长。生长变化不可数，微细呻吟与呵欠，疾病虚实能判出。请问运用何方法，认识处理会更佳？

　　岐伯说：五行变化来分析：火若遇水能灭熄；木若遇金能折伐；土被木殖能疏松；金若遇火能熔化；水若遇土能成坝。万物变化皆同理，不胜枚举无穷大。若用针刺来治病，能够惠及天下人，五大关键记在心，人们大多弃不顾，不懂此间道理真。一是精神要专一，二是了解养身道，三是熟悉药性能，四是砭石有大小，五是诊法要通晓。能够懂得此五道，缓急先后掌握了。近代针刺若运用，补法治虚泻制满，此些大家皆知道。按照天地与阴阳，随机应变会更好，如影随形更奇妙，医学道理不神秘，只要懂得此间理，运用自如方名医。

黄帝道：针刺道理请说明。

岐伯说：

针刺方法若是用，思想必须先集中，五脏虚实要了解，九候脉象变随行，然后下针方从容。注意有无真脏脉，五脏现象有无败，是否协调内与外，不只外形为依据，熟悉脉血往与来，施针病人有情怀。

病人分为虚和实，五虚不是下针时，五实针刺不放弃，掌握针刺待时机，否则瞬间机会失。针刺之时手专一，针要洁净与均匀，还要平心和静意，

适时好象鸟集合，好象稷样很盛茂。气如往来飞翔鸟，形迹起落难捉到。用针之时气未至，应该留针静候气，恰如横弩正待发，迅速起针气应佳，弩箭疾出人人夸。

黄帝道：虚实病症说知晓？

岐伯说：刺虚须用补法疗，刺实须用泻法好；针下若感经气至，慎重掌握要知晓，补泻方法当明了。针刺无论深与浅，全在灵活掌握间，取穴无论远和近，候针取气道一致，好象深渊临万丈，针刺精神须专一，小心又要很谨慎，手中捉虎样有力，贯注还须用全神，莫被他物所分心。

黄帝内经·素问

八正神明论

原文

问曰：用针之服，必有法则焉，今何法何则？岐伯对曰：法天则地，合以天光。帝曰：愿卒闻之。岐伯曰：凡刺之法，必候日月星辰，四时八正之气，气定乃刺之。是故天温日月，则人血淖液而卫气浮，故血易泻，气易行；天寒日阴，则人血凝泣而卫气沉。月始生则血气始精，卫气始行；月郭满则血气实，肌肉坚，月郭空，则肌肉减，经络虚，卫气去，形独居，是以因天时而调血气也。是以天寒无刺，天温无疑；月生无泻，月满无补；月郭空无治。是谓得时而调之。因天之序，盛虚之时，移光定位，正立而待之。故曰月生而泻，是谓脏虚；月满而补，血气扬溢；络有留血，命曰重实；月郭空而治，是谓乱经。阴阳相错，真邪不别，沉以留止，外虚内乱，淫邪乃起。

帝曰：星辰八正何候？岐伯曰：星辰者，所以制日月之行也。八正者，所以候八风之虚雅以时至者也。四时者，所以分春秋冬夏之气所在，以时调之也。八正之虚邪而避之勿犯也。以身之虚而逢天之虚，两虚相感，其气至骨，入则伤五脏，工候救之，弗能伤也。故曰：天忌不可不知也。

帝曰：善。其法星辰者，余闻之矣，愿闻法往古者。岐伯曰：法往古者，先知针经也，验于来今者，先知日之寒温，月之虚盛，以候气之浮沉，而调之于身，观其立有验也。观于冥冥者，言形气荣卫之不形于外，而工独知之。以日之寒温，月之虚盛，四时气之浮沉，参伍相合而调之，工常先见之。然而不形于外，故曰观于冥冥焉！通于无穷者，可以传于后世也。是故工之所以异也。然而不形见于外，故俱不能见也。视之无形，尝之无味，故谓冥冥，若神髣佛。

虚邪者，八正之虚邪气也；正邪者，身形若用力汗出，腠理开，逢虚风，其中人也微。故莫知其情，莫见其形。上工救其萌牙，必先见三部九候之气，尽调不败而救之，故曰上工。下工救其已成，救其已败，救其已成者，言不知三部九候之相失，因病而败之也，知其所在者，知诊三部九候之病脉处而治之，故曰守其门户焉。莫知其情，而见邪形也。

帝曰：余闻补泻，未得其意。岐伯曰：泻必用方，方者以气方盛也，以月方满也，以日方温也，以身方定也，以息方吸而内针，乃复候其方吸而转针，乃复候其方呼而徐引针，故曰泻必用方，其气而行焉。补必用圆，员者行也。行者，移也。刺必中其荣，复以吸排针也。故圆与方，非针也。故养神者，必知形之肥瘦，荣卫血气之盛衰。血气者，人之神，不可不谨养。

帝曰：妙乎哉论也，合人形于阴阳四时，虚实之应，冥冥之期，其非夫子孰能通之。然夫子数言形与神，何谓形？何谓神？愿卒闻之。岐伯曰：请言形，形乎形，目冥冥，问其所病，索之于经，慧然在前，按之不得，不知其情，故曰形。帝曰：何谓神？岐伯曰：请言神，神乎神，耳不闻，目明，心开而志先，慧然独悟，口弗能言，俱视独见，适若昏，昭然独明，若风吹云，故曰神。三部九候为之原，九针之论，不必存也。

诗青译文

黄帝问道：人们用针之技术，必有方法与准则，究竟适用何方法，还得请你来说说？岐伯回答说：自然现象多变化，慢慢体会与揣摩。黄帝道：详尽了解又如何。岐伯说：凡是针刺之方法，日月星辰与盈亏，四时八正时演变，还有消长必须察，方可运用针刺法。气候温和晴朗时，血液流行会润滑，卫气浮于在表面，血泻容易气行佳；气候寒冷有阴霾，血行滞涩不畅通，卫气沉于里面行。若是月亮初生时，血气开始为流利，卫气畅行亦开始；若是月亮正圆时，人体血气为充实，此时肌肉亦坚实；若是月黑无光时，肌肉减弱经络虚，卫气衰减体独居。要顺天时调血气。天气寒冷莫针刺；天气温和莫缓迟；若是月亮刚初生，此时泻法不可用；若是月亮正圆时，此时补法不可用；若是月黑无光时，此时针刺不可用。此为所谓顺天时，气血法则来调治。天体运行有顺序，月有盈亏与盛虚，观察日影长与短，可定四时八正气。所以说：月牙初生而来泻，内脏虚弱要了解；月亮圆时而来补，血气充溢在表处，血液滞留在络脉，名为重实要记住；月黑无光用针刺，名为乱经乱经气。此时相错阳和阴，真气邪气难区分，病变反而又深入，卫外阳气虚竭真，内守阴气变紊乱，淫邪发生此时勤。

黄帝道：星辰八正怎观察？岐伯说：观察星辰之方位，日月循行度数定。观察八节气交替，可测异常八方风，究竟何时才能来，又是怎样把人害。观察四时应先知，四季正常气何在，以随时序来调养，不正气候难侵害。若是体质为虚弱，再受虚邪侵袭来，此时两虚感相互，邪气就会犯筋骨，可以伤害至五脏，若是往深入一步。医生若知气候变，挽救病人并不难，病人受伤不严重。天时宜忌要知全。

黄帝道：讲得好！取法星辰之道理，现在我已了解深，希望你再讲一讲，怎样效法于前人？岐伯说：取法运用前人术，先要读懂针经心。古人经验现在用，先知日有寒与温，月亮自有盈亏时，四时气候有浮沉，可知此法确有效，用以调治于病人。所谓观察其冥冥，荣卫气血变化中，虽未显露在外面，但是医生却能懂，月有盈亏日寒温，四时气候有浮沉，综合分析来判断，进行调治亦用心。因此医生于疾病，常常具有先见明，疾病并未露于外，所以观察于冥冥。此种方法被运用，各种事理皆达通，经验流传于后世，此种医生学识丰，异于常人有不同。病情未显在表面，常人不易来发现，不见形迹无味道，名为冥冥似神般。

若问什么是虚邪，四时八节之贼风。若问什么是正邪，劳累汗出腠理通，偶而遭受来虚风。正邪伤人为轻微，病状感觉不显明，所以医生若一般，难以观察人病情。若是医生有医技，会在疾病初起时，三部九侯之脉气，调和还未败坏时，给以早期来救治，称为上工要牢记。若是下工来临证，是等疾病已形成，甚至病人有恶化，此时治疗才进行。三部九侯相得失，道理下工确不懂。明了疾病之所在，三部九侯脉象中，疾病变化察详细，早期治疗才能行。三部九侯要掌握，看守门户一样同，病情虽未外表见，已知疾病之迹形。

黄帝道；我听说：针刺补泻两方法，有何意义说来听。岐伯说：泻法须知有方字。月亮方满气方盛，还有天气方温和，以及身心方稳定，吸气之时同针进，吸气之时再转针，还要再等呼气时，然后慢慢拔出针。泻必用方之所以，泻之作用才发挥，此时邪气被泻去，正气方能入正轨。补法须知有圆字。所以为圆是行气。导移其气至病所，要中其穴针刺时，吸气之时再拔针。此为方圆之意义，并非针形要知悉。医生技高有修养，须明病人瘦与胖，还有营卫与血气，是盛是衰要考量。血气人神为基础，必须谨慎来保养。

黄帝道：你的论述多奥妙！你把人身之变化，阴阳四时与虚实，非常微妙联系起，我看谁懂除了你！道形如神你常说，形神究竟是什么？请你详细再说说。岐伯说：请让我来先讲形。形是体征外反映，体表只察人概况，发病原因要问清，经脉变化察仔细，疾病就会摆到明，若是按寻不可得，难知病人之病情，外部形迹有可察，所以名字叫做形。黄帝道：什么叫神再说说？岐伯说：请让我来再讲神。望而知之是为神，病人主诉虽未闻，眼中明了经望诊，心中变化心有数，疾病大概有眉目，神有速度需独悟，难以言语形容出，有如观察物一件，别人未能看得到，但是他能用望诊，能够自己来知晓，有如走在黑暗中，大家皆在摸黑行，但是有人用望诊，能够昭然而独明，好象风来吹云散，所以为神美其名，三部九候为原本，不必拘守九针论。

离合真邪论

原 文

问曰：余闻《九针》九篇，夫子乃因而九之，九九八十一篇，余尽通其意矣。经言气之盛衰，左右倾移。以上调下，以左调右。有余不足，补泻于荥输，余知之矣。此皆荣卫之倾移，虚实之所生，非邪气从外入于经也。余愿闻邪气之在经也，其病人何如？取之奈何？

岐伯对曰：夫圣人之起度数，必应于天地；故天有宿度，地有经水，人有经脉。天地温和，则经水安静；天寒地冻，则经水凝泣；天暑地热，则经水沸溢，卒风暴起，则经水波涌而陇起。夫邪之入于脉也，寒则血凝泣，暑则气淖泽，虚邪因而入客，亦如经水之得风也，经之动脉，其至也，亦时陇起，其行于脉中，循循然。

其至寸口中手也，时大时小，大则邪至，小则平。其行无常处，在阴与阳，不可为度。从而察之，三部九候。卒然逢之，早遏其路。

吸则内针，无令气忤。静以久留，无令邪布。吸则转针，以得气为故。候呼引针，呼尽乃去，大气皆出，故命曰泻。

帝曰：不足者补之，奈何？岐伯曰：必先扪而循之，切而散之，推而按之，弹而怒之，抓而下之，通而取之，外引其门，以闭其神。呼尽内针，静以久留，以气至为故，如待所贵，不知日暮。其气以至，适而自护，候吸引针，气不得出，各在其处，推阖其门，令神气存，大气留止，故命曰补。

帝曰：候气奈何？岐伯曰：夫邪去络，入于经也，舍于血脉之中，其寒温未相得，如涌波之起也，时来时去，故不常在。故曰：方其来也，必按而止之，止而取之，无逢其冲而泻之。真气者，经气也，经气太虚，故曰其来不可逢，此之谓也。故曰：候邪不审，大气已过，泻之则真气脱，脱则不复，邪气复至，而病益蓄。故曰其往不可追，此之谓也。不可挂以发者，待邪之至时而发针泻矣。若先若后者，血气已尽，其病不可下。故曰：知其可取如发机，不知其取如扣椎。故曰：知机道者不可挂以发，不知机者扣之不发，此之谓也。

帝曰：补泻奈何？岐伯曰：此攻邪也。疾出以去盛血，而复其真气。此邪新客溶溶未有定处也。推之则前，引之则止，逆而刺之，温血也。刺出其血，其病立已。

帝曰：善。然真邪以合，波陇不起，候之奈何？岐伯曰：审扪循三部九候之盛虚而调之。察其左右，上下相失，及相减者，审其病脏以期之。不知三部者，阴阳不别，天地不分；地以候地，天以候天，人以候人。调之中府，以定三部，故曰刺不知三部九候病脉之处，虽有大过且至，工不能禁也。诛罚无过，命曰大惑，反乱大经，真不可复，用实为虚，以邪为真，用针无义，反为气贼。夺人正气，以从为为逆，荣卫散乱，真气已失。邪独内着，绝人长命，予人天殃，不知三部九候，故不能久长。因不知合之四时五行，因加相胜，释邪攻正，绝人长命。邪之新客来也未有定处，推之则前，引之则止，逢而泻之，其病立已。

诗青译文

黄帝问道：听说《九针》九篇文，你从九篇来发挥，演绎九九八十一，我已领会其精神。《针经》上说气盛衰，左右皆有偏盛来，取其上面以调下，取其左边调右边，若是有余或不足，补泻就在荣输间，此间道理我亦明。以上所说之变化，皆因荣卫有偏盛，气血虚实而形成，并非邪气侵经脉，病变才会要发生。欲知邪气侵经脉，病人症状是怎样？怎样治疗才能行？

岐伯回答说：

人有修养为良医，制定治疗法则时，自然变化察详细。天有宿度地江河，人有经脉相配匹，其间互相受影响，比类而论皆可以。天地之气若温和，江河之水会安静；天气若是很寒冷，水冰地冻必形成，江河水滞为涩凝；天气若是为酷热，江河水流是沸腾；暴风若是骤然起，江河水波涛汹涌。病邪若侵入经脉，寒使血行为涩滞，热使血气润流利，虚邪贼风若侵入，好像江河遇暴风，此时经脉有搏动，出现隆起与波涌。虽然血气依次在，经脉流动运行中。

但在寸口处按脉，指下感觉大小清，大即表示病邪盛，小即表示邪退中，邪气运行无定位，或在阴经或阳经，此时应该进一步，三部就候方法行，一旦察觉邪所在，早疗阻止恶化行。

进针应在吸气时，进针万勿使气逆，进后留针候其气，不让病邪扩散去；吸气之时转念针，得气目的记在心；呼气之时针慢起，呼气尽时取出针。大邪之气随针泄，所以名泻要留存。

117

黄帝道：虚症怎样用补法？岐伯说：抚摸穴位先用手，按压穴位在然后，手指揉按周肌肤，弹其穴位再用手，令其脉络为张怒，左手按闭孔穴处，不让正气外泄出。再说进针之方法，进针呼气将尽时，静候其气留针久，要以得气为目的。进针候气是如何，要象对待贵宾客，时间早晚需忘掉，得气之时保护好，待到病人吸气时，拔针气难外出了；待到病人出针后，孔穴之上应揉按，此时针孔会关闭，真气存在内里边，气留营卫而不泄，称为补法记心间。

黄帝道：邪气怎样来诊候？岐伯说：邪气络脉入经脉，将会留舍血脉中，此为邪正两相博，或寒或温难确定，真邪尚未两相合，所以脉气有波动，忽起忽伏时来去，未有定处要记清。若是诊得泄气来，按而止之是必须，阻其发展用针泻，若是邪气有冲突，此时不可用泻法，否则经气会大虚，气虚之时不可泻。诊候邪气若不慎，大邪已去泻法出，反使真气更虚脱，真气虚脱难恢复，此时邪气更益甚。病情加重要记住，邪气随经已然去，泻法不用在经书。阻止邪气用泻法，此时间不容许发，须待邪气初到时，随即下针泻时佳，邪至之前邪去后，不合适宜难足夸，非但不能使邪去，血气受伤损病家。所以懂得用针人，好像拨动弩机样，机智灵活又周祥，所以不善用针人，好像敲击木椎样，顽钝迟缓不灵光。所以识得机宜者，霎那下针不迟疑，所以不识机宜者，迟难下针误时机。

黄帝道：怎样进行补和泻？岐伯说：应以攻邪为主要。及时刺出其盛血，恢复正气为正道，因为病邪刚侵入，流动尚未有定处，推之则进引则止，迎上其气而泻之，此时刺其出毒血，血出之后病愈时。

黄帝道：你讲可是真的好！病邪真气若合并，脉气不见有波动，如何诊察请说清？岐伯说：三部九候仔细察，依据盛衰与虚实。检查左右与上下，不称特弱要审视，可知病在何脏腑，待其气至而刺之。三部九候若不懂，辨别阴阳则不能，上下亦是难分清，上部观脉以察下，下部观脉以察上，中部观脉以察中，胃气有无或多少，决定何处有疾病。虽然大邪是为害，设法阻止靠医生。若是诛罚无过错，本不当泻而来泻，此时名字叫大惑，扰乱脏腑与经脉，真气难以恢复来，若把实症当虚症，若把邪气当真气，用针丝毫无道理，反而助邪来害人，剥夺病人之正气，症本为顺变为逆，病人荣卫会散乱，真气散失邪内存，性命断送害病人。此种医生难长久，四时五行加相胜，配合道理他不知，伤害正气邪气行，以致断绝人性命。病邪初侵入人体，没有固定在何处，推它就会向前进，引它就会行受阻，迎其气势而来泻，其病痊愈如当初。

黄帝内经 · 素问

通评虚实论

原 文

　　黄帝问曰：何谓虚实？岐伯对曰：邪气盛则实，精气夺则虚。帝曰：虚实何如？岐伯曰：气虚者，肺虚也，气逆者，足寒也，非其时则生，当其时则死。余脏皆如此。帝曰：何谓重实？岐伯曰：所谓重实者，言大热病，气热脉满，是谓重实。

　　帝曰：经络俱实何如？何以治之？岐伯曰：经络皆实，是寸脉急而尺缓也，皆当治之，故曰滑则从，涩则逆也。夫虚实者，皆从其物类始，故五脏骨肉滑利，可以长久也。帝曰：络气不足，经气有余，何如？岐伯曰：络气不足，经气有余者，脉口热而尺寒也，秋冬为逆，春夏为从，治主病者。帝曰：经虚络满，何如？岐伯曰：经虚络满者，尺热满脉口寒涩也，此春夏死、秋冬生也。帝曰：治此者奈何？岐伯曰：络满经虚，灸阴刺阳；经满络虚，刺阴灸阳。

　　帝曰：何谓重虚？岐伯曰：脉气上虚尺虚，是谓重虚。帝曰：何以治之？岐伯曰：所谓气虚者，言无常也。尺虚者，行步恇然。脉虚者，不像阴也。如此者，滑则生，涩则死也。

　　帝曰：寒气暴上，脉满而实，何如？岐伯曰：实而滑则生，实而逆则死。

　　帝曰：脉实满，手足寒，头热，何如？岐伯曰：春秋则生，冬夏则死。脉浮而涩，涩而身有热者死。帝曰：其形尽满何如？岐伯曰：其形尽满者，脉急大坚，尺涩而不应也，如是者，故从则生，逆则死。帝曰：何谓从则生，逆则死？岐伯曰：所谓从者，手足温也；所谓逆者，手足寒也。

　　帝曰：乳子而病热，脉悬小者何如？岐伯曰：手足温则生，寒则死。帝曰：乳子中风热，喘鸣肩息者，脉何如？岐伯曰：喘鸣肩息者，脉实大也，缓则生，急则死。

　　帝曰：肠澼便血，何如？岐伯曰：身热则死，寒则生。帝曰：肠澼下白沫，何如？岐伯曰：脉沉则生，脉浮则死。帝曰：肠澼下脓血，何如？岐伯曰：脉悬绝则死，滑大则生。帝曰：肠澼之属，身不热，脉不悬绝，何如？岐伯曰：滑大者曰生，悬涩者曰死，以脏期之。

　　帝曰：癫疾何如？岐伯曰：脉搏大滑，久自已；脉小坚急，死不治。

帝曰：癫疾之脉，虚实何如？岐伯曰：虚则可治，实则死。

帝曰：消瘅虚实何如？岐伯曰：脉实大，病久可治；脉悬小坚，病久不可治。

帝曰：形度、骨度、脉度、筋度，何以知其度也？

帝曰：春亟治经络；夏亟治经俞；秋亟治六腑；冬则闭塞，闭塞者，用药而少针石也。所谓少针石者，非痈疽之谓也，痈疽不得顷时回，痈不知所，按之不应手，乍来乍已，刺手太阴傍三痏与缨脉各二。掖痈大热，刺足少阳五；刺而热不止，刺手心主三，刺手太阴经络者，大骨之会各三，暴痈筋，随分而痛，魄汗不尽，胞气不足，治在经俞。

腹暴满，按之不下，取手太阳经络者，胃之募也，少阴俞去脊椎三寸傍五，用圆利针。霍乱，刺俞傍五，足阳明及上傍三。刺痫惊脉五，针手太阴各五，刺经太阳五，刺手少阴经络傍者一，足阳明一，上踝五寸刺三针。

凡治消瘅仆击，偏枯痿厥，气满发逆，甘肥贵人，则高梁之疾也。隔塞闭绝，上下不通，则暴忧之疾也。暴厥而聋，偏塞闭不通，内气暴薄也。不从内，外中风之病，故瘦留著也。蹠跛，寒风湿之病也。

黄帝曰：黄疸暴痛，癫疾厥狂，久逆之所生也。五脏不平，六腑闭塞之所生也。头痛耳鸣，九窍不利，肠胃之所生也。

诗青译文

黄帝问道：何为虚实请说明？岐伯答说：邪气盛则为实证，正气伤则为虚证。黄帝问：虚实情况是如何？岐伯说：肺是主气若气虚，此时即是为肺虚，足寒状生必气逆。若非被克之时令，此时有病容易治，若遇相克之时令，病人就会亡此时。各脏虚实皆如此。黄帝问：重实是何再说说？岐伯说：大热病人邪热甚，脉象极盛满又多。

黄帝道：经络俱实又如何？治疗方法又如何？岐伯说：经络俱实现在说，寸脉为急缓尺脉，经络治疗皆应该。脉滑气血畅盛时；脉涩气血虚滞逆。人体虚实同生物，圆润现象皆为生，枯涩现象皆为死。五脏骨肉若滑利，生命长久要牢记。黄帝道：络气不足经气余，此些情况再谈谈？岐伯说：络气不足经气余，寸口脉热尺脉寒。秋冬此象是为逆；春夏此象是为顺。主病逆象必须疗。黄帝问：经虚络实是怎样？岐伯说：

尺脉热满口寒涩，若在春夏则为死，若在秋冬则为活。黄帝问：此病怎样来治疗？岐伯说：若是络实与经虚，灸阴刺阳是必须；若是经实与络虚，刺阴灸阳是必须。

黄帝问：什么情况为重虚？岐伯说：脉气尺虚为重虚。黄帝问：怎样辨别你说说？岐伯说：气虚膻中气不足，语言不能连续出；尺虚尺脉是脆弱，行步怯弱无力多；脉虚气血皆为弱，阴阳不与脉象和。病人表现若如上，脉象滑利可以生；脉象涩滞趋死行。

黄帝问：寒气若是往上攻，脉气为实满又盛，什么情况说来听？岐伯说：脉实滑利象主生，脉实逆涩象主死。

黄帝问：脉象实满手足寒，头部有热你详谈？岐伯说：春秋可生冬夏死。有种脉象浮而涩，脉涩身体又发热，此种情况死亦多。黄帝问：虚浮肿胀又如何？岐伯说：所谓虚浮与肿胀，脉口急大又坚强，尺脉反为涩与滞，顺者能生逆者亡。黄帝问：顺生逆死是怎样？岐伯说：顺则手足为温和；逆则手足寒冷多。黄帝问：产后又患热病症，脉象悬小是如何？岐伯说：手足温暖可为生，手足寒冷趋死中。

黄帝问：乳子此时有风热，喘息出现有音声，张口抬肩为症状，脉象怎样说来听？岐伯说：若是脉象为浮缓，尚有胃气可以生；若是脉现为小急，真脏脉现趋于死。

黄帝问：肠中赤痢变如何？岐伯说：死为有痢兼发热；生为身寒不发热。黄帝问：肠澼而下有白沫，说说变化是如何？岐伯说：脉沉则生浮则死。黄帝问：肠澼脓血兼俱下，能否说说其变化？岐伯说：脉象涩小人会死；脉象滑大人会生。黄帝问：脉无涩小身有热，你说这又是为何？岐伯说：脉象涩小人会死；脉象滑大人会生。究竟死在何时侯，克胜之日来决定。

黄帝问：癫疾情况又怎样？岐伯说：脉象搏击大且滑，过段时间可治好；脉象坚急且又小，实结不通治不了。黄帝问：再说癫疾之脉象，虚实情况怎么样？岐伯说：脉象虚缓皆可治，脉象坚实皆会死。

黄帝问：消瘅虚实怎么样？岐伯说：脉象实大病虽久，可以治愈无理由；脉象悬小却又坚，病程又是比较长，若再医治费时间。

黄帝说：春季治病取络穴，夏季治病取腧穴，秋季六腑有合穴。冬季闭塞为季节，既已闭塞多用药，少用针石来治疗。少用针石痈疽除，痈疽疗法片刻出。痈毒若是在初起，不知它发在何处，按之亦是找不到，痛点不在此方处，手太阴旁行三刺，颈部左右各两刺。腋痛病人身大热，刺足少阴应五次，针刺若热仍不退，手心主刺为三次，手太阴经络穴处，肩贞穴位各三次。急性痛肿与筋缩，分肉而痛汗出多，膀胱经气有不足，针刺其经腧穴处。

腹部突觉有胀痛，按之胀痛不退中，手太阳经络穴位，胃有募穴少阴肾，腧穴五次才为对，员利针用谋其位。再来说说霍乱病，肾腧志室穴五次，还有足阳明胃腧，肾腧两旁胃仓穴，以上两穴刺三次。惊痫刺法有五点：手太阴经经渠穴，太阳小肠阳谷穴，上述两穴刺五次；少阴经络支正穴；足阳明经解谿穴，上述两穴刺一次；踝上五寸筑宾穴，此穴再刺为三次。

消瘅疾病若诊治，突然跌倒又气逆，半身不遂又满气，需知贵人有肥丰，肉类精米多造成。隔噎气闭不能行，上下亦会不畅通，暴怒忧虑引疾病。突然厥逆有耳聋，不知人事便不通，内气上迫引疾病。有病不从内部起，外中风寒风邪滞，肌肉消瘦久化热，显而易见人皆知。有人偏跛走为行，风湿病症着寒成。

黄帝道：黄疸突然有剧痛，癫狂气逆是病症，经脉之气怎造成，久逆于上是为功。五脏不和怎造成，六腑闭塞所造成。头痛耳鸣窍不利，肠胃病变要记清。

太阴阳明论

原 文

黄帝问曰：太阴阳明为表里，脾胃脉也。生病而异者何也？

岐伯对曰：阴阳异位，更虚更实，更逆更从，或从内或从外，所从不同，故病异名也。

帝曰：愿闻其异状也。

岐伯曰：阳者，天气也，主外；阴者，地气也，主内。故阳道实，阴道虚。故犯贼风虚邪者阳受之，食饮不节，起居不时者，阴受之。阳受之则入六腑，阴受之则入五脏。入六腑则身热不时卧，上为喘呼；入五脏则䐜满闭塞，下为飧泄，久为肠澼。故喉主天气，咽主地气。故阳受风气，阴受湿气。故阴气从足上行至头，而下行循臂至指端；阳气从手上行至头，而下行至足。故曰阳病者上行极而下，阴病者下行极而上。故伤于风者上先受之，伤于湿者，下先受之。

帝曰：脾病而四肢不用何也？岐伯曰：四肢皆禀气于胃而不得至经，必因于脾乃得禀也。今脾病不能为胃行其津液，四肢不得禀水谷气，气日以衰，脉道不利，筋骨肌内，皆无气以生，故不用焉。

帝曰：脾不主时何也？岐伯曰：脾者土也。治中央，常以四时长四脏，各十八日寄治，不得独主于时也。脾脏者常着胃土之精也。土者生万物而法天地，故上下至头足不得主时也。

帝曰：脾与胃以膜相连耳，而能为之行其津液何也？岐伯曰：足太阴者三阴也，其脉贯胃，属脾，络嗌，故太阴为之行气于三阴。阳明者表也，五脏六腑之海也，亦为之行气于三阳。脏腑各因其经而受气于阳明，故为胃行其津液。四肢不得禀水谷气，日以益衰，阴道不利，筋骨肌肉，无气以生，故不用焉。

诗青译文

黄帝问道：太阴阳明两脉经，互为表里相伴行，脾胃所属两皆是，为何生病却相同？岐伯回答说：太阴属阴阳明阳，循行部位不一样，虚实顺逆亦有异，内生外入各自方，所以病名有不同。黄帝道：不同情况请说明。岐伯说：人身阳气如天气，主张护卫在外面；人身阴气如地气，主张营养在里间。所以阳气刚多实，所以阴气是柔虚。贼风虚邪凡伤人，外表阳气受害前；饮食起居若失调，内在阴气受损先。阳分受邪入六腑；阴气受邪五脏入。若是有邪入六腑，发热难以安卧床，气为上递喘促忙；若是有邪入五脏，闭塞不通脘腹胀，在下大便为泄泻，产生痼疾病久长。喉司呼吸通天气，咽吞饮食连地气。阳经风邪易感受，阴经湿邪感受易。手足三阴经脉气，从足上行至头部，向下沿臂指端出；手足三阳经脉气，从手上行至头部，再向下行至于足。阳经病邪如此说，上至极点再下行；阴经病邪如此说，下至极点再上行。所以风邪若有病，上部首先感受中；所以湿邪若成疾，下部侵害当首冲。

黄帝道：脾病四肢功能失，请问此间何道理？岐伯说：胃中水谷与精气，四肢承受以濡养，水谷精气做不到，直达四肢经脉场，脾气传输为依赖，四肢才能被营养。脾病难为胃输送，四肢即刻失营养，经气日渐变衰减，经脉运行难通畅，不养筋骨与肌肉，四肢功能便失常。

黄帝道：脾脏主旺难一季，此间又是何道理？岐伯说：脾在五行属于土，中央之位它做主，分旺四时养四脏，季末十八各季旺，脾不单独一季旺。脾脏经常为胃土，水谷精气作传输，无时或缺职责尽，天地一样育万物。所以它能上至下，又是从头到足部，水谷精华来输送，到达全身各分处，一时季旺不专注。

黄帝道：脾胃仅以一膜连，胃津液靠脾来转，是何道理你谈谈？岐伯说：足太阴脾属三阴，经脉贯通至胃中，连属于脾咽喉绕，水谷精气脾职能，送至手足三阴经；足阳明胃脾经表，脏腑营养它来供，胃亦能将太阴气，送至手足三阳经。胃中精气被接受，通过脏腑靠脾经，运行津液脾才能。四肢滋养若不到，经气日衰脉难通，筋骨肌肉无营养，功能丧失难运行。

黄帝内经 · 素问

阳明脉解

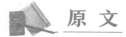

原 文

问曰：足阳明之脉病，恶人与火，闻木音则惕然而惊，钟鼓不为动，闻木音而惊何也？愿闻其故。对曰：阳明者，胃脉也，胃者土也，故闻木音而惊者，土恶木也。帝曰：善。其恶火何也？岐伯曰：阳明主肉，其脉血气盛，邪客之则热，热甚则恶火。帝曰：其恶人何也？岐伯曰：阳明厥则喘而惋，惋则恶人。帝曰：或喘而死者，或喘而生者，何也？岐伯曰：厥逆连脏则死，连经则生。

帝曰：善。病甚则弃衣而走，登高而歌，或至不食数日，逾垣上屋，所上之处，皆非其素所能也，病反能者何也？岐伯曰：四肢者诸阳之本也。阳盛则四肢实，实则能登高也。帝曰：其弃衣而走者何也？岐伯曰：热盛于身，故弃衣欲走也。帝曰：其妄言骂詈，不避亲疏而歌者何也？岐伯曰：阳盛则使人妄言骂詈，不避亲疏而欲食，不欲食故妄走也。

诗青译文

黄帝问道：足阳明经有病变，人火两者皆恶见，听闻木器有响动，受到惊吓身体间，听闻钟鼓来敲打，不被惊动人定闲。为何木音易惊吓？其中道理你谈谈。岐伯说：足阳明土胃经脉。听到木音惊惕来，土恶木克要明白。黄帝道：好！恶火又是为什么？岐伯说：足阳明经主肌肉，经脉多血气又多，外邪侵袭则发热，热甚所以为恶火。黄帝道：恶人何理你说说？岐伯说：足阳明经气上逆，呼吸喘促郁心里，所以见人不欢喜。黄帝道：阳明厥逆喘促死，有时喘促而不死，此间又是何道理？岐伯说：经气厥逆及内脏，病情深重而死亡；若是仅连外经脉，病情为浅命延长。

黄帝道：好！若是阳明病重时，乱跑乱跳又脱衣，狂歌且又登高处，或是数日不饮食，能够越墙上屋去，高处平时不可以，有病反而人能上，是何原因说详细？岐伯说：阳气根本为四肢。阳气盛则四肢实，所以能够登高地。黄帝道：到处乱跑不穿衣。岐伯说：此种病人全身热，弃衣而走舒服多。黄帝道：骂人胡言又乱语，随便唱歌人不避，此间又是何道理？岐伯说：阳热亢盛扰心神，神志失常又失真，不避亲疏胡乱语，乱跑不食骂别人。

热论

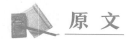 **原文**

黄帝问曰：今夫热病者，皆伤寒之类也，或愈或死，其死皆以六七日之间，其愈皆以十日以上者，何也？不知其解，愿闻其故。岐伯对曰：巨阳者，诸阳之属也。其脉连于风府，故为诸阳主气也。人之伤于寒也，则为病热，热虽甚不死，其两感于寒而病者，必不免于死。

帝曰：愿闻其状。岐伯曰：伤寒一日，巨阳受之，故头项痛，腰脊强。二日，阳明受之。阳明主肉，其脉侠鼻络于目，故身热目痛而鼻干，不得卧也。三日，少阳受之，少阳主胆，其脉循胁络于耳，故胸胁痛而耳聋。三阳经络，皆受其病，而未入于脏者，故可汗而已。四日，太阴受之，太阴脉布胃中，络于嗌，故腹满而嗌干。五日，少阴受之，少阴脉贯肾，络于肺，系舌本，故口燥舌干而渴。六日，厥阴受之。厥阴脉循阴器而络于肝，故烦满而囊缩。三阴三阳，五脏六腑皆受病，荣卫不行，五脏不通，则死矣。

其不两感于寒者，七日，巨阳病衰，头痛少愈；八日，阳明病衰，身热少愈；九日，少阳病衰，耳聋微闻；十日，太阴病衰，腹减如故，则思饮食，十一日，少阴病衰，渴止不满，舌干已而嚏，十二日，厥阴病衰，囊纵，少腹微下，大气皆去，病日已矣。帝曰：治之奈何？岐伯曰：治之各通其脏脉，病日衰已矣。其未满三日者，可汗而已；其满三日者，可泄而已。

帝曰：热病可愈，时有所遗者，何也？岐伯曰：诸遗者，热甚而强食之，故有所遗也。若此者，皆病已衰而热有所藏，因其谷气相薄，两热相合，故有所遗也。帝曰：善。治遗奈何？岐伯曰：视其虚实，调其逆从，可使必已矣。帝曰：病热当何治之？岐伯曰：病热少愈，食肉则复，多食则遗，此其禁也。

帝曰：其病两感于寒者，其脉应与其病形何如？岐伯曰：两感于寒者，病一日则巨阳与少阴俱病，则头痛口干而烦满；二日，则阳明与太阴俱病，则腹满身热，不欲食、谵言，三日，则少阳与厥阴俱病，则耳聋囊缩而厥。水浆不入，不知人，六日死。

帝曰：五脏已伤，六腑不通，荣卫不行，如是之后，三日乃死，何也？岐伯曰：阳明者，十二经脉之长也，其血气盛，故不知人，三日，其气乃尽，故死矣。

凡病伤寒而成温者，先夏至日者，为病温，后夏至日者，为病暑。暑当与汗皆出，勿止。

诗青译文 ❀

黄帝问道：外感热病属伤寒，时有死亡时愈痊，痊愈皆在十日上，死亡皆在六七天。其中道理你详谈。岐伯回答说：太阳经为六经长，统摄阳分管诸阳。太阳经脉连风府，督脉阳维相会出，循行巅背之外表，太阳诸阳为主气，又能主持一身表。若是感受寒邪后，发热虽重不会亡；阴阳二经相表里，同受寒邪而发病，此时难免会死亡。

黄帝说：伤寒症状你说说。岐伯说：伤寒病若第一日，太阳经脉受寒时，足太阳经从头下，侠脊腰中能抵达，所以会有头项痛，腰脊强直舒不能。伤寒病若第二日，阳明经脉受病时，阳明来把肌肉主，阳明挟鼻络于目，然后下行到腹部，身热鼻干而目痛，安静卧榻亦不能。伤寒病若第三日，少阳经脉受病时，少阳来把骨来主，足少阳经循胁肋，上行而络于耳部，耳聋胸胁有痛苦。三阳经络皆受病，尚未进入里阴中，发汗而愈皆可能。伤寒病若第四日，太阴经脉受病时，足太阴经脉散胃，上行而络部位咽，腹中胀满咽燥干。伤寒病若第五日，少阴经脉受病时，足少阴经脉贯肾，络肺而上系于舌，口干舌燥欲水喝。伤寒病若第六日，厥阴经脉受病时，足厥阴经环阴器，上行而络于肝部，阴囊收缩烦闷出。若是三阴三阳脉，五脏六腑皆受病，以致营卫运行难，五脏之气又不通，此时人趋死亡中。

病非阴阳与表里，两感寒邪在其时，七日太阳病已衰，头痛稍愈好转来；八日阳明病已衰，身热稍退好转来；九日少阳病已衰，耳聋渐欲声音来；十日太阴病已衰，腹满已消趋正常，饮食欲望已经来；十一少阴病已衰，已无口渴与胀满，能打喷嚏舌不干；十二厥阴病已衰，阴囊此时已松弛，渐从少腹垂下来。此时大邪已走远，疾病渐渐会愈痊。黄帝说：怎么治疗你详谈？岐伯说：应据病在何脏经，分别施治方可行，日渐衰退病愈成。此病治疗有原则，病未三日邪在表，发汗而愈用时少；病满三日邪入里，泄下而愈方可以。

黄帝说：若是热病已痊愈，常有余邪而不清，是何原因你说明？岐伯说：凡是余邪而不清，皆因发热曾为重，饮食强行被吃进，余热过后存留中。此时病势虽已退，尚留余热藏于内，若是勉强食再进，饮食不化而生热，残存余热与相薄，两热相合更加热，余热不尽变数多。黄帝说：余热不尽怎治疗？岐伯说：应先诊察病虚实，补泄方法选适宜，可使其病能痊愈。黄帝说：发热病人若护理，不知会有何禁忌？岐伯说：病人热势稍衰时，病即复发若肉食；若是饮食过于多，余热不尽人蹉跎，热病禁忌记心窝。

黄帝说：表里伤寒两感症，症状脉象请说明？岐伯说：先来说说第一日，太阳少阴病同时，既有太阳头痛症，少阴口干烦闷亦；再来说说第二日，阳明太阴病同时，阳明身热与妄语，太阴腹满不欲食；又来说说第三日，少阳厥阴病同时，既有少阳之耳聋，厥阴阴囊与收缩，还有四肢会发冷。病发水浆若不入，神昏不识人程度，六日死亡现象出。

黄帝说：病至五脏已受伤，六腑此时不畅通，营卫此时难运作，三日后死理说清？岐伯说：阳明十二经为长，经脉气血最昌盛，病人神识昏迷中。待到时过三日后，阳明竭尽无血气，人将死亡要牢记。

伤于寒邪温热病，夏至以前称温病，夏至以后称暑病。暑病汗出能泄散，静待佳音先旁观。

黄帝内经·素问

刺热

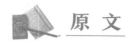 **原 文**

　　肝热病者，小便先黄，腹痛多卧，身热。热争则狂言及惊，胁满痛，手足躁，不得安卧。庚辛甚，甲乙大汗。气逆则庚辛死。刺足厥阴少阳，其逆则头痛员员，脉引冲头也。

　　心热病者，先不乐，数日乃热，热争则卒心痛，烦闷善呕，头痛面赤，无汗。壬癸甚，丙丁大汗。气逆则壬癸死，刺手少阴太阳。

　　脾热病者，先头重、颊痛、烦心、颜青、欲呕、身热。热争则腰痛，不可用俯仰，腹满泄，两颌痛。甲乙甚，戊己大汗；气逆则甲乙死，刺足太阴阳明。

　　肺热病者，先淅然厥起毫毛，恶风寒，舌上黄身热。热争则喘咳，痛走胸膺背，不得大息，头痛不堪，汗出而寒。丙丁甚，庚辛大汗。气逆则丙丁死。刺手太阴阳明，出血如大豆，立已。

　　肾热病者，先腰痛胻酸，苦渴数饮身热。热争则项痛而强，胻寒且酸，足下热，不欲言。其逆则项痛，员员淡淡然。戊己甚，壬癸大汗。气逆则戊己死。刺足少阴太阳，诸汗者，至其所胜日汗出也。

　　肝热病者，左颊先赤；心热病者，颜先赤；脾热病者，鼻先赤；肺热病者，右颊先赤；肾热病者，颐先赤。病虽未发，见赤色者刺之，名曰治未病。热病从部所起者，至期而已，其刺之反者，三周而已。重逆则死。诸当汗者，至其所胜日，汗大出也。

　　诸治热病，以饮之寒水乃刺之，必寒应之，居止寒处，身寒而止也。

　　热病先胸胁痛，手足躁，刺足少阳，补足太阴。病甚者为五十九刺。热病始手臂病者，刺手阳明、太阴而汗出止。热病始于头首者，刺项太阳而汗出止。热病始于足胫者，刺足阳明而汗出止。热病先身重骨痛、耳聋、好瞑，刺足少阴，病甚为五十九刺。热病先眩冒而热，胸胁满，刺足少阴、少阳。

　　太阳之脉色荣颧骨，热病也。荣未交，曰今且得汗，待时而已。与厥阴脉争见者，死期不过三日。其热病内连肾，少阳之脉色也。少阳之脉色荣颊前，热病也。荣未交，曰今且得汗，待时而已。与少阴脉争见者，死期不过三日。

　　热病气穴，三椎下间主胸中热，四椎下间主膈中热，五椎下间主肝热，六椎下间主脾热，七椎下间主肾热。荣在骶也，项上三椎陷者中也。颊下逆颧为大瘕；下牙车为腹满；颧后为胁痛；颊上者膈上也。

诗青译文

　　若有热病在肝脏，先是出现小便黄，身热腹痛多卧床。当有热邪入内脏，正气相争言惊狂，病人胁部满又痛，手足躁扰难卧床；若是逢到庚辛日，木受金克病加重，若逢甲乙木旺时，大汗排出热退中，逢庚辛日死亡行。足厥阴肝此时刺，还有足少阳胆经。若是肝气为上逆，则见眩晕与头痛，因为热邪循肝脉，上冲于头所致成。

　　若有热病在心脏，先觉不愉在心中，数日以后才发热，热邪入脏正气争，突然心痛与烦闷，面赤无汗呕头痛；若是逢到壬癸日，火受水克病加重，若逢丙丁火旺时，大汗排出热退中，若是邪气胜内脏，病重壬癸死亡行。手少阴心此时刺，手太阳处小肠经。

　　若有热病在脾脏，先觉头重面颊痛，心烦欲呕身有热，还有额部会发青。当有热邪入内脏，再与正气两相争，病人腰痛难俯仰，腹满泄泻两颔疼，若逢甲乙木旺时，土受木克病加重，若逢戊已土旺时，大汗排出热退中，若是邪气胜内脏，病重甲乙死亡行。足太阴脾此时刺，还有足阳明胃经。

　　若有热病在肺脏，先觉体表渐冷寒，畏恶风寒毫毛立，舌上发黄身热兼。当有热邪入内脏，正气相搏起争端，此时气喘与咳嗽，胸膺背部痛走窜，难以太息头痛甚，此时汗出而恶寒，若逢丙丁火旺时，金受火克病更艰，若逢庚辛金旺时，大汗排出热退贤，若是邪气胜内脏，病重丙丁死亡先。手太阴肺此时刺，手阳明处大肠间，刺其出血豆样大，热去脉和病愈痊。

　　若有热病在肾脏，先觉腰痛痠小腿，渴甚全身能发热，病人频频欲饮水。当有热邪入内脏，正气相争两不退，小腿寒冷有痠痛，项痛强直难归位，足心发热言不欲。此时肾气若上逆，头目眩晕摇迂回，若逢戊已土旺时，水受土克病加重，若逢壬癸水旺时，大汗排出热退中，若是邪气胜内脏，病重戊已死亡行。足少阴肾此时刺，足太阳处膀胱经。以上诸脏若大汗，皆为脏器旺之日，此时正胜邪退却，病愈热退大汗时。

　　发生热病在肝脏，左颊赤色见为先；发生热病在心脏，额部赤色见为先；发生热病在脾脏，鼻部赤色见为先；发生热病在肺脏，右颊赤色见为先，发生热病在肾脏，颐部赤色见为先。若是疾病未发作，面部呈现是赤色，此时应予刺法治，治未病名要记得。热病只在五脏色，所在部位现赤色，其他症状未见到，为病轻浅要知晓，若是及时来治疗，至其当旺病可好；若是治疗有不当，补泻用反病延长，若问何时病可愈，通过三次日当旺；若是一再被误治，病情恶化人死亡。诸脏热病应出汗，旺日汗出危转良。

凡是热病要治疗，应该喝些凉饮料，待到里热解除后，再用针刺效果好，居住之地要凉爽，并且衣服要单薄，以此解除肌表热，热退身凉病除了。

热病胸胁先病痛，手足躁扰人不安，足少阳经有邪在，足少阳经要承担，应泻外邪在阳分，足太阴经任在肩，脾土方能被培补，五十九刺病重盼。热病手臂痛在先，病在上面发于阳，太阴二经阳明手，汗出热止人安康。热病始发在头部，太阳有病要记住，足太阳经颈项穴，热止若是有汗出。热病先现身体重，嗜睡耳聋骨节痛，此病发在少阴处，足少阴经穴位行，五十九刺刺病重。热病先现头晕眩，而后发热胸胁满，此病发在少阳处，少阴经脉并将传，阴阳枢机会失常，足少阴又足少阳，邪从枢转外出忙。

病患太阳经脉病，出现赤色颧骨中，此为热病记心里，若是色泽未晦暗，说明疾病尚轻微，旺时汗出病愈痊。少阴经脉证同见，木盛水衰死证现，死期不过三日久，热病与肾紧相连。若是少阳经脉病，面颊前方赤色现，此为热病记在心，若是色泽未晦暗，说明疾病尚轻微，旺时汗出病愈痊。少阴经脉证同见，木盛水衰死证见，死期不过三日久，热病与肾紧相连。

热病气穴若治疗，第三脊椎下方处，胸中热病来做主，第四脊椎下方处，膈中热病来做主，第五脊椎下方处，肝部热病来做主，第六脊椎下方处，脾部热病来做主，第七脊椎下方处，肾部热病来做主。治疗热病取穴上，以此来泻其邪阳，应再取穴于下部，以此来把阴气补，在下取穴尾骶骨。项部三椎四陷处，中央部位大椎此，由此向下脊椎始。诊察病人面部色，腹部疾病能晓得，颊部赤色下而上，到达颧骨之地方，大瘕泄病记心房；赤色自颊行于下，到达颊车腹部胀；赤色颧骨后侧见，此为胁痛无商量；赤色颊部上方见，是有疾病在膈上。

黄帝内经·素问

评热病论

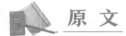 **原文**

黄帝问曰：有病温者，汗出辄复热而脉躁疾，不为汗衰，狂言不能食，病名为何？

岐伯对曰：病名阴阳交，交者，死也。帝曰：愿闻其说。岐伯曰：人所以汗出者，皆生于谷，谷生于精。今邪气交争于骨肉而得汗者，是邪却而精胜也。精胜，则当能食而不复热，复热者，邪气也，汗者，精气也；今汗出而辄复热者，是邪胜也，不能食者，精无俾也，病而留者，其寿可立而倾也。且夫《热论》曰：汗出而脉尚躁盛者死。今脉不与汗相应，此不胜其病也，其死明矣。狂言者是失志，失志者死。今见三死，不见一生，虽愈必死也。

帝曰：有病身热，汗出烦满，烦满不为汗解，此为何病？岐伯曰：汗出而身热者，风也；汗出而烦满不解者，厥也，病名曰风厥。帝曰：愿卒闻之。岐伯曰：巨阳主气，故先受邪；少阴与其为表里也，得热则上从之，从之则厥也。

帝曰：治之奈何？岐伯曰：表里刺之，饮之服汤。

帝曰：劳风为病何如？岐伯曰：劳风法在肺下，其为病也，使人强上，冥视，唾出若涕，恶风而振寒，此为劳风之病。

帝曰：治之奈何？岐伯曰：以救俯仰。巨阳引精者三日，中年者五日，不精者七日，咳出青黄涕，其状如脓，大如弹丸，从口中若鼻中出，不出则伤肺，伤肺则死也。

帝曰：有病肾风者，面胕庞然壅，害于言，可刺不？岐伯曰：虚不当刺，不当刺而刺，后五日其气必至。帝曰：其至何如？岐伯曰：至必少气时热，时热从胸背上至头，汗出，手热，口干、苦渴，小便黄，目下肿，腹中鸣，身重难以行，月事不来，烦而不能食，不能正偃，正偃则咳甚，病名曰风水，论在《刺法》中。

帝曰：愿闻其说。岐伯曰：邪之所凑，其气必虚，阴虚者，阳必凑之，故少气时热而汗出也。小便黄者，少腹中有热也。不能正偃者，胃中不和也。正偃则咳甚，上迫肺也。诸有水气者，微肿先见于目下也。

帝曰：何以言？岐伯曰：水者阴也，目下亦阴也，腹者至阴之所居，故水在腹者，必使目下肿也；真气上逆，故口苦舌干，卧不得正偃，正偃则咳出清水也。诸水病者，故不得卧，卧则惊，惊则咳甚也。腹中鸣者，病本于胃也。薄脾则烦，不能食，食不下者，胃脘隔也。身重难以行者，胃脉在足也。月事不来者，胞脉闭也，胞脉者属心，而络于胞中，今气上迫肺，心气不得下通，故月事不来也。

帝曰：善。

诗青译文

黄帝问道：若是有人患温病，出汗以后发热中，还有脉搏亦躁动，病不因汗而稍减，不食狂乱语千言，这是何病你谈谈？

岐伯答道：此病名为阴阳交，是为死症定难逃。黄帝道：其中理论你来道。岐伯说：病人所以会出汗，水谷精微化使然。现有邪存在骨肉，相互交争激战酣，邪气退而精气胜，精气胜则饮食行，此时发热难发生；发热是因邪引起，汗是反映为精气。现在出汗又发热，说明邪气胜正气。不食则会精气乏，此时热邪会增加。汗出热留不消退，此时病人旦夕危。而且《热论》曾经说：汗出而脉尚躁动，若是旺盛为死症。脉象出汗不相应，精气不能胜邪病，此为死征已显明。至于言语有狂乱，神志失常使其然，死亡之象已出现。如今死征有三种，生机不见有踪影，即使现象有好转，死亡亦是意料中。

黄帝道：发热出汗又烦闷，烦闷不因汗出解，此为何病怎分别？岐伯说：身体汗出因发热，风邪引起时候多；汗出烦闷而难解，气逆风厥要记得。黄帝道：其中道理你说说。岐伯说：太阳经主各阳气，是为身表有其理，病邪来时它先受，少阴太阳互表里，太阳发热连少阴，名厥从而随上逆。

黄帝说：你说究竟怎样治？岐伯说：太阳少阴刺经穴，内服汤药法同施。

黄帝道：劳风病又是如何？岐伯说：劳风发病在肺下，头项僵直视不佳，口里一吐为黏痰，易发恶风和寒颤。

黄帝说：究竟怎样来治疗？岐伯说：动作节制有必要，注意休息不可少；引起太阳经阳气，以解邪气之郁闭，此时服药成依靠。通过此法来治疗，青壮三日可愈好，中年精气稍微衰，五日健康能来到，老年精气有不足，七日可愈能进出。此种病人青黄痰，稠脓大小如弹丸。稠痰口鼻要排除，不除伤肺免不了，伤肺死亡快来到。

黄帝道：肾风病人若有患，足背浮肿亦为面，目下壅起蚕卧像，言语亦会又困难，此类病人若来到，是否可以针刺疗？岐伯说：此类病人肾虚重，针刺疗法不能用，若是已经用刺法，五日病气来到家。黄帝道：病气若来会怎样？岐伯说：病来一定会气短，胸背至头时发热，汗出手热人口渴，小便色黄眼睑肿，腹中鸣响身沉重，行动亦会困难中。妇女月经会停止，胸闷不能进饮食，仰卧咳嗽非常重，此病风水为其名。《刺法》篇里有详情。

黄帝道：其中缘由你说明。岐伯说：若是邪气有聚集，因为正气是不足。肾阴此时若不足，阳邪聚集就乘虚，短气发热才会有，小便色黄亦汗出，因为内热难仰卧，此时胃中是不和。仰卧咳嗽就加重，水气迫肺向上冲。水气袭人现面部，微肿预兆目下出。黄帝说：是何原因说清楚？岐伯说：水阴目下属于阴，腹部之处为至阴，所以有水在腹中，必然出现目下肿。心气上逆口舌苦，仰卧就会咳嗽重。仰卧清水会咳出。水气病人难仰卧，因为卧后觉惊恐，惊恐咳嗽会加重。胃水下泄腹中鸣。水气迫脾觉闷烦，不思饮食难吞咽，胃有阻隔在期间。身体沉重难行动，胃经下行足为缘。妇女月经不再来，因为胞脉已闭塞。胞脉心脏为隶属，下络胞中记心怀，现在水气上迫肺，心气不能通下位，月经此时不跟随。

黄帝说：很好！

黄帝内经·素问

逆调论

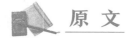 **原 文**

问曰：人身非常温也，非常热也，为之热而烦满者何也？对曰：阴气少而阳气胜也，故热而烦满也。帝曰：人身非衣寒也，中非有寒气也，寒从中生者何？岐伯曰：是人多痹气也，阳气少阴气多，故身寒如从水中出。

帝曰：人有四肢热，逢风寒如炙如火者何也？岐伯曰：是人者阴气虚，阳气盛，四肢者阳也，两阳相得而阴气虚少，少水不能灭盛火，而阳独治。独治者不能生长也，独胜而止耳。逢风而如炙如火者，是人当肉烁也。

帝曰：人有身寒，阳火不能热，厚衣不能温，然不冻栗，是为何病？岐伯曰：是人者，素肾气胜，以水为事，太阳气衰，肾脂枯木不长，一水不能胜两火。肾者水也，而生于骨，肾不生，则髓不能满，故寒甚至骨也。所以不能冻栗者，肝一阳也，心二阳也，肾孤脏也，一水不能胜二火，故不能冻栗，病名曰骨痹，是人当挛节也。

帝曰：人之肉苛者，虽近亦絮，犹尚苛也，是谓何疾？岐伯曰：荣气虚，卫气实也，荣气虚则不仁，卫气虚则不用，荣卫俱虚，则不仁且不用，肉如故也。人与志不相有，曰死。

帝曰：人有逆气不得卧而息有音者，有不得卧而息无音者，有起居如故息有音者，有得卧行而喘者，有不得得卧不能行而喘者，有不得卧卧而喘者，皆何脏使然？愿闻其故。

岐伯曰：不得卧而息有音者，是阳明之逆也，足三阳者下行，今逆而上行，故息有音也。阳明者，胃脉也，胃者，六腑之海，其气亦下行。阳明逆，不得从其道？故不得卧也。《下经》曰：胃不和，则卧不安，此之谓也。

夫起居如故而息有音者，此肺之络脉逆也，络脉不得随经上下，故留经而不行，络脉之病人也微，故起居如故而息有音也。

夫不得卧，卧则喘者，是水气之客也。夫水者，循津液而流也，肾者水脏主津液，主卧与喘也。

帝曰：善。

诗青译文

　　黄帝道：病人四肢皆发热，遇到风寒重许多，如同炙在火上面，是何原因你说说？岐伯回答说：阴气少而阳气胜，所以发热烦闷中。黄帝说：人穿衣服不单薄，未有寒邪来侵袭，但觉寒气存体内，是何原因说仔细？岐伯说：此种病人多痹气，阳气为少阴气多，经常感觉身发冷，好似冷水浸泡过。

　　黄帝说：有人四肢皆发热，若是偶而受风寒，便觉熏炙如热火，是何原因你谈谈？岐伯说：素体阴虚阳气胜。四肢属阳风亦阳，四肢感受阳风邪，两阳相并阳盛亢，阳气益盛阴益少，阴气灭阳灭不了，阳气独旺时刻到。阳气独旺不生长，生机停止阳独旺。肢热逢风更加热，人体如炙又如火，肌肉逐渐消瘦多。

　　黄帝说：有人身体虽寒凉，不能使热进火汤，多穿衣服亦不温，但无恶寒与战栗，是何原因说周详？岐伯说：平素肾水即气盛，经常接近水湿中，致使偏盛水寒气，太阳阳气偏衰中，太阳阳气若偏衰，肾脂枯竭不长生。肾是水脏长骨髓，骨髓不能被满充，寒冷至骨记心中。再问为何不战栗，肝是一阳心二阳，独阴肾水实难胜，心肝二阳火为强，虽然寒冷不战栗，此种病名叫骨痹，骨节拘挛是必须。

　　黄帝说：有人皮肉重麻木，虽穿棉衣仍如故，此是何病说清楚？岐伯说：营气为虚卫应实。营虚皮肉麻其中，卫虚肢体难举动，营气卫气两俱虚，麻木不仁难举动，皮肉更加麻木重。若是形体与神志，不能互相来利用，人就开启死亡行。

　　黄帝说：气逆有时安卧难，有时呼吸是有声；有时呼吸是无声；有时起居如常人，此时呼吸是有声；有时病人安卧易，气喘伴随行动中；有时病人安卧难，不能行动而气喘；有时病人安卧难，安卧亦可有气喘。究竟属于哪些病，是何原因你说明？

　　岐伯说：不能安卧呼吸声，阳明经脉气上逆。足三阳经头到足，向下行走是唯一，阳明经脉气上逆，有声呼吸而不利。阳明隶属于胃脉，胃是隶属六腑海，胃气下行才为顺，阳明经脉若气逆，不循常道下胃气，所以平卧不可以。古有《下经》曾为言，胃不和则卧不安。

　　起居如常呼吸声，肺之脉络不顺从，不随经脉气上下，气留经脉而不行。络脉生病较轻微，起居如常呼吸声。

　　难卧卧时有气喘，此因水气来侵犯。水循道路而流动。肾是水脏主津液，肾病若是难主水，人有气喘难平卧，水气上逆而犯肺。

　　黄帝说：好。

黄帝内经·素问

疟论

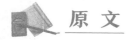 **原 文**

问曰：夫痎疟皆生于风，其蓄作有时者何也？

对曰：疟之始发也，先起于毫毛，伸欠乃作，寒栗鼓颔，腰脊俱痛，寒去则内外皆热，头疼如破，渴欲冷饮。

帝曰：何气使然？愿闻其道。

岐伯曰：阴阳上下交争，虚实更作，阴阳相移也。阳并于阴，则阴实而阳虚，阳明虚则寒栗鼓颔也；巨阳虚则腰背头项疼；三阳俱虚则阴气胜，阴气胜则骨寒而痛；寒生于内，故中外皆寒；阳盛则外热，阴虚则内热，则喘而渴，故欲冷饮也。

此皆得之夏伤于暑，热气盛，藏于皮肤之内，肠胃之外，皆荣气之所舍也。

此令人汗空疏，腠理开，因得秋气；汗出遇风，及得之以浴，水气舍于皮肤之内，与卫气并居。卫气者昼日行于阳，夜行于阴，此气得阳而外出，得阴而内薄，内外相薄，是以日作。

帝曰：其间日而作者何也？

岐伯曰：其气之舍深，内薄于阴，阳气独发，阴邪内着，阴与阳争不得出，是以间日而作也。

帝曰：善。其作日晏与其日早者，何气使然？

岐伯曰：邪气客于风府，循膂而下，卫气一日一夜大会于风府，其明日日下一节，故其作也晏。此先客于脊背也，每至于风府，则腠理开，腠理开，则邪气入，邪气入，则病作，以此日作稍益晏也；其出于风府，日下一节，二十五日下至骶骨，二十六日入于脊内，注于伏膂之脉，其气上行，九日出于缺盆之中，其气日高，故作日益早也。其间日发者，由邪气内薄于五脏，横连募原也。其道远，其气深，其行迟，不能与卫气俱行，不得皆出。故间日乃作也。

帝曰：夫子言卫气每至于风府，腠理乃发，发则邪气入，入则病作，今卫气日下一节，其气之发也，不当风府，其日作者奈何？

岐伯曰：此邪气客于头项，循膂而下者也。故虚实不同，邪中异所，则不得当其风府也。故邪中于头项者，气至头项而病；中于背者，气至背而病；中于腰脊者，气至腰脊而病；中于手足者，气至手足而病。卫气之

147

所在与邪气相合，则病作。故风无常府，卫气之所发必开其腠理，邪气之所合，则其府也。

帝曰：善。夫风之与疟也，相似同类，而风独常在，疟得有时而休者何也？

岐伯曰：风气留其处，故常在，疟气随经络，沉以内薄，故卫气应乃作。

帝曰：疟先寒而后热者何也？

岐伯曰：夏伤于大暑，其汗大出，腠理开发，因遇夏气凄沧之水寒，藏于腠理皮肤之中，秋伤于风，则病成矣。夫寒者，阴气也，风者，阳气也，先伤于寒而后伤于风，故先寒而后热也。病以时作，名曰寒疟。

帝曰：先热而后寒者何也？

岐伯曰：此先伤于风，而后伤于寒。故先热而后寒也。亦以时作，名曰温疟。其但热而不寒者，阴气先绝，阳气独发，则少气烦冤，手足热而欲呕，名曰瘅疟。

帝曰：夫《经》言有余者泻之，不足者补之，今热为有余，寒为不足。夫疟者之寒，汤火不能温也，及其热，冰水不能寒也，此皆有余不足之类。当此之时，良工不能止，必须其自衰，乃刺之，其故何也？愿闻其说。

岐伯曰：《经》言无刺熇熇之热，无刺浑浑之脉，无刺漉漉之汗，故为其病逆，未可治也。夫疟之始发也，阳气并于阴，当是之时，阳虚而阴盛，外无气故先寒栗也。阴气逆极则复出之阳，阳与阴复并于外，则阴虚而阳实，故先热而渴。夫疟气者，并于阳则阳胜，并于阴则阴胜？阴胜则寒，阳胜则热。疟者，风寒之气不常也。病极则复。至病之发也，如火之热，如风雨不可当也。故经言曰：方其盛时，必毁，因其衰也，事必大昌，此之谓也。夫疟之未发也，阴未并阳，阳未并阴，因而调之，真气得安，邪气乃亡。故工不能治其已发为其气逆也。

帝曰：善。攻之奈何？早晏何如？

岐伯曰：疟之且发也，阴阳之且移也，必从四末始也。阳已伤，阴从之，故先其时紧束其处，令邪气不得入，阴气不得出，审候见之在孙络盛坚而血者，皆取之，此真往而未得并者也。

帝曰：疟不发其应何如？

岐伯曰：疟气者，必更盛更虚，当气之所在也。病在阳则热而脉躁，在阴则寒而脉静，极则阴阳俱衰，卫气相离，故病得休，卫气集则复病也。

帝曰：时有间二日或至数日发，或渴或不渴，其故何也？

岐伯曰：其间日者邪气与卫气客于六腑，而有时相失不能相得，故休数日乃作也。疟者阴阳更胜也，或甚或不甚，故或渴或不渴。

帝曰：《论》言夏伤于暑，秋必病疟，今疟不必应者何也？

岐伯曰：此应四时者也。其病异形者，反四时也。其以秋病者寒甚，以冬病者寒不甚，以春病者恶风，以夏病者多汗。

帝曰：夫病温疟与寒疟，而皆安舍，舍于何脏？

岐伯曰：温疟者，得之冬中于风，寒气藏于骨髓之中，至春则阳气大发，邪气不能自出，因遇大暑，脑髓烁，肌肉消，腠理发泄，或有所用力，邪气与汗皆出，此病藏于肾，其气先从内出之于外也。如是者，阴虚而阳盛，阳盛则热矣。衰则气复反入，入则阳虚，阳虚则寒矣。故先热而后寒，名曰温疟。

帝曰：瘅疟何如？

岐伯曰：瘅疟者肺素有热，气盛于身，厥逆上冲，中气实而不外泄，因有所用力，腠理开，风寒舍于皮肤之内，分肉之间而发，发则阳气盛，阳气盛而不衰则病矣。其气不及于阴，故但热而不寒，气内藏于心而外舍于分肉之间，令人消烁脱肉，故命曰瘅疟。

诗青译文 ❀

黄帝问道：疟疾皆受风邪起，休作亦有一定时，此间蕴含何道理？

岐伯回答说：疟疾开始发作时，先是毫毛有竖立，然后身体不舒服，引伸呵欠连连起，寒冷发抖下颌鼓，还有疼痛在腰脊；待到寒冷已过后，内外发热在身体，头痛甚或如破裂，口渴饮冷才欢喜。

黄帝道：是何原因而引起？请你说说其道理。

岐伯说：阴阳上下两相争，虚实交替而作中，阴阳虚实相转化，道理不言已说清。阳气若并入阴分，阴气为实阳虚明，阳明经虚冷发抖，于是两颌有鼓动；太阳经气若是虚，腰背头项皆疼痛；三阳经气皆为虚，阴气则会更加胜，骨节寒冷而疼痛，寒从内生内外冷。阴气若并入阳分，阳气为实阴气虚。阳主外面生外热；阴主内里生内热，因此内外皆发热，热甚气喘又口渴，喜欢冷饮不用说。

由于夏天伤在暑，热气过盛藏皮肤，此时热在肠胃外，荣气居留为所在。

　　由于暑热在内伏，使人汗孔为松疏，膘理开泄秋凉遇，感受风邪因汗出，由于洗澡易感水，风邪水气皮肤内，并与卫气两相合，并居卫气流行位；卫气白天行阳分，卫气夜里行阴分，邪气随之亦循行，循行阳分外出中，循行阴分则内搏，阴阳内外皆相搏，所以每日会发作。

　　黄帝道：疟疾隔日有发作，请问这是为什么？

　　岐伯说：邪气留舍较为深，向内迫近在阴分，致使阳气独行外，阴分之邪在里存，阴阳相争难即出，隔日发作记在心。

　　黄帝道：讲得好！疟疾发作逐日迟，有时发作逐日前，是何原因再谈谈？

　　岐伯说：邪从风府穴位入，日节下移循脊骨，邪气一节移日下，卫气昼夜会风府，侵袭脊骨邪在先，所以发作迟一天。卫气相会在风府，膘理开发邪气入，邪气卫气两相争，疾病就会发作出，邪气每节移日下，发病时间日推迟。此种邪气侵风府，逐日下移病发出，约经二十五日后，邪气下行至骶骨；约经二十六日后，脊内又会再返入，伏肿脉经为流注；再沿冲脉向上行，九日上至缺盆中。邪气上升为日渐，发病一天早一天。至于隔日一次病，邪气内迫五脏间，横连膜原行远路，邪气深藏循行缓，不与卫气行相并，邪卫不得同出现，所以发作隔一天。

　　黄帝道：您说卫气至风府，膘理开发邪气入，邪入则病发作出。现在又说相余位，每日下行一节位，若是病人发病时，邪气并不在风府，还能每日发一次，是何道理说清楚？

　　岐伯说：上指邪气入头项，沿循脊骨而下行，人体各部有虚实，邪犯部位亦不同，所以若是邪气侵，风府穴处不一定。若是邪中在头项，卫至头顶而发病；若是邪中在背部，卫至背部而发病；若是邪中在腰脊，卫至腰脊而发病；若是邪中在手足，卫至手足而发病；凡是卫气所行处，与邪相合病就生。所以风邪侵人体，侵袭部位不一定，只要卫气与相应，膘理开发邪气行，此为邪气侵入处，发病部位要记清。

　　黄帝道：讲得好！风病疟疾相类似，风病症状能持续，为何疟疾有休止？

　　岐伯说：风邪稽留所中处，所以症状能持续；疟邪运行随经络，深入人体至内部，遇到卫气病才出。

　　黄帝道：疟疾先寒而后热，请问这是为什么？

岐伯说：夏天感受暑气重，腠理开泄汗飘零，寒凉湿气再相遇，留藏腠理皮肤中，秋天又被风邪伤，疟疾病症就形成。所以水寒是阴气，所以风邪是阳气。先是伤于水寒气，后再受伤于风邪，所以先寒而后热，一定时间才发作，名为寒疟要记得。

黄帝道：疟疾先热而后寒，这是为何你谈谈？

岐伯说：此为伤于风邪先，后面再伤气水寒，所以先热而后寒，发作亦是有拖延，名为温疟记心间。还有发热不恶寒，阴气亏损在内先，因此阳气独旺外，病发少气人闷烦，手足发热欲呕吐，此时疟疾名为瘅。

黄帝道：医说有余应当泻，若有不足应当补。现在发热是有余，发冷是为有不足。若是疟疾有寒冷，虽用热水或向火，不能使之有温暖，及至还是会发热，此时即使用冰水，亦难使人凉爽多。以上这些寒与热，有余不足要记得。当其发冷发热时，良医亦难来制止，必待病势自退后，刺法治疗才可以，请问这是何原因？现在请你讲详细。

岐伯说：医经上面曾说过，高热之时不能刺，脉搏纷乱不能刺，汗出不止不能刺，正当邪盛气逆时，立即治疗不可以。疟疾开始发作时，阳气阴分两相并，此时阳虚而阴盛，外表阳虚先寒冷；阴气逆乱已至极，势必复出阳分中，阳气阴气并外时，阴分为虚阳分实，先热口渴要牢记。因为疟疾并阳分，阳气为胜并阴分，此时阴气是为胜；阴气为胜则发寒，阳气为胜则发热。疟疾感受风寒气，变化无常若有失，阴阳之气俱逆极，正是寒热休止时，停留不会太长久，重复发作会有期。发作猛烈象团火，狂风暴雨势难夺。所以医经曾有说：邪气盛极不可攻，若攻正气必受伤，邪气衰退再来攻，获得成功是必然，其意已经自然明。治疗疟疾未发时，阴气尚未并阳分，阳气尚未并阴分，适当治疗记在心，邪气可以被消灭，正气不至受伤损。发病之时不能疗，正邪交争此时勤。

黄帝道：讲得好！究竟怎样来治疗？时间如何掌握好？

岐伯说：若是疟疾将要发，阴阳将要相移时，必从四肢为开始。阳气若已被邪伤，阴分必受邪影响，只有未发疾病前，牢缚四肢在末端，而使邪气不得入，阴气不得向外出，两者不能移相互；认真审察其络脉，孙络充实郁血中，皆要刺其来出血，真气尚未邪气并，迎而夺之要知情。

黄帝道：疟疾若是不发作，情况又是该如何？

岐伯说：疟气留舍在人体，阴阳虚实时更替。邪气若是在阳分，发热脉搏为躁急；邪气若是在阴分，发冷脉搏较静宜；若是疾病到极期，阴阳二气衰愈时，卫邪两气互分离，病就暂时为休止；卫邪两气再相遇，又是疾病发作时。

黄帝道：有些疟疾隔二日，有些甚至隔数日，发作时渴时不渴，是何原因你说说？

岐伯说：所以数日再发作，邪气卫气两相合，风府时间异样多。疟疾阴阳交替胜，程度轻重有不同，口不口渴相伴行。

黄帝道：医经曾说夏伤暑，秋天必有病疟出，有些疟疾非如此，是何道理说清楚？

岐伯说：夏伤于暑秋病疟，四时发病规律言。有些疟疾形症异，四时规律与相反。发于秋天寒冷重；发于冬天寒冷轻；发于夏天汗出多，发于春天多恶风。

黄帝道：温疟寒疟邪何入？逗留何脏说清楚？

岐伯说：温疟冬天受风寒，邪气留藏骨髓间，春天阳气虽活泼，邪仍自行外出难，夏天有热为炽盛，脑髓消烁精神倦，腠理发泄肌肉瘦，皮肤空疏劳不闲，邪气乘虚齐出汗。病邪原在肾伏藏，发作邪气内向外。阴气先虚阳偏盛，阳盛发热热极来，邪气于阴又回入，阳气虚弱寒冷现，所以先热而后寒，此为温疟美名谈。

黄帝道：瘅疟情况是如何？

岐伯说：肺脏素来就有热，气逆上冲肺气壅，胸中气实不能泄，劳后腠理开泄中，邪侵皮肤肌肉间，发病阳气为偏盛，阳盛不见有减衰，病就只热而不寒。邪气不能入阴分，所以只热而不寒，此病内伏在心脏，留连在外肌肉间，此时肌肉变瘦削，所以此疟称为瘅。

黄帝内经·素问

刺疟

原　文

足太阳之疟，令人腰痛头重，寒从背起，先寒后热，熇熇暍暍然，热止汗出，难已，刺郄中出血。

足少阳之疟，令人身体解（㑊），寒不甚，热不甚，恶见人，见人心惕惕然，热多汗出甚，刺足少阳。

足阳明之疟，令人先寒，洒淅洒淅，寒甚久乃热，热去汗出，喜见日月光火气，乃快然。刺足阳明跗上。

足太阴之疟，令人不乐，好太息，不嗜食，多寒热汗出，病至则善呕，呕已乃衰，即取之。

足少阴之疟，令人呕吐甚，多寒热，热多寒少，欲闭户牖而处，其病难已。

足厥阴之疟，令人腰痛，少腹满、小便不利、如癃状，非癃也。数便，意恐惧，气不足，腹中悒悒，刺足厥阴。

肺疟者，令人心寒，寒甚热，热间善惊，如有所见者，刺手太阴阳明。心疟者，令人烦心甚，欲得清水，反寒多，不甚热，刺手少阴。肝疟者，令人色苍苍然太息，其状若死者，刺足厥阴见血。脾疟者，令人寒，腹中痛。热则肠中鸣，鸣已汗出，刺足太阴。肾疟者，令人洒洒然，腰脊痛，婉转大便难，目眴眴然，手足寒。刺足太阳少阴。胃疟者，令人且病也，善饥而不能食，食而支满腹大。刺足阳明太阴横脉出血。

疟发身方热，刺趾上动脉，开其空，出其血，立寒。疟方欲寒，刺手阳明太阴，足阳明太阴。疟脉满大急，刺背俞，用中针傍五胠俞各一，适肥瘦出其血也。疟脉小实急，灸胫少阴，刺指井。疟脉满大急，刺背俞，用五胠俞、背俞各一，适行至于血也。疟脉缓大虚，便宜用药，不宜用针。凡治疟，先发如食顷，乃可以治，过之，则失时也。

诸疟而脉不见，刺十指间出血，血去必已。先视身之赤如小豆者，尽取之。十二疟者，其发各不同时，察其病形，以知其何脉之病也。先其发时，如食顷而刺之，一刺则衰，二刺则知，三刺则已，不已刺舌下两脉出血，不已刺郄中盛经出血，又刺项已下挟脊者必已。舌下两脉者，廉泉也。

刺疟者，必先问其病之所先发者，先刺。先头痛及重者，先刺头上及两额两眉之间中出血；先项背痛者，先刺之。先腰脊痛者，先刺郄中出血。先手臂痛者，先刺手少阴阳明十指间；先足胫酸痛者，先刺足阳明十指间出血。

风疟，疟发则汗出恶风，刺三阳经背俞之血者。箭疫痛甚，按之不可，名曰胕髓病。以镵针，针绝骨出血，立已。身体小痛，刺至阴。诸阴之井无出血，间日一刺。疟不渴，间日而作，刺足太阳。渴而间日作，刺足少阳。温疟而汗不出，为五十九次。

诗青译文 🌸

　　足太阳经疟疾生，人会腰痛与头重，寒从脊背先起始，先寒后热热势盛，若是热止就出汗，此疟不易痊愈中，治疗自是有方法，委中穴刺出血行。

　　足少阳经生疟疾，人会身倦而无力，恶寒发热皆不甚，见人就会觉恐惧，发热时间比较长，汗出很多要牢记，治疗自是有方法，足少阳经来针刺。

　　足阳明经疟疾生，先觉怕冷渐恶寒，很久才会有发热，退热之时便出汗，喜欢亮光觉爽快，喜欢向火取温暖，治疗自是有方法，冲阳穴刺记心间。

　　足太阴经生疟疾，闷闷不乐时叹息，多发寒热汗出多，病人不欲吃东西，病若发作易呕吐，吐后减轻其病势，治疗自是有方法，足太阴经孔穴刺。

　　足少阴经生疟疾，病人剧烈会呕吐，热多寒少寒热发，紧闭门窗而居住，不易痊愈此病殊。

　　足厥阴经生疟疾，病人腰痛少腹满，小便不利癃病似，频数不爽说小便，气分不足心恐惧，腹中郁滞不畅间，治疗自是有方法，足厥阴经来承担。

　　肺疟心里觉发冷，冷极则会发热出，热时易有惊惧感，好象见到可怕物，治疗自是有方法，手部太阴阳明处。心疟心中烦热甚，病人急欲冷水饮，身上反而觉寒多，身不太热是为真，治疗自是有方法，手少阴经记在心。肝疟面色是苍青，时欲太息难止停，若是发病严重时，形状如死记心中，治疗自是有方法，足厥阴经出血行。脾疟发冷腹中痛，待到病人发热中，脾气行而肠中响，阳气外达汗肠鸣，治疗自是有方法，

155

足太阴经刺才行。肾疟洒淅有寒冷，难以转侧腰脊疼，手足寒冷难大便，目视眩动而不明，治疗自是有方法，足部太阳少阴经。胃疟易觉有饥饿，但又不能进食多，进食腕腹胀满大，能否进食不用说，治疗自是有方法，阳明太阴足脉络。

医生治疗疟疾时，发热刚刚要初起，足背动脉来寻找，开孔出血用针刺，热退身凉可痊愈；医生治疗疟疾时，发冷刚刚要初起，手部阳明与太阴，足部阳明太阴刺。医生治疗疟疾时，脉搏满大而且急，背部俞穴刺可以，中等针按五胠俞，数个穴位各取一，根据病人胖与瘦，出血多少来针刺。医生治疗疟疾时，脉搏小实而且急，足部胫部少阴灸，足趾端井穴位刺。医生治疗疟疾时，脉搏满大而且急，背部俞穴用来刺，五胠背俞各取一，根据病人之体质，刺之出血就可以。医生治疗疟疾时，脉搏缓大而且虚，应该用药来治疗，针刺方法不适宜。大凡医生治疟疾，治疗应是发作前，时间约是一顿饭，过后就会很难办。

疟疾脉沉伏不见，急刺出血十指间，血出病愈莫等闲；若是先见皮肤上，红点发出赤豆样，用针刺去莫思量。上述疟疾十二种，发作时间各不同，观察病人之症状，了解是何经脉病。发作之前来针刺，一次病势就衰减，二次病势就好转，三次病势就愈痊；如果还是不能愈，舌下两脉刺出血；如果还是不能愈，委中经络刺出血，并刺项部以下处，挟脊两旁之经穴，如此疾病定会愈。舌下两脉上面说，廉泉穴位要记得。

凡是医生刺疟疾，先问病人发作时，最先感觉症状处，此处要先针来刺。先有头痛与头重，先刺头上两额中，两眉间处出血行。先发倾项眷背痛，先刺颈项背部中。先发腰脊有疼痛，先刺出血在委中。先发手臂有疼痛，手部少阴手阳明，十指之间有穴孔。先发足胫有疼痛，十趾之间足阳明。

风疟发作汗怕风，背部俞穴出血能，可刺此处三阳经。小腿疼剧而拒按，此时名为胕髓病，绝骨出血针刺掩，立即停止其疼痛。何时来刺至阴穴，身体稍感疼痛中。下面还是要注意，凡刺有病井穴时，不能出血要记住，并应隔日刺一次。若是疟疾口不渴，而且间日来发作，足太阳经刺记得；若是疟疾人口渴，而且间日来发作，足少阳经刺记得；是湿疟汗不出，五十九刺要记住。

黄帝内经·素问

气厥论

原 文

黄帝问曰：五脏六腑，寒热相移者何？岐伯曰：肾移寒于肝，痈肿少气。脾移寒于肝，痈肿筋挛。肝移寒于心，狂，隔中。心移寒于肺，肺消。肺消者饮一溲二，死不治。肺移寒于肾，为涌水。涌水者，按腹不坚，水气客于大肠，疾行则鸣濯濯，如囊里浆，水之病也。

脾移热于肝，则为惊衄。肝移热于心，则死。心移热于肺，传为膈消。肺移热于肾，传为柔痓。肾移热于脾，传为虚，肠澼，死，不可治。胞移热于膀胱，则癃溺血。膀胱移热于小肠，膈肠不便，上为口糜。小肠移热于大肠，为虙瘕，为沉。大肠移热于胃，善食而瘦人，谓之食亦。胃移热于胆，亦曰食亦。胆移热于脑，则辛頞鼻渊，鼻渊者，浊涕不下止也，传为衄蔑瞑目。故得之气厥也。

诗青译文

黄帝问道：五脏六腑寒与热，互相转移是如何？岐伯说：若是肾寒移在脾，应有痈肿和少气。若是脾寒移在肝，应有痈肿和筋挛。若是肝寒移在心，应有发狂胸塞真。心寒移肺为肺消；肺消症状水一分，小便就要排二分，此为死证要留心。肺寒移肾为涌水；涌水症状腹不硬，此时大肠留水气，快走肠内濯濯鸣，皮囊装水水气病。

若是脾热移在肝，病有惊骇鼻衄兼。若是肝热移在心，死亡一定会来临。若是心热移在肺，日久膈消方为对。若是肺热移在肾，日久柔痓会来侵。若是肾热移在脾，日久虚损肯定滴；再患肠游死有期。若是胞热移膀胱，小便不利尿血忙。膀胱热移至小肠，大便不通塞道肠，热气上行口舌疮。小肠热移至大肠，热结不散有痔疮。大肠热移若至胃，体瘦无力食加倍，病名食亦此时为。若是胃热移在胆，病名食亦此时兼。若是胆热移在脑，鼻内辛辣鼻渊到，鼻流浊涕难停止，两目视物不明了，鼻中流血日久遥。综合以上各病症，皆因寒热气厥逆，互相转移而引起。

黄帝内经 · 素问

咳论

原 文

黄帝问曰：肺之令人咳，何也？岐伯对曰：五脏六腑皆令人咳，非独肺也。帝曰：愿闻其状。岐伯曰：皮毛者，肺之合也。皮毛先受邪气，邪气以从其合也。其寒饮食入胃，从肺脉上至于肺，则肺寒，肺寒则外内合邪，因而客之，则为肺咳。五脏各以其时受病，非其时，各传以与之。

人与天地相参，故五脏各以治时，感于寒则受病，微则为咳，甚者为泄为痛。乘秋则肺先受邪，乘春则肝先受之，乘夏则心先受之，乘至阴则脾先受之，乘冬则肾先受之。

帝曰：何以异？岐伯曰：肺咳之状，咳而喘息有音，甚则唾血。心咳之状，咳则心痛，喉中介介如梗状，甚则咽肿、喉痹。肝咳之状，咳则两胁下痛，甚则不可以转，转则两胠下满。脾咳之状，咳则右胁下痛，阴阴引肩背，甚则不可以动，动则咳剧。肾咳之状，咳则腰背相引而痛，甚则咳涎。

帝曰：六腑之咳奈何？安所受病？岐伯曰：五脏之久咳，乃移于六腑。脾咳不已，则胃受之。胃咳之状，咳而呕，呕甚则长虫出。肝咳不已，则胆受之，胆咳之状，咳呕胆汁。肺咳不已，则大肠受之，大肠咳状，咳而遗失。心咳不已，则小肠受之，小肠咳状，咳而失气，气与咳俱失。肾咳不已，则膀胱受之，膀胱咳状，咳而遗溺。久咳不已，则三焦受之，三焦咳状，咳而腹满，不欲食饮。此皆聚于胃关于肺，使人多涕唾而面浮肿气逆也。

帝曰：治之奈何？岐伯曰：治脏者治其俞，治腑者治其合，浮肿者治其经。帝曰：善。

诗青译文

黄帝问道：肺若有病人咳嗽，是何道理请说明？岐伯回答说：五脏六腑若患病，人皆伴有咳嗽声，岂止肺病独一种。黄帝说：咳嗽症状你说说。岐伯说：肺与皮毛应相合，若是皮毛受外邪，邪气就把肺来迫。若是食物再寒冷，在胃寒气循肺脉，上行至肺肺寒来，内外寒邪相结合，停留在肺肺成咳。五脏六腑咳亦有，所主时令病为多，并非在肺主时病，各脏之病传肺中。

人与自然相适应，五脏受寒便得病，病若轻微是咳嗽，若是疾病较严重，寒气入里腹泻痛。肺先受邪在秋天，肝先受邪在春天；心先受邪在夏天；脾先受邪在长夏；肾先受邪在冬天。

黄帝道：各种咳嗽怎分别？岐伯说：肺部症状咳气喘，呼吸有声甚唾血。心部症状咳心痛，好似异物塞喉中，甚至闭塞咽喉肿。肝咳胁肋下有痛，甚则不能转侧行，转侧胁下胀满中。脾咳右胁下面痛，牵引肩背隐然疼，甚至不能有行动，动会咳嗽更加重。肾咳腰背牵引痛，甚至咳吐痰涎中。

黄帝道：六腑咳嗽何症状？得病又是怎么样？岐伯说：五脏咳嗽久不愈，就要转移至六腑。脾咳不愈胃受病；胃咳症状有呕吐，甚至蛔虫能呕出。肝咳不愈胆受病，胆咳呕吐胆汁出。肺咳不愈大肠病，大便失禁肠间松。心咳不愈小肠病，症状咳而放屁中，咳嗽失气亦同行。肾咳不愈病膀胱；症状咳而遗尿忙。以上咳嗽有几种，经久不愈三焦病，症状咳嗽而腹满，不欲饮食进胃中。以上咳嗽有几种，无论脏腑生何病，邪气必定聚在胃，并循肺经至肺中，面部浮肿多痰涕，咳嗽气逆亦同行。

黄帝道：治疗方法是如何？岐伯说：五脏有咳取腧穴；六腑有咳取合穴；咳而浮肿本经穴。黄帝道：讲得好！

161

黄帝内经·素问

举痛论

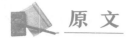

原　文

黄帝问曰：余闻善言天者，必有验于人；善言古者，必有合于今；善言人者，必有厌于己。如此，则道不惑而要数极，所谓明也。今余问于夫子，令言而可知，视而可见，扪而可得，令验于己而发蒙解惑，可得而闻乎？

岐伯再拜稽首对曰：何道之问也？帝曰：愿闻人之五脏卒痛，何气使然？岐伯对曰：经脉流行不止，环周不休，寒气入经而稽迟，泣而不行，客于脉外则血少，客于脉中则气不通，故卒然而痛。

帝曰：其痛或卒然而止者，或痛甚不休者，或痛甚不可按者，或按之而痛止者，或按之无益者，或喘动应手者，或心与背相引而痛者，或胁肋与少腹相引而痛者，或腹痛引阴股者，或痛宿昔而成积者，或卒然痛死不知人，有少间复生者，或痛而呕者，或腹痛而后泄者，或痛而闭不通者，凡此诸痛，各不同形，别之奈何？

岐伯曰：寒气客于脉外则脉寒，脉寒则缩踡，缩踡则脉绌急，绌急则外引小络，故卒然而痛，得炅则痛立止；因重中于寒，则痛久矣。

寒气客于经脉之中，与炅气相薄则脉满，满则痛而不可按也。寒气稽留，炅气从上，则脉充大而血气孔，故痛甚不可按也。

寒气客于肠胃之间，膜原之下，血不得散，小络急引故痛，按之则血气散，故接之痛止。

寒气客于侠脊之脉，则深按之不能及，故按之无益也。

寒气客于冲脉，冲脉起于关元，随腹直上，寒气客则脉不通，脉不通则气因之，故喘动应手矣。

寒气客于背俞之脉则脉泣，脉泣则血虚，血虚则痛，其俞注于心，故相引而痛，按之则热气至，热气至则痛止矣。

寒气客于厥阴之脉，厥阴之脉者，络阴器系于肝，寒气客于脉中，则血泣脉急，故胁肋与少腹相引痛矣。

厥气客于阴股，寒气上及少腹，血泣在下相引，故腹痛引阴股。

寒气客于小肠膜原之间，络血之中，血泣不得注于大经，血气稽留不得行，故宿昔而成积矣。

寒气客于五脏，厥逆上泄，阴气竭，阳气未入，故卒然痛死不知人，气复反则生矣。

寒气客于肠胃，厥逆上出，故痛而呕也。

寒气客于小肠，小肠不得成聚，故后泄腹痛矣。

热气留于小肠，肠中痛，瘅热焦渴，则坚干不得出，故痛而闭不通矣。

帝曰：所谓言而可知者也。视而可见，奈何？岐伯曰：五脏六腑，固尽有部，视其五色，黄赤为热，白为寒，青黑为痛，此所谓视而可见者也。

帝曰：扪而可得，奈何？岐伯曰：视其主病之脉，坚而血及陷下者，皆可扪而得也。

帝曰：善。余知百病生于气也。怒则气上，喜则气缓，悲则气消，恐则气下，寒则气收，炅则气泄，惊则气乱，劳则气耗，思则气结，九气不同，何病之生？岐伯曰：怒则气逆，甚则呕血及飧泄，故气上矣。喜则气和志达，荣卫通利，故气缓矣。悲则心系急，肺布叶举，而上焦不通，荣卫不散，热气在中，故气消矣。恐则精却，却则上焦闭，闭则气还，还则下焦胀，故气不行矣。寒则腠理闭，气不行，故气收矣。炅则腠理开，荣卫通，汗大泄，故气泄。惊则心无所倚，神无所归，虑无所定，故气乱矣。劳则喘息汗出，外内皆越，故气耗矣。思则心有所存，神有所归，正气留而不行，故气结矣。

164

诗青译文 ❀

　　黄帝问道：善于谈论天道者，必将天道验于人；善于谈论古今者，必将远古喻来今；善于谈论别人者，必将人己相结合。唯此相对医之理，人才不会有疑惑，其中至理得而易，亦算明白又透彻，现在我要来问你，视而可见言可知，扪而可得之诊法，使我体验有增加，启发蒙昧解疑惑，我想听你怎么说？

　　岐伯再拜叩头问：哪些道理你要问？黄帝说：五脏突然有作痛，何种邪气来指使，希望你讲我来听？岐伯回答说：经脉之中人气血，循环不息全身流，寒气若侵经脉里，经血就会有滞留，凝涩不畅为缘由。寒气若侵经脉外，血液必会减少行；寒气若侵经脉中，脉气不通突然痛。

　　黄帝道：有痛忽然能自止；有痛欲止却不能；有时疼痛很厉害，甚至揉按亦不行；有时揉按可止痛；有时揉按亦不行；有时痛处跳应手；有时心背牵引痛；有时胁肋和少腹，牵引作痛两皆出；腹痛牵引大腿内，疼痛日久而不愈，变成小肠有气积；好似死人有时痛，少停片刻才苏醒；有时疼痛又呕吐；腹痛又兼泄泻出；痛而胸闷不舒服。疼痛表现各不同，如何区别说来听？

岐伯说：寒气侵犯至脉外，脉象便会受寒来，受寒就会有收缩，缝连一样屈曲着，牵引在外脉络细，突然疼痛时发多，疼痛能止若受热；若是再受寒侵袭，痛若消解不容易。

寒气侵至经脉中，经脉热气交迫行，此时经脉盛而满，满盛则实为其宗，疼痛厉害难止停。寒气一旦有停留，热气便会来不休，冷热相遇脉溢满，气血混乱在期间，疼痛加剧怕人按。

寒气侵入肠胃间，膜原之下血不散，细小脉络绷而急，牵引而痛记心间揉按可散人血气，按后疼痛即可止。

寒气若侵入督脉，重按不达病所在，按后亦无效果来。

寒气若侵入冲脉，冲脉是从关元来，循腹上行而存在，冲脉若是难流通，因此气就不通畅，试探腹部应手痛。

寒气侵入背俞脉，血脉流行凝涩在，血脉凝涩则血虚，血虚疼痛自然来。因为背腧心相连，所以有痛相引牵，如用手按则手热，痛止热若达病所。

寒气若侵厥阴脉，环络阴器系于肝。血流不畅脉入寒，脉道迫急在此时，胁肋少腹痛相牵。

寒气逆行侵阴股，气血不和累少腹，阴股之血有凝涩，在下两者相牵引，所以腹痛连阴股。

寒侵小肠与膜原，血脉凝涩络血间，经脉难以来贯注，血气不畅要记住，日久小肠有气出。

寒气侵入至五脏，厥逆气散发向上，阴气衰竭阳气郁，不省人事忽痛死；若是阳气能恢复，依然能够会醒苏。

寒气若是侵肠胃，厥逆气上行不退，腹痛呕吐紧相随。

寒气若是侵小肠，不留水谷失受盛，所以后泄兼腹痛。

热气若是留小肠，肠中疼痛此时忙，发热兼有口干渴，大便不排有硬核，疼痛便结此时多。

黄帝问：你说以上各种病，通过询问可以明，还是目视就知情？岐伯说：人有五脏和六腑，各属部位在面部，观察面部之五色，黄色赤色皆为热，青色黑色皆是痛，白色为寒记心中，视而能见道理明。

　　黄帝问：扪切可否知病情？岐伯说：主病脉象要先看。坚实邪盛或下陷，不足之处或是有，用手扪切知缘由。

　　黄帝说：你讲道理非常好！听说疾病很多种，气有影响多发生。暴怒则会气上逆，大喜则会缓散气，悲哀则会气消散，恐惧则会气下陷，遇寒则会气收聚，受热则会气泄出，过惊则会气混乱，过劳则会气耗散，思虑则会气郁结，九气变化各不同，致病各是什么名？岐伯说：大怒气逆若严重，呕血飧泄相伴行，所以气逆为其名。高兴气就为顺和，营卫之气通利多，气缓为名要记得。悲哀过度心系急，上焦不通肺胀起，营卫之气不消散，热气郁结在里边，气消为名记心间。恐惧就会精气衰，上焦不通有闭塞，气郁下焦会胀满，气下为名记心怀。寒气能使腠理闭，不得流行营卫气，气收为名需牢记。有热腠理能开发，营卫气泄汗出大，气泄为名名不佳。过忧心悸无依靠，神气无宿有虑焦，气乱为名人心摇。过劳汗出有喘息，越发消耗外与里，气耗为名此其时。过多思虑易伤心，气会凝滞无精神，气结为名此为因。

腹中论

原　文

黄帝问曰：有病心腹满，旦食则不能暮食，此为何病？岐伯对曰：名为鼓胀。帝曰：治之奈何？岐伯曰：治之以鸡矢醴，一剂知，二剂已。帝曰：其时有复发者，何也？岐伯曰：此饮食不节，故时有病也。虽然其病也已时，故当病气聚于腹也。

帝曰：有病胸胁支满者，妨于食，病至则先闻腥臊臭，出清液，先唾血，四肢清，目眩，时时前后血，病名为何，何以得之？岐伯曰：病名血枯，此得之年少时，有所大脱血。若醉入房，中气竭，肝伤，故月事衰少不来也。帝曰：治之奈何？复以何术？岐伯曰：以四乌鲗骨一藘茹，二物并合之，丸以雀卵，大小如豆，以五丸为后饭，饮以鲍鱼汁，利肠中，及伤肝也。

帝曰：病有少腹盛，上下左右皆有根，此为何病？可治不？岐伯曰：病名曰伏梁。帝曰：伏梁何因而得之？岐伯曰：裹大脓血，居肠胃之外，不可治，治之每切按之致死。帝曰：何以然？岐伯曰：此下则因阴，必下脓血，上则迫胃脘生膈，夹胃脘内痈，此久病也，难治。居脐上为逆，居脐下为从，勿动亟夺，论在《刺法》中。帝曰：人有身体髀股胻皆肿，环脐而痛，是为何病？岐伯曰：病名伏梁，此风根也。其气溢于大肠而着于肓，肓之原在脐下，故环脐而痛也。不可动之，动之为水溺涩之病。

帝曰：夫子数言热中，消中，不可服高粱芳草石药。石药发瘨，芳草发狂。夫热中消中者，皆富贵人也，今禁高粱，是不合其心，禁芳草石药，是病不愈，愿闻其说。岐伯曰：夫芳草之气美，石药之气悍，二者其气急疾坚劲，故非缓心和人，不可以服此二者。帝曰：不可以服此二者，何以然？岐伯曰：夫热气慓悍，药气亦然，二者相遇，恐内伤脾，脾者土也，而恶木，服此药者，至甲乙日更论。

帝曰：善。有病膺肿，头痛胸满腹胀，此为何病？何以得之？岐伯曰：名厥逆。帝曰：治之奈何？岐伯曰：灸之则喑，石之则狂，须其气并，乃可治也。帝曰：何以然？岐伯曰：阴气重上，有余于上，灸之则阳气入阴，入则喑，石之则阳气虚，虚则狂，须其气并而治之，可使全也。

帝曰：善。何以知怀子之且生也？岐伯曰：身有病而无邪脉也。

帝曰：病热而有所痛者何也？岐伯曰：病热者阳脉也，以三阳之动也。人迎一盛少阳，二盛太阳，三盛阳明，入阴也。夫阳入于阴，故病在头与腹，乃䐜胀而头痛也。帝曰：善。

诗青译文 ✿

　　黄帝问道：有种心腹胀满病，早晨食后晚不食，请问这是什么病？岐伯回答说：此病名为鼓胀病。黄帝说：如何治疗说来听？岐伯说：鸡矢醴法来治疗，一剂就会有疗效，两剂服后病能好。黄帝说：有时复发又为何？岐伯说：因为饮食不注意，所以复发会有期。大多疾病将痊愈，而又复伤于饮食，邪气复聚在腹中，鼓胀会有再发时。

　　黄帝说：有种胸胁胀满病，妨碍饮食是肯定，病时能闻腥臊味，先有唾血鼻涕清，两便时常会出血，头目眩晕四肢冷，是何原因而引起？此病又叫什么名？岐伯说：此种病名叫血枯，大失血病少时患，人体内脏有伤损，醉后行房自偷欢，肾气为竭肝血败，月经闭止难出现。黄帝说：怎样治疗才算好？有何方法来恢复？岐伯说：四份乌贼一蘆茹，雀卵为丸混合出，制成小豆大丸药，饭前每次五丸服，鲍鱼汁饮效果殊。此法可以通肠道，补益肝脏病如初。

　　黄帝说：少腹坚硬又盛满，上下左右皆根蒂，请问这是何种病？可有方法来医治？岐伯说：此病名字叫伏梁。黄帝说：伏梁病起何原因？岐伯说：大量脓血藏小腹，居肠胃外治不愈。诊时重按为不宜，常因重按而致死。黄帝说：到底为何请说明？岐伯说：此下二阴和小腹，按摩脓血下面出；此上又称为胃脘，按摩上迫胃脘部，横膈胃脘有内痛，根深蒂固长久病，故难治疗先说明。病生脐上为逆症，病生脐下为顺症，急切按摩切不可，可以使其从下夺。关于本病有方法，论述就在《刺法》说。黄帝说：髀股骨等皆发肿，环绕脐部有疼痛，请问这是什么病？岐伯说：此病名字叫伏梁，宿受风寒致此样。风寒气充大肠溢，而后又会留于肓，脐下气海肓为源，绕脐而痛所以然。攻下方法不可用，误用小便涩滞病。

　　黄帝说：先生屡说患热中，还有名为消中病，肥甘厚味不能食，芳香金石亦不能，金石能使人发癫，芳草能使人发疯。热中消中皆富贵，禁食肥甘与厚味，他们心理难匹配，不用芳草与石药，他们疾病难治好，如何处理请明了？岐伯说：芳草之气多香窜，石药之气多猛悍，性能皆为疾坚劲，若非性情与和缓，不可服用人体间。黄帝说：两类药物不可服，是何道理你说出？岐伯说：常食肥甘生内热，热气本身剽悍多，药物性能亦如此，两者相遇伤脾气，脾属土而又恶木，此类药物若是服，甲乙肝木主令时，病情严重更突出。

黄帝说：胸满膚肿与颈痛，请问这又是何病？是何原因来造成？岐伯说：厥逆称为此病名。黄帝说：如何治疗说来听？岐伯说：若用灸法会失音，针刺发狂要留心，待到阴阳合上下，再行治疗此为因。黄帝说：你说究竟为什么？岐伯说：上本为阳阳上逆，重阳在上上有余，此时若再用灸法，阳极乘阴火济火，阴不上承故音失；若用砭石来针刺，阳气随刺外泄虚，精神失守难避免，神志失常狂症生；须待阳气向下降，阴气从下而上升，待到阴阳相交并，再来治疗才能行。

黄帝说：怀孕欲产怎知晓？岐伯说：某些征候似乎在，妊娠不见有病脉。

黄帝说：发热疼痛之疾病，是何原因你说清？岐伯说：阳脉应是主热症，三阳受邪外感热，三阳脉动甚为多。人迎一倍大寸口，病在少阳不外走；若是两倍大寸口，病在太阳亦不走；若是三倍大寸口，病在阳明更不走。三阳毕入三阴中。病在三阳热头痛，入三阴后腹胀满，腹胀头痛两者兼。

黄帝说：好！

刺腰痛

📖 **原　文**

　　岐伯曰：足太阳脉令人腰痛，引项脊尻背如重状，刺其郄中太阳正经出血，春无见血。少阳令人腰痛，如以针刺其皮中，循循然不可以俯仰，不可以顾，刺少阳成骨之端出血，成骨在膝外廉之骨独起者，夏无见血。阳明令人腰痛，不可以顾，顾如有见者，善悲，刺阳明于骺前三痏，上下和之出血，秋无见血。足少阴令人腰痛，痛引脊内廉，刺少阴于内踝上二痏，冬无见血，出血太多，不可复也。厥阴之脉令人腰痛，腰中如张弓弩弦，刺厥阴之脉，在腨踵鱼腹之外，循之累累然，乃刺之，其病令人善言默默然不慧，刺之三痏。

　　解脉令人腰痛，痛引肩，目晌晌然，时遗溲，刺解脉，在膝筋肉分间郄外廉之横脉出血，血变而止。解脉令人腰痛如引带，常如折腰状，善恐，刺解脉，在郄中结络如黍米，刺之血射以黑，见赤血而已。同阴之脉令人腰痛，痛如小锤居其中，怫然肿，刺同阴之脉，在外踝上绝骨之端，为三痏。阳维之脉令人腰痛，痛上怫然肿，刺阳维之脉，脉与太阳合腨下间，去地一尺所。衡络之脉令人腰痛，不可以俯仰，仰则恐仆，得之举重伤腰，衡络绝，恶血归之，刺之在郄阳筋之间，上郄数寸衡居，为二痏出血。

　　会阴之脉令人腰痛，痛上漯漯然汗出，汗干令人欲饮，饮已欲走，刺直阳之脉上三痏，在跷上郄下五寸横居，视其盛者出血。飞扬之脉令人腰痛，痛上怫怫然，甚则悲以恐，刺飞扬之脉，在内踝上五寸，少阴之前，与阴维之会。昌阳之脉令人腰痛，痛引膺，目晌晌然，甚则反折，舌卷不能言，刺内筋为二痏，在内踝上大筋前、太阴后，上踝二寸所。散脉令人腰痛而热，热甚生烦，腰下如有横木居其中，甚则遗溲，刺散脉在膝前骨肉分间，络外廉束脉，为三痏。肉里之脉令人腰痛，不可以咳，咳则筋缩急，刺肉里之脉为二痏，在太阳之外，少阳绝骨之后。

　　腰痛夹脊而痛，至头几几然，目晌晌欲僵仆，刺足太阳郄中出血。腰痛上寒，刺足太阳、阳明；上热，刺足厥阴；不可以俯仰，刺足少阳；中热而喘，刺足少阴，刺郄中出血。腰痛上寒不可顾，刺足阳明；上热，刺足太阴；中热而喘，刺足少阴；大便难，刺足少阴；少腹满，刺足厥阴；如折不可以俯仰，不可举，刺足太阳；引脊内廉，刺足少阴。腰痛引少腹控䏚，不可以仰，刺腰尻交者，两髁肿上。以月生死为痏数，发针立已，左取右，右取左。

诗青译文

　　足太阳经腰部病，牵引项背脊腰痛，好似重物来担负，应刺合穴为委中，此处刺其出恶血。春季莫施此法行。足少阳经腰部病，如刺皮肤之腰痛，逐渐加重难俯仰，左右回顾难转动。足少阳经刺成骨，膝外高骨突起处，夏季莫刺其血出。足阳明经腰部病，颈项难转之腰痛，回顾神乱花两眼，犹如妄见怪异中，并且悲伤时时来，经前胫骨足阳明，足三里穴刺三次，上下巨虚刺出血，秋季莫要刺出血。足少阴经腰部病，牵引脊骨内腰痛，足少阴经内踝上，针刺两次复溜位，春季莫要刺血出。否则肾损难恢复。足厥阴经腰部病，强急新张弓腰痛，足厥阴经应刺来，腿肚足根鱼腹外，蠡沟穴位此处中，摸之结络累不平，若是病人多言语，沉默不爽和抑郁，针刺三次才可以。

　　腰部解脉若发病，腰痛牵引至肩部，病人遗尿时常有，眼睛不好难视物，解脉委中穴外侧，此为委阳穴位处，血络横见紫黑满，要刺就要刺出血，由紫变红才能闲。解脉发病人腰痛，好像有带牵引同，又像腰部被折断，并且时有恐惧感，治疗应刺解脉处，络脉结滞黍米如，刺有黑血射出来，血色变红效果殊。阴脉发病腰部同，腰痛胀闷与沉重，似有小锤敲里面，病处突然会胀肿，应刺同阴之脉处，外踝阳辅穴位处，针刺三次要记住。衡络脉病在腰部，腰痛前俯后仰难，后仰恐怕要跌倒，用力举重伤腰间，横络阻绝不通畅，瘀血积滞在里边。数寸之处殷门穴，上行委阳大筋间，针刺二次令出血，视其血络横居满。

　　会阴脉发腰部病，病人腰痛汗出中，汗止之后欲饮水，不安状态时行动，直阳之脉上三次，阳跷申脉穴上位，足部太阳郄中穴，下面五寸承筋位，左右络脉有横居，血络盛满刺血出。昌阳脉发腰部病，腰痛牵引人胸膺，眼睛昏花难视物，腰背后折若严重，舌头卷短难言语，筋内复溜穴应取，此穴需要刺二次，内踝之上大筋前，内踝之上二寸处，足部太阴经后面。散脉若发腰部病，腰痛发热甚烦生，腰下似有横木块，甚会遗尿梗阻中，散脉下俞之巨虚，上廉巨虚下廉处，膝前外侧骨肉间，脉络青筋有缠束，针刺三次效果殊。肉里脉发腰部病，腰痛咳嗽亦

173

不能，咳嗽筋拘急挛缩，肉里之脉二次行，足部太阳外前方，少阳绝骨端后中。

腰痛脊背挟而痛，拘强不舒连头部，眼睛昏花欲跌倒，足太阳经刺血出。腰痛时觉有寒冷，足部太阳阳明经，阳分阴邪来散行；感觉有热厥阴经，阴中风热来散行；腰痛不能俯与仰，应刺足部少阳经，转枢机关动才能；若是内热而喘促，应刺足部少阴经，用以壮水来制火，血络出血刺委中。腰痛感觉上寒冷，头项强急难来回，应刺足部阳明经；腰痛感觉火热炎，应刺足部太阴经；内里发热兼气喘，应刺足部少阴经。腰痛大便有困难，应刺足部少阴经。腰痛少腹有胀满，应刺足部厥阴经。腰痛如折难俯仰，病人难以有举动，应刺足部太阳经。腰痛牵引脊内侧，应刺足部少阴经。腰痛牵引在少腹，季胁之下被引动，病人此时难后仰，腰尻交处下髎中，两踝骨下挟脊处，两旁坚肉刺就行，月亮盈亏来计算，针刺次数算亏盈，针后立刻会见效，左痛刺右并采用，右痛刺左法兼行。

174

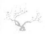

黄帝内经 · 素问

风论

原 文

黄帝问曰：风之伤人也，或为寒热，或为热中，或为寒中，或为疠风，或为偏枯，或为风也，其病各异，其名不同。或内至五脏六腑，不知其解，愿闻其说。

岐伯对曰：风气藏在皮肤之间，内不得通，外不得泄。风者，善行而数变，腠理开，则洒然寒，闭则热而闷。其寒也，则衰食饮；其热也，则消肌肉。故使人怢慄而不能食，名曰寒热。

风气与阳明入胃，循脉而上至目内眦，其人肥，则风气不得外泄，则为热中而目黄；人瘦则外泄而寒，则为寒中而泣出。风气与太阳俱入，行诸脉俞，散于分肉之间，与卫气相干，其道不利。故使肌肉愤䐜而有疡，卫气有所凝而不行，故其肉有不仁也。疠者，有荣气热胕，其气不清，故使其鼻柱坏而色败，皮肤疡溃。风寒客于脉而不去，名曰疠风，或名曰寒热。

以春甲乙伤于风者为肝风，以夏丙丁伤于风者为心风，以季夏戊己伤于邪者为脾风，以秋庚辛中于邪者为肺风，以冬壬癸中于邪者为肾风。

风中五脏六腑之俞，亦为脏腑之风，各入其门户所中，则为偏风。风气循风府而上，则为脑风，风入系头，则为目风，眼寒。饮酒中风，则为漏风。入房汗出中风，则为内风。新沐中风，则为首风。久风入中，则为肠风，飧泄。外在腠理，则为泄风。故风者，百病之长也，至其变化，乃为他病也，无常方，然致有风气也。

帝曰：五脏风之形状不同者何？愿闻其诊及其病能。岐伯曰：肺风之状，多汗恶风，色皏然白，时咳短气，昼日则差，暮则甚，诊在眉上，其色白。心风之状，多汗恶风，焦绝善怒吓，赤色，病甚则言不可快，诊在口，其色赤。肝风之状，多汗恶风，善悲，色微苍，嗌干善怒，时憎女子，诊在目下，其色青。脾风之状，多汗恶风，身体怠堕，四支不欲动，色薄微黄，不嗜食，诊在鼻上，其色黄。肾风之状，多汗恶风，面然浮肿，脊痛不能正立，其色炲，隐曲不利，诊在肌上，其色黑。

胃风之状，颈多汗，恶风，食饮不下，膈塞不通，腹善满，失衣则䐜胀，食寒则泄，诊形瘦而腹大。首风之状，头面多汗，恶风、当先风一日，则病甚，头痛不可以出内，至其风日，则病少愈。漏风之状，或多汗，常不可单衣，食则汗出，甚则身汗，喘息恶风，衣常濡，口干善渴，不能劳事。泄风之状，多汗，汗出泄衣上，口中干，上渍其风，不能劳事，身体尽痛，则寒。帝曰：善。

诗青译文

　　黄帝问道：风邪犯体寒热病，或已成为热中病，或已成为寒中病，或可引起疠风病，或可引起偏枯病，或可成为各风病。病变表现有不同，所以病名亦不同，甚至侵入脏腑中，我不知道怎解释，还是请你来说明。

　　岐伯说：风邪犯体在皮肤，失常腠理时合开，经脉不能调于内，卫气不能泄于外；风邪迅速往来去，阳气外泄腠理开，洒渐恶寒将要来，阳气内郁塞腠理，身热烦闷难抒怀，恶寒引起饮食少，发热则使肌瘦消，振寒使人难饮食，寒热病名能坐实。

　　风邪阳明经入胃，循经上行眦目内，腠理致密人肥胖，风邪不能向外放，羁留体内郁化热，热中病见目珠黄；腠理疏松人瘦弱，阳气外泄畏寒过，寒中病见泪出多。太阳经脉风邪入，遍行太阳腧穴路，再与卫气相搏结，分肉之间多散布，肌肉肿胀有疮疡，不利卫气之行处；卫气凝涩难通行，肌肤麻木痒痛无。营气热腐病疠风，血气污浊难分清，鼻柱蚀坏皮衰败，皮肤溃烂有疮生。病因风寒侵脉经。羁留不去成祸害，感受风邪成疠风。

　　春季甲日或乙日，感受风邪成肝风；夏季丙日或丁日，感受风邪成心风；长夏戊日或己日，感受风邪成脾风；秋季庚日或辛日，感受风邪成肺风；冬季壬日或癸日，感受风邪成肾风。

　　风侵脏腑之腧穴，沿经内传脏腑风。腧穴人体之门户，机体外界相联通，风邪血气衰时入，或左或右病偏风。风邪风府穴上脑，将有名为病脑风；风邪侵头累及目，目风病将由此出，两眼畏惧风寒毒；酒后风邪漏风病；行房汗出受风邪，将有名为病内风；洗头刚过受风邪，将有名为病首风；风邪久留犯肠胃，飧泄病成因肠风；风邪停留在腠理，泄风病名成此时。风邪疾病首要素。侵入人体百病出，一定常规已不在，病因皆是风邪来。黄帝问道：风症表现何不同？疾病要点讲来听。岐伯回答道：肺风表现之症状，多汗恶风面色白，咳嗽气短不时来，白天减

177

轻傍晚重，诊眉上部白色在。心风表现之症状，多汗恶风唇舌焦，容易发怒面红烧，病重言语有謇涩，诊时舌部现红色。肝风表现之症状，多汗恶风常悲伤，面色微青咽喉干，时见女性易发怒，诊时目下青眼圈。脾风表现之症状，多汗恶风身体倦，面色微黄四肢懒，不思饮水和食物，诊时黄色现鼻尖。肾风表现之症状，多汗恶风面浮肿，面色煤黑腰脊痛，小便亦是极不利，诊时颐部黑色中。

胃风表现之症状，恶风颈部多出汗，饮食吞咽有困难，隔塞不通满腹胀，腹部即胀少衣穿，稍食寒凉能泄透，诊时腹胀形体瘦。首风表现之症状，恶风面部多出汗，头痛加重起风前，闭门不敢离屋内，起风当日痛热减。漏风表现之症状，喘息恶风是汗多，进食即汗衣不薄，口干易渴时自汗，衣服常湿不劳模。泄风表现之症状，汗出湿衣人干口，上身多汗水如流，人在此时难运动，身痛哆嗦冷嗖嗖。黄帝道：讲得好！

痹论

原文

黄帝问曰：痹之安生？岐伯对曰：风寒湿三气杂至，合而为痹也。其风气胜者为行痹，寒气胜者为痛痹，湿气胜者为著痹也。

帝曰：其有五者何也？岐伯曰：以冬遇此者为骨痹，以春遇此者为筋痹；以夏遇此者为脉痹；以至阴遇此者为肌痹；以秋遇此者为皮痹。

帝曰：内舍五脏六腑，何气使然？岐伯曰：五脏皆有合，病久而不去者，内舍于其合也。故骨痹不已，复感于邪，内会于肾；筋痹不已，复感于邪，内会于肝；脉痹不已，复感于邪，内会于心；肌痹不已，复感于邪，内舍于脾；皮痹不已，复感于邪，内舍于肺；所谓痹者，各以其时重感于风寒湿之气也。

凡痹之客五脏者，肺痹者，烦满喘而呕。心痹者，脉不通，烦则心下鼓，暴上气而喘，嗌干善噫，厥气上则恐。肝痹者，夜卧则惊，多饮，数小便，上为引如怀。肾痹者，善胀，尻以代踵，脊以代头。脾痹者，四肢解堕，发咳呕汁，上为大塞。肠痹者，数饮而出不得，中气喘争，时发飧泄。胞痹者，少腹膀胱按之内痛，若沃以汤，涩于小便，上为清涕。

阴气者，静则神藏，躁则消亡。饮食自倍，肠胃乃伤。淫气喘息，痹聚在肺；淫气忧思，痹聚在心；淫气遗溺，痹聚在肾；淫气乏竭，痹聚在肝；淫气肌绝，痹聚在脾。诸痹不已，亦益内也。其风气胜者，其人易已也。

帝曰：痹，其时有死者，或疼久者，或易已者，其何故也？岐伯曰：其入脏者死，其留连筋骨间者疼久，其留皮肤间者易已。

帝曰：其客于六腑者何也？岐伯曰：此亦其食饮居处，为其病本也。六腑亦各有俞，风寒湿气中其俞，而食饮应之，循俞而入，各舍其腑也。

帝曰：以针治之奈何？岐伯曰：五脏有俞，六腑有合，循脉之分，各有所发，各随其过，则病瘳也。

帝曰：荣卫之气，亦令人痹乎？岐伯曰：荣者水谷之精气也，和调于五脏，洒陈于六腑，乃能入于脉也。故循脉上下贯五脏，络六腑也。卫者水谷之悍气也。其气慓疾滑利，不能入于脉也。故循皮肤之中，分肉之间，熏于肓膜，散于胸腹，逆其气则病，从其气则愈，不与风寒湿气合，故不为痹。

帝曰：善。痹或痛，或不仁，或寒，或热，或燥，或湿，其故何也？岐伯曰：痛者，寒气多也，有寒故痛也。其不痛不仁者，病久入深，荣卫之行涩，经络时疏，故不通，皮肤不营，故为不仁。其寒者，阳气少，阴气多，与病相益，故寒也。其热者，阳气多，阴气少，病气胜，阳遭阴，故为痹热。其多汗而濡者，此其逢湿甚也。阳气少，阴气盛，两气相感，故汗出而濡也。

帝曰：夫痹之为病，不痛何也？岐伯曰：痹在于骨则重；在于脉则血凝而不流；在于筋则屈不伸；在于肉则不仁；在于皮则寒。故具此五者，则不痛也。凡痹之类，逢寒则虫，逢热则纵。帝曰：善。

诗青译文

黄帝问道：痹病为何能发生？岐伯回答说：风寒湿邪有三种，气杂合伤而形成。行痹是为风邪胜，痛痹是为寒邪胜，著痹是为湿邪胜。

黄帝问道：痹病为何分五种？岐伯说：冬天有病称骨痹，春天有病称筋痹，夏天有病称脉痹，长夏有病称肌痹，秋天有病称皮痹。

黄帝问道：内侵累及于脏腑，是何道理说清楚？岐伯说：组织器官五脏连，邪久不除内脏犯。骨痹受邪在于肾；筋痹受邪在于肝；脉痹受邪在于心；肌痹受邪在于脾；皮痹受邪在于肺。

各脏所主季节里，重感风寒湿所致。痹病侵入至五脏，症状各有不同样：肺痹烦闷有胀满，呕吐呃逆和气喘，心痹血脉烦不通，心悸喘息气上壅，咽干嗳气有惊恐。肝痹夜眠多为惊，饮多小便次数频，疼痛循经引上下，少腹之状如怀孕。肾痹腹胀萎不行，臀部着地脊畸形，高耸过头得人惊。脾痹肢倦皆无力，呕吐咳嗽水清稀，上腹不通有阻闭。肠痹频饮小便难，腹中肠鸣泄不完。膀胱痹为按腹疼，灌注热水与之同，小便涩滞流不爽，上有鼻涕水为清。

五脏精气静内守，五脏精气躁外散。饮食过量肠胃难。痹邪若引呼吸喘，有痹发生在肺间；痹邪若引忧虑思，有痹发生在心里；痹邪若引有遗尿，有痹发生肾不遥；痹邪若引衰疲乏，有痹发生在肝家；痹邪若引肌肉瘦，有痹发生脾里有。各种痹病久不愈，病变向内会深入。风邪偏盛易痊愈。

黄帝问道：痹病有时会死亡，有时疼痛会久长，有时痊愈很容易，是何缘故你思量？岐伯说：痹邪内犯五脏死，筋骨难愈留羁久，停在皮肤痊愈易。

黄帝问道：侵犯六腑是何因？岐伯说：饮食起居为其因。六腑各有应腧穴，风寒湿若侵腧穴，饮食所伤与相应，病邪腧穴里循行，留滞在腑为病种。

黄帝问道：针刺治疗如何用？岐伯说：五脏各有输穴取，六腑各有合穴取，循于经脉所行位，各有发病征兆对，输合两穴行针刺，病人痊愈就容易。

黄帝问道：营卫之气再说说，致人痹病是如何？岐伯说：营是水谷化精气，平和协调五脏行，然后散布在六腑，最后汇入经脉中，营气循经行上下，脏腑相联全靠它。卫是水谷生悍气，流动滑利而迅疾，循行皮肤肌肉间，敷布胸腹于其内，熏蒸肓膜于其间。营卫之气若逆乱，人会不适生病变，营卫之气若调和，病人痊愈很快见。营卫之气若不与，风寒湿邪相结合，痹病不来无困惑。

黄帝说：讲得好！时有疼痛时不痛，有时人在麻木中，时寒时热是表现，皮肤湿润时有干，是何原因你谈谈？岐伯说：有寒才痛寒偏多。麻木患病久奈何，邪入营卫气涩滞，经络气血有空虚，人不觉痛在此时；皮肤营养得不到，麻木不仁岂能少。寒象阳虚阴偏盛，阴气助长寒邪势，表现寒象不足奇。热象阳盛阴不足，阳气风邪阴分侮，所以热象有现出。由于感受湿邪甚，多汗皮肤会湿润，阳气不足阴偏盛，湿邪阴气携手行。

黄帝问道：为何痹病不疼痛？岐伯说：发生在骨则身重；发生在脉血涩凝；发生在筋曲不伸；发在肌肉麻不仁；发在皮肤寒来侵。以上情况有五种，若是发生不觉疼。凡是痹病疾患类，遇寒筋脉拘急随，遇热筋脉弛缓归。黄帝道：讲得好！

黄帝内经 · 素问

痿论

原　文

黄帝问曰：五脏使人痿何也？岐伯对曰：肺主身之皮毛，心主身之血脉，肝主身之筋膜，脾主身之肌肉，肾主身之骨髓。故肺热叶焦，则皮毛虚弱，急薄，着则生痿躄也。心气热，则下脉厥而上，上则下脉虚，虚则生脉痿，枢析挈，胫纵而不任地也。肝气热，则胆泄口苦，筋膜干，筋膜干则筋急而挛，发为筋痿。脾气热，则胃干而渴，肌肉不仁，发为肉痿。肾气热，则腰脊不举，骨枯而髓减，发为骨痿。

帝曰：何以得之？岐伯曰：肺者脏之长也，为心之盖也，有所失亡，所求不得，则发肺鸣，鸣则肺热叶焦，故曰：五脏因肺热叶焦，发为痿躄，此之谓也。悲哀太甚，则胞络绝，胞络绝，则阳气内动，发则心下崩数溲血也。故《本病》曰：大经空虚，发为肌痹，传为脉痿。思想无穷，所愿不得，意淫于外，入房太甚，宗筋弛纵，发为筋痿，及为白淫。故《下经》曰：筋痿者，生于肝，使内也。有渐于湿，以水为事，若有所留，居处相湿，肌肉濡渍，痹而不仁，发为肉痿。故《下经》曰：肉痿者，得之湿地也。有所远行劳倦，逢大热而渴，渴则阳气内伐，内伐则热合于肾，肾者水脏也；今水不胜火，则骨枯而髓虚。故足不任身，发为骨痿。故《下经》曰：骨痿者，生于大热也。

帝曰：何以别之？岐伯曰：肺热者色白而毛败；心热者色赤而络脉溢；肝热者色苍而爪枯；脾热者色黄而肉蠕动；肾热者色黑而齿槁。

帝曰：如夫子言可矣。论言治痿者，独取阳明何也？岐伯曰：阳明者五脏六腑之海，主润宗筋，宗筋主束骨而利机关也。冲脉者，经脉之海也，主渗灌溪谷，与阳明合于宗筋，阴阳？宗筋之会，合于气街，而阳明为之长，皆属于带脉，而络于督脉。故阳明虚，则宗筋纵，带脉不引，故足痿不用也。

帝曰：治之奈何？岐伯曰：各补其荥而通其俞，调其虚实，和其逆顺，筋脉骨肉，各以其时受月，则病已矣。帝曰：善。

诗青译文 🌸

黄帝问道：五脏皆可生痿病，是何道理你说明？岐伯回答说：肺主全身之皮毛，心主全身之血脉，肝主全身之筋膜，脾主全身之肌肉，肾主全身之骨髓。肺脏有热灼津液，枯焦皮毛亦虚弱，干枯难润热不去，变生痿躄要记得；心脏有热气血逆，上逆在下血脉虚，血脉空虚变脉痿，关节如折难提举，此时足胫有弛缓，行路不能着在地；肝脏有热胆外溢，口苦筋膜失养干，筋脉拘急与挛缩，变生筋痿记心间；脾脏有热灼胃津，肌肉失养木不仁，此时病人会口渴，不知痛痒肉痿人；肾脏有热灼精枯，致使髓减成枯骨，腰脊举动此时难，变生骨痿要记住。

黄帝问道：痿症如何会发生？岐伯说：肺是诸脏之兄长，又是心脏之华盖。失意情况若遇到，肺气郁闷不畅快，喘息声音会出现，进而气郁化热成，此时肺叶变枯焦，精气全身布不能，五脏营养皆不得，变生痿躄意料中，此间道理已说清。若是悲哀为过度，气机就会郁结中，隔绝不通心包络，阳气在内会妄动，逼迫心血崩向下，小便出血屡次行。所以《本病》曾经说：大经脉络若虚空，肌痹就会能发生，进步脉痿会生成。人若胡思又乱想，欲望却又达不到，或是意念有惑乱，房事不节又不少，皆使宗筋弛与缓，筋痿白带浊疾患。所以《下经》曾经说：筋痿之病发于肝，房事太过精气伤。有人日渐湿邪受，水湿环境工作忙，水湿滞留在体内，或是居处潮湿房，肌肉浸渍湿邪受，肌肉麻木不舒畅，最终肉痿莫思量。所以《下经》曾经说：久居湿地肉痿多。炎热天气会口渴，长途跋涉太劳累，阳气化热有内扰，内扰邪热入肾位，须知肾为水之脏，若是水难来胜火，两足难以持身体，骨枯髓空阴精灼，形成骨痿不多说。所以《下经》曾经说：骨痿所致由大热。"

黄帝问道：五种痿症怎分别？岐伯说：肺痿面白毛发衰；心痿面红血充盈；肝痿面青枯爪甲；脾痿面黄肌肉动；肾痿面黑齿枯中。

黄帝道：以上你说很正确。医书曾经我听说：治痿独取阳明经，是何道理再说明？岐伯说：阳明脏腑营养源，濡养宗筋记心间，关节灵活能运转。冲脉气血会聚处，分肉肌腠气血输，足阳明经宗筋会，阴经阳经总会处，再行会合气街穴，阳明经脉为统帅，诸经相联于带脉，又是系络于督脉。气血不足阳明经，宗筋失养弛缓中，带脉难以收诸脉，两足痿弱不能用。

黄帝问道：怎样治疗你说明？岐伯说：调补各经之荥穴，各经输穴要疏通，以调机体之虚实，气血逆顺要调停；无论疾病怎样变，只要在其合脏中，当旺月份来治疗，疾病愈痊人轻松。黄帝道：很对

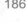

厥论

黄帝问曰：厥之寒热者何也！岐伯对曰：阳气衰于下，则为寒厥；阴气衰于下，则为热厥。

帝曰：热厥之为热也，必起于足下者何也？岐伯曰：阳气起于足五指之表，阴脉者集于足下，而聚于足心，故阳气胜则足下热也。

帝曰：寒厥之为寒也，必从五指而上于膝者何也？岐伯曰：阴气起于五指之里，集于膝下而聚于膝上，故阴气胜，则从五指至膝上寒，其寒也，不从外，皆从内也。

帝曰：寒厥何失而然也？岐伯曰：前阴者，宗筋之所聚，太阴阳明之所合也。春夏则阳气多而阴气少，秋冬则阴气盛而阳气衰。此人者质壮，以秋冬夺于所用，下气上争不能复，精气溢下，邪气因从之而上也；气因于中，阳气衰，不能渗营其经络，阳气日损，阴气独在，故手足为之寒也。

帝曰：热厥何如而然也？岐伯曰：酒入于胃，则络脉满而经脉虚；脾主为胃行其津液者也，阴气虚则阳气入，阳气入则胃不和，胃不和则精气竭，精气竭则不营其四肢也。此人必数醉若饱以入房，气聚于脾中不得散，酒气与谷气相薄，热盛于中，故热偏于身内热而溺赤也。夫酒气盛而慓悍，肾气有衰，阳气独胜，故手足为之热也。

帝曰：厥或令人腹满，或令人暴不知人，或至半日远至一日乃知人者何也？岐伯曰：阴气盛于上则下虚，下虚则腹胀满；阳气盛于上，则下气重上，而邪气逆，逆则阳气乱，阳气乱则不知人也。

帝曰：善。愿闻六经脉之厥状病能也。岐伯曰：巨阳之厥，则肿首头重，足不能行，发为眴仆；阳明之厥，则癫疾欲走呼，腹满不得卧，面赤而热，妄见而妄言；少阳之厥，则暴聋颊肿而热，胁痛，骱不可以运；太阴之厥，则腹满䐜胀，后不利不欲食，食则呕，不得卧；少阴之厥，则口干溺赤，腹满心痛；厥阴之厥，则少腹肿痛，腹胀，泾溲不利，好卧屈膝，阴缩肿，内热。盛则泻之，虚则补之，不盛不虚，以经取之。

太阴厥逆，急挛，心痛引腹，治主病者；少阴厥逆，虚满呕变，下泄清，治主病者；厥阴厥逆，挛、腰痛，虚满前闭，谵言，治主病者。三阴俱逆，不得前后，使人手足寒，三日死。太阳厥逆，僵仆，呕血善衄，治主病者；少阳厥逆，机关不利，机关不利者，腰不可以行，项不可以顾，发肠痈不可治，惊者死；阳明厥逆，喘咳身热，善惊，衄呕血。

手太阴厥逆，虚满而咳，善呕沫，治主病者，手心主少阴厥逆，心痛引喉，身热死，不可治；手太阳厥逆，耳聋泣出，项不可以顾，腰不可以俯仰，治主病者；手阳明、少阳厥逆，发喉痹、嗌肿，痉，治主病者。

诗青译文

黄帝问：厥病有寒又有热，请问这是为什么？岐伯回答说：阳从足衰是寒厥；阴从足衰是热厥。

黄帝问：热厥必先足下生，是何道理说来听？岐伯说：阳行脚指小外侧，集在脚下聚脚心，所以阳胜脚下热。

黄帝问：寒厥先足小指生，然后上行至膝下，又何道理你说明？岐伯说：阴起足小指里侧，集在膝下聚膝上。所以阴气才会强，逆冷先起足小指，然后上行至膝上；此种逆冷非外寒，内部阳虚致冷寒。

黄帝问：寒厥怎样才形成？岐伯答道：前阴众筋聚集处，足阳明胃太阴脾，会合场所在此处。春夏阳多阴气少，秋冬阴盛阳气少。寒厥人恃身体壮，秋冬阳气已衰时，房事较多不节制，此时在下之阴气，与阳相争浮向上，阳气不藏泄精气，阴气上逆此时得，成为寒厥正当时。寒邪之气潜体内，阳气渐渐会衰退，难以营运在经络。阳气天天受损害，只有阴气还存在，手足发冷就会来。

黄帝问：热厥怎样才形成？岐伯答道：若是饮酒入胃里，络脉血液充满盈，经脉反见有空虚。脾助胃来津液送。若是饮酒常过度，导致阴虚脾无输，阴气虚则阳气实，阳气实则胃不和，水谷精气随衰减，衰减营养四肢难。此种病人常面对，饱食行房经常醉，肾虚无气来资脾，所以不散而聚气，酒谷两气互相搏，热从里起酿成热，所以全身会发热。因为内热小便赤。而又性烈盛酒气，肾气日益会衰减，阳气独胜在内间，手足发热是必然。

黄帝说：有人厥病会腹满，突然人事皆不知，甚至识人要一日，请问这是何道理？岐伯说：阴气偏盛下部虚，下虚腹部胀满凸。阳气偏盛在于上，阴气亦会并行上，由于邪气是逆行，邪气上逆阳乱中，阳气一旦有紊乱，不省人事会突然。

189

黄帝说：讲得好！六经厥病讲来听。岐伯说：厥病若患太阳经，感觉头脚皆沉重，眼花昏乱足不行。厥病若患阳明经，癫之疾病会发生，狂走呼叫腹胀中，卧下身热面发红，稀奇古怪若干种，胡言乱语不能停。厥病若患少阳经，病人突然或耳聋，胸有发热肿颊部，大腿难走两胁疼。厥病若患太阴经，腹胀大便不爽中，不思饮食吃则吐，心想安卧却不能。厥病若患少阴经，舌干小便为赤红，腹部胀满心却疼。厥病若患厥阴经，身有腹胀小腹肿，小便不利睡蜷腿，前阴萎缩热足胫。若疗以上各厥病，身体强壮泄法用，身体虚弱用补法，不强不弱刺本经。

足太阴经若厥逆，小腿拘挛记心里，心痛牵连在腹部，主病之经治及时。足少阴经若厥逆，腹部虚满兼呕逆，清水下泄主经治。足厥阴经若厥逆，筋挛胡言又乱语，小便不利有腰痛，主病之经先要治。太阴少阴与厥阴，若是三者同厥逆，两便不通人着急，手足逆冷至肘膝，三天后亡已为期。足太阳经若厥逆，昏倒经常出鼻血，主病之经治此时。足少阳经若厥逆，筋骨关节不灵活，腰部活动难利索，兼发肠痈拘脖项，难疗再惊人过客。足阳明经若厥逆，喘促咳嗽身发热，惊恐呕血鼻血多。

手太阴经若厥逆，咳嗽胸腹有虚满，常常呕出痰与水，主病之经可承担。手心包络少阴心，厥逆咽喉心痛连，身如发热死不难。手太阳经若厥逆，耳聋眼睛流泪时，腰不俯仰颈不回，主病之经要从医。手阳明经少阳经，厥逆喉痹与咽肿，颈脖强硬直不软，欲治先看主病经。

病能论

原 文

黄帝问曰：人病胃脘痈者，诊当何如？岐伯对曰：诊此者当候胃脉，其脉当沉细，沉细者气逆，逆者人迎甚盛，甚盛则热，人迎者胃脉也，逆而盛，则热聚于胃口而不行，故胃脘为痈也。

帝曰：善。人有卧而有所不安者何也？岐伯曰：脏有所伤，及精有所之寄则安，故人不能悬其病也。

帝曰：人之不得偃卧者何也？岐伯曰：肺者藏之盖也，肺气盛则脉大，脉大则不得偃卧也，论在《奇恒阴阳》中。

帝曰：有病厥者，诊右脉沉而紧，左脉浮而迟，不然，病主安在？岐伯曰：冬诊之，右脉固当沉紧，此应四时，左脉浮而迟，此逆四时，在左当主病在肾，颇关在肺，当腰痛也。帝曰：何以言之？岐伯曰：少阴脉贯肾络肺，今得肺脉，肾为之病，故肾为腰痛之病也。

帝曰：善。有病颈痈者，或石治之，或针灸治之，而皆已，其真安在？岐伯曰：此同名异等者也。夫痈气之息者，宜以针开除去之，夫气盛血聚者，宜石而泻之，此所谓同病异治也。

帝曰：有病怒狂者，此病安生？岐伯曰：生于阳也。帝曰：阳何以使人狂？岐伯曰：阳气者，因暴折而难决，故善怒也，病名曰阳厥。帝曰：何以知之？岐伯曰：阳明者常动，巨阳少阳不动，不动而动大疾，此其候也？帝曰：治之奈何？岐伯曰：夺其食即已，夫食入于阴，长气于阳，故夺其食即已。使之服以生铁洛为饮，夫生铁洛者，下气疾也。

帝曰：善。有病身热解堕，汗出如浴，恶风少气，此为何病？岐伯曰：病名曰酒风。帝曰：治之奈何？岐伯曰：以泽泻、术各十分，麋衔五分合，以三指撮为后饭。

所谓深之细者，其中手如针也，摩之切也，聚者坚也，博者大也。《上经》者，言气之通天也。《下经》者，言病之变化也。《金匮》者，决死生也。《揆度》者，切度之也。《奇恒》者，言奇病也。所谓奇者，使奇病不得以四时死也。恒者，得以四时死也。所谓揆者，方切求之也，言切求其脉理也。度者，得其病处，以四时度之也。

诗青译文

黄帝问：有人若患胃脘痛，如何诊断请说明？岐伯回答：若要诊断此疾病，切诊胃脉才能行，胃脉应当沉而细，表明胃气上逆中，尤其旺盛人迎脉，表明热邪已经来，人迎胃脉要明白。气机上逆人迎盛，邪热聚集而不散，胃脘痛病会发生。

黄帝问道：有人睡卧不安宁，又是为何请说明？岐伯回答说：人体五脏有损伤，或是挂念某事情。两方因素若不除，此时睡卧不安宁。

黄帝问道：若是有人难仰卧，请问又是为什么？岐伯回答说：人体肺位是最高，如同脏腑之盖罩，肺气壅盛络脉胀，不能仰卧要知晓。奇恒阴阳古书中，论述清楚能查到。

黄帝问道：若是有人患气逆，左手脉象浮而迟，右手脉象沉而紧，请问疾病在哪里？岐伯回答说：若在冬天诊脉时，右手脉搏应沉紧，表明脉搏之变化，四时阴阳与相合。若是左脉浮而迟，表明脉象之变化，四时阴阳相违背。浮迟脉象在左手，病变部位应在肾，若是肺脉像出现，人体疼痛在腰间。黄帝问道：这是为何再谈谈？岐伯回答说：足少阴经下肾脏，在上络于人肺中，现在若是有肺脉，肾脏病变可说明，要知人腰为肾腑，所以出现腰痛病。

黄帝说：讲得好。有人若患颈痛病，有时砭石来治疗，有时针灸来治疗，但是病人皆能愈，治法道理在哪里？岐伯回答说：虽然病名是相同，但是类型却不同。颈痛气滞若为主，针灸疗法适宜用；颈痛气滞血瘀主，砭石治疗适宜用。同病异治要记清。

黄帝问道：曾经听说狂怒病，此病如何来产生？岐伯回答说：阳气过盛所造成。黄帝问道：阳气过盛人狂怒？岐伯回答说：阳气突然受抑制，难以宣泄易发怒，阳厥为名要记住。黄帝问道：狂怒如何才知道？岐伯回答说：阳明经上某部位，此部经常有跳动，太阳少阳两经上，此部很少有跳动，若是平时不跳动，突然跳动剧而速，阳厥疾病将暴出。黄帝进一步问道：如何治疗说清楚？岐伯回答说：病人饮食要减少，狂怒发作会停止，因为饮食入胃后，助长人身之阳气，生铁落饮另服用，此饮作用降气逆。

黄帝说：很好，另有身体发热人，表现四肢为急惰，汗出如用水浴洗，还有怕风和少气，此为何病说仔细？岐伯回答说：此种疾病叫酒风。黄帝问道：如何治疗请说明？岐伯回答说：泽泻白术各十分，五分麋衔研细末，要在饭前再服下，每次服用三指撮。

所说沉细小脉象，脉搏应手如针细，推按脉气聚不散，此为坚脉要牢记；阴阳相搏为大脉。上经为书何论述，人与自然之关系，下经为书何论述，病理变化要明晰，金匮为书何论述，疾病诊断判生死，揆度为书何论述，脉诊病情来推理，奇恒为书何论述，特殊疾病要知悉，所说奇病是何病，不依四时之变化，决定人体死与生，所说恒病是何病，依照四时之变化，决定人体死与生。所说揆字是何意，切按脉搏推病变；所说度字是何意，切按脉搏推病位，结合四时与气候，再将疾病来判断。

奇病论

原文

黄帝问曰：人有重身，九月而瘖，此为何也？岐伯对曰：胞之络脉绝也。帝曰：何以言之？岐伯曰：胞络者，系于肾，少阴之脉贯肾，系舌本，故不能言。帝曰：治之奈何？岐伯曰：无治也，当十月复。《刺法》曰：无损不足，益有余，以成其疹。然后调之。所谓无损不足者，身羸瘦，无用镵石也；无益其有余者，腹中有形而泄之，泄之则精出而病独擅中，故曰疹成也。

帝曰：病胁下满气逆，二三岁不已，是为何病？岐伯曰：病名曰息积，此不妨于食，不可灸刺，积为导引服药，药不能独治也。

帝曰：人有身体髀股䯒皆肿，环脐而痛，是为何病？岐伯曰：病名曰伏梁，此风根也。其气溢于大肠而著于肓，肓之原在脐下，故环脐而痛也。不可动之，动之为水溺涩之病也。

帝曰：人有尺脉数甚，筋急而见，此为何病？岐伯曰：此所谓疹筋，是人腹必急，白色黑色见，则病甚。

帝曰：人有病头痛，以数岁不已，此安得之，名为何病？岐伯曰：当有所犯大寒，内至骨髓，髓者，以脑为主，脑逆，故令头痛，齿亦痛，病名曰厥逆。帝曰：善。

帝曰：有病口甘者，病名为何？何以得之？岐伯曰：此五气之溢也，名曰脾瘅。夫五味入口，藏于胃，脾为之行其精气，津液在脾，故令人口甘也，此肥美之所发也，此人必数食甘美而多肥也。肥者，令人内热，甘者令人中满，故其气上溢，转为消渴。治之以兰，除陈气也。

帝曰：有病口苦，取阳陵泉。口苦者，病名为何？何以得之？岐伯曰：病名曰胆瘅。夫肝者，中之将也，取决于胆，咽为之使，此人者数谋虑不决，故胆虚，气上溢而口为之苦。治之以胆募俞，治在《阴阳十二官相使》中。

帝曰：有癃者，一日数十溲，此不足也。身热如炭，颈膺如格，人迎躁盛，喘息气逆，此有余也。太阴脉微细如发者，此不足也。其病安在？名为何病？岐伯曰：病在太阴，其盛在胃，颇在肺，病名曰厥，死不治。此所谓得五有余，二不足也。

帝曰：何谓五有余？二不足？岐伯曰：所谓五有余者，五病之气有余也，二不足者，亦病气之不足也。今外得五有余，内得二不足，此其身不表不里，亦正死明矣！

帝曰：人生而有病癫疾者，病名曰何？安所得之？岐伯曰：病名为胎病，此得之在母腹中时，其母有所大惊，气上而不下，精气并居，故令子发为癫疾也。

帝曰：有病疦然有水状，切其脉大紧，身无痛者，形不瘦，不能食，食少，名为何病？岐伯曰：病生在肾，名为肾风，肾风而不能食，善惊，惊已，心气痿者死。帝曰：善。

诗青译文

黄帝问道：妇女怀孕九个月，人欲说话却不能？岐伯回答说：胞中络脉胎压迫，阻绝不通所造成。黄帝说：究竟为何请说明？岐伯说：胞宫络脉系肾脏，足少阴肾贯肾上，贯肾上后系舌本，胞宫络脉若受阻，肾脉不能上通舌，舌本失养难言语。黄帝说：如何治疗说清楚？岐伯说：此病不需来治疗，待到十月分娩后，络通自然会恢复。刺法之上曾经说：正气不足莫来泻，邪气有余莫来补，以免误治疾病出。无损不足为何意，怀孕九月身体弱，针石治疗伤正气。无益有余为何意，已经怀孕泻法用，人体精气受损伤，病邪独居在体中，正虚邪实疾病成。

黄帝说：有病胁下有胀满，气逆喘促两三年，是何疾病再谈谈？岐伯说：此时病名叫息积，病在胁下不在胃，所以饮食不妨碍，艾灸针刺莫作为，渐用导引疏气血，药物结合慢调治，单纯药物难治愈。

黄帝说：髀部肿胀大小腿，疼痛环绕脐周围，是何疾病请说明？岐伯说：此时病名叫伏梁，风邪久留所造成。邪气流溢在大肠，然后流于肓膜中，肓膜起源脐下部，所以环绕脐作痛。治疗莫用按摩法，否则小便涩滞病。

黄帝说：尺部脉搏为数疾，筋脉拘急而外现，是何疾病再谈谈？岐伯说：此为所谓诊筋病，腹部必是拘急中，面部若见黑白色，预示病情更严重。

黄帝说：头痛多年而不愈，何来又是为何病？岐伯说：此人受寒很严重，寒气内入骨髓中，脑为髓海当知晓，寒由骨髓上逆脑，人有头痛岂能少，因为齿为骨之余，牙齿亦痛要记牢，病由寒邪上逆致，病名厥逆要知道。黄帝说：好。

黄帝说：有人口中会发甜，何来何病再谈谈？岐伯说：五味经气向上溢，此种疾病叫脾瘅。五味入口藏在胃，精气上输在脾间，食物精华脾输送，因病津液脾留停，致使脾气向上溢，此时甜味在口中，肥甘美味所造成。常食甘美肥腻物，肥腻能使内热生，甘味能使人满中，脾运失常热上溢，就会转成消渴病。此时可用兰草疗，蓄积郁热排除行。

黄帝说：有病口中会发苦，阳陵泉穴治不愈，何来何病说清楚？岐伯说：此时病名叫胆瘅。肝主谋虑将军官，胆主决断官中正，诸多谋虑决于胆，为之外使是为咽。屡次谋略难决断，病人情绪苦闷间，胆失正常之功能，胆汁循经向上泛，口中发苦记心间。应取胆募日月穴，以及背部胆俞穴，此种治法已记载，相使阴阳十二官。

黄帝说：有人若患为瘅病，数十小便解一天，正气不足之表现。同时身热如炭火，咽喉胸膺两者间，格塞不通很明显，躁动急数人迎脉，肺气上逆呼吸喘，邪气有余之表现。微细如发寸口脉，正气不足之表现。病因究竟在何处？是为何病再详谈？岐伯说：太阴脾脏为不足，热邪炽盛在于胃，病名为厥不治症，症状偏重却在肺。要说此时为何症，五有余又二不足。

黄帝说：五有余又二不足？还得请你说清楚？岐伯说：先来说说五有余，身热如炭与喘息，五种病气皆有余。再来说说二不足，瘅为一日数十溲，脉微细小如头发，正气不足两证候。病人外见五有余，病人内见二不足，不能因余攻其表，难从不足补其里，所以必死而无疑。

黄帝说：出生即患癫痫病，何来何病请说明？岐伯说：此病名字叫胎病，病时胎在母腹中，其母曾受剧惊吓，气逆于上不下行，精亦随而向上逆，并聚不散要记清，影响胎儿故其子，初生即患癫痫病。

黄帝说：面目浮肿如水状，切按脉搏大紧中，身体无痛体不瘦，食少或是食不能，请问这又是何病？岐伯说：发在肾脏肾风名。肾风病人难吃饭，并且常常人惊恐，惊后心气不恢复，心肾俱败神亡中，此为死症要知情。黄帝说：对。

黄帝内经·素问

大奇论

原 文

肝满肾满肺满皆实，即为肿。肺之雍，喘而两胠满。肝雍，两胠满，卧则惊，不得小便。肾雍，胠下至少腹满，胫有大小，髀胻行大跛，易偏枯。

心脉满大，痫瘛筋挛。肝脉小急，痫瘛筋挛。肝脉鹜暴，有所惊骇，脉不至若喑，不治自已。肾脉小急，肝脉小急，心脉小急，不鼓皆为瘕。

肾肝并沉为石水，并浮为风水，并虚为死，并小弦欲惊。肾脉大急沉，肝脉大急沉，皆为疝。心脉搏滑急为心疝，肺脉沉搏为肺疝。三阳急为瘕，三阴急为疝，二阴急为痫厥，二阳急为惊。

脾脉外鼓，沉为肠澼，久自已。肝脉小缓为肠澼，易治。肾脉小搏沉，为肠澼下血，血温身热者死。心肝澼亦下血，二脏同病者可治，其脉小沉涩为肠澼，其身热者死，热见七日死。

胃脉沉鼓涩，胃外鼓大，心脉小坚急，皆膈偏枯，男子发左，女子发右，不喑舌转，可治，三十日起，其从者喑，三岁起，年不满二十者，三岁死。

脉至而搏，血衄身热者死，脉来悬钩浮为常脉。脉至如喘，名曰暴厥，暴厥者不知与人言。脉至如数，使人暴惊，三四日自已。

脉至浮合，浮合如数，一息十至以上，是经气予不足也。微见九十日死。脉至如火薪（《太素》卷十五，《五脏脉诊》作"新"，义长）然，是心精之予夺也，草干而死。脉至如散叶，是肝气予虚也，木叶落而死。脉至如省客，省客者脉塞而鼓，是肾气予不足也，悬去枣华而死。脉至如丸泥，是胃精予不足也，榆荚落而死。脉至如横格，是胆气予不足也，禾熟而死。脉至如弦缕，是胞精予不足也，病善言，下霜而死，不言，可治。

脉至如交漆，交漆者左右傍至也，微见三十日死。脉至如涌泉，浮鼓肌中，太阳气予不足也，少气味，韭英而死。脉至如颓土之状，按之不得，是肌气予不足也，五色先见黑，白垒发死。脉至如悬雍，悬雍者浮揣切之益大，是十二俞之予不足也，水凝而死。脉至如偃刀，偃刀者浮之小急，按之坚大急，五脏菀熟，寒热独并于肾也，如此其人不得坐，立春而死。脉至如丸滑不直手，不直手者按之不可得也，是大肠气予不足也，枣叶生而死。脉至如华者，令人善恐，不欲坐卧，行立常听，是小肠气予不足也，季秋而死。

诗青译文

　　肝肾肺脉气满实，此病属于痈肿病。肺痈表现是喘息，两胁下面胀满中；肝痈两胁下胀满，躺卧之时容易惊，人难正常小便行；肾痈胁肋小腹满，下肢大小有不同，大小两腿行不便，偏枯容易发展成。

　　心脉满大易癫痫，抽搐筋脉拘病变；肝脉小急易癫痫，抽搐筋脉拘病变；肝脉搏动急数快，病人突然受惊骇；肝脉一时按不到，突然失音无须疗，慢慢自己会变好。

　　肾脉肝脉小而紧，心脉不鼓为瘕病。肝脉肾脉皆为沉，石水病症将发生，肝脉肾脉皆为浮，风水病症将发生；肝脉肾脉皆虚象，此为死证知其名；肝脉肾脉弓弦小，发生惊病跑不了。脉肾脉大急且沉，疝气病名记在心。心脉搏动滑且急，心疝病名要牢记；肺脉搏动而且沉，肺疝病名记在心。膀胱小肠脉紧急，瘕证病名要牢记；脾脉肺脉动紧急，将会产生名疝气；心脉肾脉动紧急，痫厥证名要牢记；胃脉大肠脉动急，惊病为名要牢记。

　　脾脉跳动位外移，兼有沉象是痢疾，时久自己会痊愈；肝脉小缓亦痢疾，此病治疗很容易；肾脉搏动小而沉，痢疾便血要留心，若是血液外溢多，死证身体还发热；心脉肝脉沉涩小，便血痢疾要知晓，心肝两脏同发病，此时容易来治疗，心肝脉沉涩且小，痢疾便血少不了。身体发热必定死，热势很重七天死。

　　胃脉沉涩跳动位，外移而且脉大中，还有心脉小紧急，血气隔塞而不通，偏枯病症将产生，男子左侧偏枯多，女子右侧偏枯多，若是声音还未哑，舌体转动还灵活，三十天约有起色；若是说话无声音，三年才会有起色；病人不满二十岁，三年内亡要记得。脉来搏击而有力，出血身体又发热，死亡概率大很多；脉浮兼钩如悬空，脉象是为出血证；脉来如水流湍急，暴厥证为其病名，暴厥突昏不省事，不知与人言语行；脉来而数人突惧，三四天内能自愈。

　　脉来浮波如相合，频数是为其脉搏，呼吸脉动十次上，十二经气有虚象，此脉若是始出现，九十天内人会亡。脉来烈火如盛旺，心脏精气将脱象，深秋草枯人将亡。脉来散落如树叶，轻浮不定捉迷藏，肝脏精气虚极象，树叶飘落人将亡。脉来如客来拜访，脉搏阻塞弹指忙，肾气衰败为征象，枣树花开落将亡。脉搏来时如泥丸，胃腑精气不足象，榆钱枯落人将亡。脉来如木格指下，胆气不足之征象，谷类成熟人将亡。脉来如弦又如缕，胞络精气不足象，病人此时多言语，下霜时候人将亡，若是病人静无语，可以治疗人莫慌。

　　脉来若是如交棘，荆棘交叉为脉象，开始出现为起点，三十天后人将亡。脉来如泉水上涌，浮而鼓动肌肉中，太阳经气不足象，韭菜开花人将亡。脉来颓败样如土，虚火不坚脉搏无，肌肉精气象不足，再从面部五色看，黑白两色常出现，人将死亡莫须谈。若是脉来如悬瓶，浮而诊脉力气省；但是切摩益大增，十二俞穴气不强，冬季结冰人将亡。脉来仰卧如刀口，浮取脉小而急走，重按脉紧急大多，表明五脏有郁热，寒热并存在肾脏，此时病人难坐下，大约立春人将亡。脉来为滑如弹丸，此时脉搏不易按，大肠精气不足量，枣树生叶人将亡。脉来犹如草木花，轻浮而弱易恐吓，此时病人难坐卧，行走站立异声杂，小肠精气不足量，大约深秋人将亡。

黄帝内经·素问

脉解

原 文

太阳所谓肿腰脽痛者，正月太阳寅，寅，太阳也，正月阳气出在上，而阴气盛，阳未得自次也，故肿腰脽痛也。病偏虚为跛者，正月阳气冻解地气而出也，所谓偏虚者，冬寒颇有不足者，故偏虚为跛也，所谓强上引背者，阳气大上而争，故强上也。所谓耳鸣者，阳气万物盛上而跃，故耳鸣也。所谓甚则狂巅疾者，阳尽在上，而阴气从下，下虚上实，故狂巅疾也。所谓浮为聋者，皆在气也。所谓入中为喑者，阳盛已衰，故为喑也。内夺而厥，则为喑俳，此肾虚也，少阴不至者，厥也。

少阳所谓心胁痛者，言少阳戌也，戌者，心之所表也，九月阳气尽而阴气盛，故心胁痛也。所谓不可反侧者，阴气藏物也，物藏则不动，故不可反侧也，所谓甚则跃者，九月万物尽衰，草木毕落而堕，则气去阳而之阴，气盛而阳之下长，故谓跃。

阳明所谓洒洒振寒者，阳明者午也，五月盛阳之阴也，阳盛而阴气加之，故洒洒振寒也。所谓胫肿而股不收者，是五月盛阳之阴也，阳者，衰于五月，而一阴气上，与阳始争，故胫肿而股不收也。所谓上喘而为水者，阴气下而复上，上则邪客于脏腑间，故为水也。所谓胸痛少气者，水气在脏腑也，水者，阴气也，阴气在中，故胸痛少气也。所谓甚则厥，恶人与火，闻木音则惕然而惊者，阳气与阴气相薄，水火相恶，故惕然而惊也。所谓欲独闭户牖而处者。阴阳相薄也。阳尽而阴盛。故欲独闭户牖而居。所谓病至则欲乘高而歌，弃衣而走者，阴阳复争，而外并于阳，故使之弃衣而走也。所谓客孙脉则头痛鼻衄腹肿者，阳明并于上，上者则其孙脉络太阴也，故头痛鼻衄，腹肿也。

太阴所谓病胀者，太阴子也，十一月万物气皆藏于中，故曰病胀。所谓上走心为噫者，阴盛而上走于阳阴，阳明络属心，故曰上走心为噫也。所谓食则呕也，物盛满而上溢，故呕也。所谓得后与气则快然如衰者，十一月阴气下衰，而阳气且出，故曰得后与气则快然如衰也。

少阴所谓腰痛者，少阴者，肾（申）也，十月（七月）万物阳气皆伤，故腰痛也。所谓呕咳上气喘者，阴气在下，阳气在上，诸阳气浮，无所依从，故呕咳上气喘也。所谓邑邑（色色）不能久立久坐，起则目无所见者，万物阴阳不定未有主也。秋气始至，微霜始下，而方杀万物，阴阳内夺，故目肮肮无所见也。所谓少气善怒者，阳气不治，阳气不治，则阳气不得出，肝气当治而未得，故善怒，善怒者，名曰煎厥。所谓恐如人将捕之者，秋气万物未有毕去，阴气少，阳气入，阴阳相薄，故恐也。所谓恶闻食臭者，胃无气，故恶闻食臭也。所谓面黑如地色者，秋气内夺，故变于色也。所谓咳则有血者，阳脉伤也，阳气未盛于上而脉满，满则咳，故血见于鼻也。

厥阴所谓癫疝，妇人少腹肿者，厥阴者，辰也，三月阳中之阴，邪在中，故曰癫疝少腹肿也。所谓腰脊痛不可以俯仰者，三月一振，荣华万物，一俯而不仰也。所谓㿗癃疝肤胀者，曰阴亦盛而脉胀不通，故曰㿗癃疝也。所谓甚则嗌干热中者，阴阳相薄而热，故嗌干也。

诗青译文

腰肿臀痛太阳经，正月太阳月寅中，正月阳升盛阴气，阳未依规渐旺盛，当旺不旺病及经。阳气若是有不足，发则偏枯又跛足，正月阳气使冰散，地气从下而上出，寒冬阳气感不足，足太阳经阳偏虚。颈项强急牵背部，阳气上升而加剧，足太阳经受影响，颈项强急牵背部。耳鸣是因阳过盛，万物活跃而长生，盛阳循经逆耳鸣。狂病癫痫阳亢盛，阳在上部阴在下，下虚上实癫痫生。耳聋逆气上浮致，气分失调阳盛极，阳气入内不言语。房事不节夺肾精，精气耗散厥逆中，痱痹疾病会发生。

所以心胁生疼痛，少阳脉散络心包，少阳又为心之表，阳气将尽阴方盛，邪气循经而生病，所以心胁生疼痛。所谓不能侧转动，是因九月阴气盛，万物潜藏而不动，少阳经气与相应，所谓不能侧转动。容易发生跳跃态，是因九月万物败，草木尽落而坠地，人身阳气表入里，阴气旺盛在上部，阳气向下活两足，容易发生跳跃态。

阳明经洒洒振寒，五月阳极而阴生，阴气加于盛阳中，阳明经洒洒振寒。腿部弛缓足胫肿，五月阳盛极阴生，阳衰在下阴初生，向上又与阳气争，阳明经脉不和。腿部弛缓足胫肿。所谓水肿而喘息，土不制水是由于，阴气脏腑上下行，水气不化成水肿，水气上犯侵肺脏，出现喘息之症状。呼吸少气胸部痛，水气脏腑有留停，水液阴气留脏腑，上逆心肺胸部痛，呼吸少气胸部痛。所谓病甚则厥逆，厌恶见人与火光。惊惕不已听木击，相争阳气与阴气，水火不能相协调，惊惕类症就来到。

关闭门窗独处喜，相争阳气与阴气，阳气衰而阴气盛，关闭门窗独处喜。发病登高而歌唱，抛弃衣服而奔忙，阴阳之气反复争，外并阳经阳气盛，阳主热动热盛上，发病登高而歌唱，抛弃衣服而奔忙。客于孙脉则头痛，鼻塞还有腹部肿，邪气上逆阳明经，逆于细小络脉行，出现头痛鼻塞症，太阴脾经若是逆，就现腹部肿胀症。

太阴经脉病腹胀，太阴阴中之至阴，此时阴气最为盛，万物皆闭藏于中，阴邪循经入于腹，所以发生症胀腹。上走于心为嗳气，是因阴邪旺盛时，阴邪循脾经而上，阳明胃经中行走，足阳明正上通心，上走于心为嗳气。所谓食入则呕吐，脾病不运化食物，胃中盛满而上溢，所以食入则呕吐。大便矢气后爽快，也会随之减病情，是因阴气十二月，盛极下衰阳初生，人体亦是一样同，腹中阴邪以下行，大便矢气后爽快，也会随之减病情，所谓少阴有腰痛，足少阴经应十月，十月阴气刚初生，万物肃杀阳气抑，腰为肾府现腰痛。呕吐咳嗽上喘息，是因阴气盛于下，阳气浮上无所依，少阴脉从肾上贯，入肺道路是膈肝，呕吐咳嗽上喘息。身体衰弱不久立，眼花缭乱久坐起，视物亦是不清晰，是因七月秋气始，微霜始降阴阳替，胜负尚未成定局，万物衰退受杀气，人体阴阳正夺气，眼花缭乱久坐起，视物亦是不清晰，所谓少气而善怒，是因秋天阳气降，调气作用已失去，少阳经阳不得出，阳气郁滞在体内，肝气郁结不得疏，所管不能被约束，所谓少气而善怒，怒则气逆叫"煎厥"。恐惧不安被人捕，是因秋天阴始生，万物尚未尽完了，人体应之阴气少，阴阳交争阳气入，循经入肾故恐惧，恐惧不安被人捕。食物气味遭厌恶，是因肾火有不足，不能化源与温养，致使胃气已虚弱，消化功能已失强，食物气味遭厌恶。面色发黑地色如，秋天肃杀气耗散，内脏精华已不足，精气内夺而肾虚，面色发黑地色如。所谓咳嗽则出血，上焦阳脉有损伤，阳气未能盛于上，血液充斥于脉管，肺气不利上脉满，所谓咳嗽则出血，络脉伤则血见鼻。

厥阴经脉病为疝，妇女少腹肿有兼，是因厥阴应三月，三月阳气方为长，阴气尚存聚于中，厥阴肝经循发病，厥阴经脉病为疝，妇女少腹肿有兼。腰脊疼痛不俯仰，是因三月阳振发，繁茂万物正荣华，人体应之有余寒，腰脊疼痛不俯仰。所谓癃疝肤皮肿，因为阴邪正旺盛，厥阴脉胀闭不通，所以癃疝肤皮肿。病甚咽干和热中，是因三月阴阳争，阳气胜时生内热，热邪循厥阴肝经，上逆进入咽喉中，病有咽干和热中。

原文

黄帝问曰：愿闻刺要。岐伯对曰：病有浮沉，刺有浅深，各至其理，无过其道。过之则内伤，不及则生外壅，壅则邪从之。浅深不得，反为大贼，内动五脏，后生大病。故曰：病有在毫毛腠理者，有在皮肤者，有在肌肉者，有在脉者，有在筋者，有在骨者，有在髓者。是故刺毫毛腠理无伤皮，皮伤则内动肺，肺动则秋病温疟，泝泝然寒栗。刺皮无伤肉，肉伤则内动脾，脾动则七十二日四季之月病腹胀，烦不嗜食。刺肉无伤脉，脉伤则内动心，心动则夏病心痛。刺脉无伤筋，筋伤则内动肝，肝动则春病热而筋弛。刺筋无伤骨，骨伤则内动肾，肾动则冬病胀、腰痛。刺骨无伤髓，髓伤则销铄䯒酸，体解㑊然不去矣。

诗青译文

黄帝问道：针刺要领是如何？岐伯回答说：疾病区别在表里，刺法亦有深浅刺，病在表时应浅刺，病在里时应深刺，各应到达病部位，这一法度不可违。刺得太深伤内脏；刺得太浅不到位，在表气血反壅滞，病邪才有可乘机。针刺深浅不当时，危害人体大而极，五脏功能会紊乱，严重疾病来不断。疾病部位有多处，毫毛腠理和皮肤，肌肉脉筋与髓骨。该刺毫毛伤皮肤。皮肤受伤连肺脏，肺脏功能若扰乱，温疟疾病秋易患，恶寒战栗会出现。该刺皮肤伤肌肉，肌肉受伤连脾脏，每季最后十八天，腹胀烦满饮食够。该刺肌肉伤血脉，血脉受伤连心脏，心痛疾病夏天来。该刺血脉伤筋脉，筋脉受伤连肝脏，秋天易患热性病，筋脉弛缓症发生。该刺筋时伤及骨，骨受伤时连肾脏，冬天腰痛症胀腹。该刺骨时伤骨髓，骨髓被损渐消减，肢体懈怠举无力，身体枯瘦足胫酸。

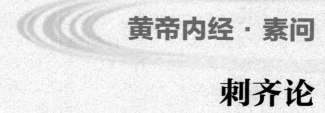

黄帝内经·素问

刺齐论

原 文

黄帝问曰：愿闻刺浅深之分。岐伯对曰：刺骨者无伤筋，刺筋者无伤肉，刺肉者无伤脉，刺脉者无伤皮，刺皮者无伤肉，刺肉者无伤筋，刺筋者无伤骨。帝曰：余未知其所谓，愿闻其解。岐伯曰：刺骨无伤筋者，针至筋而去，不及骨也。刺筋无伤肉者，至肉而去，不及筋也。刺肉无伤脉者，至脉而去，不及肉也。刺脉无伤皮者，至皮而去，不及脉也。所谓刺皮无伤肉者，病在皮中，针入皮中，无伤肉也。刺肉无伤筋者，过肉中筋也。刺筋无伤骨者，过筋中骨也。此之谓反也。

诗青译文

黄帝问道：我想听你说一说，针刺浅深是如何？岐伯回答说：针刺骨时莫伤筋；针刺筋时莫伤肉；针刺肉时莫伤脉；针刺脉时莫伤皮；针刺皮时莫伤肉；针刺肉时莫伤筋；针刺筋时莫伤骨。黄帝说：我还不是太明白，听你详细再道来。岐伯回答说：针刺骨时莫伤筋，病在骨时刺至骨，还未到筋要出针。针刺筋时莫伤肉，病在筋时刺至筋，还未到肉要出针。针刺肉时莫伤脉，病在肉时刺至肉，还未到脉要出针。针刺脉时莫伤皮，病在脉时刺至脉，还未到皮要出针。针刺皮时莫伤肉，即是病在皮肤中，深刺伤肉不可行。针刺肉时莫伤筋，刺肉太过损及筋。针刺筋时莫伤骨，刺筋太过损及骨。以上所说这么多，皆反针刺常原则。

黄帝内经 · 素问

刺禁论

原文

黄帝问曰：愿闻禁数？岐伯对曰：脏有要害，不可不察。肝生于左，肺藏于右，心部于表，肾治于里，脾为之使，胃为之市。膈肓之上，中有父母，七节之傍，中有小心，从之有福，逆之有咎。

刺中心，一日死。其动为噫。刺中肝，五日死。其动为语。刺中肾，六日死。其动为嚏。刺中肺，三日死。其动为咳。刺中脾，十日死。其动为吞。刺中胆，一日半死。其动为呕。

刺跗上中大脉，血出不止死。刺面中溜脉，不幸为盲。刺头中脑户，入脑立死。刺舌下中脉太过，血出不止为暗。刺足下布络中脉，血不出为肿。刺郄中大脉，令人仆脱色。刺气街中脉，血不出，为肿鼠仆。刺脊间中髓，为伛。刺乳上，中乳房，为肿根蚀。刺缺盆中内陷气泄，令人喘咳逆。刺手鱼腹内陷为肿。

无刺大醉，令人气乱；无刺大怒，令人气逆：无刺大劳人；无刺新饱人；无刺大饥人；无刺大渴人；无刺大惊人。

刺阴股中大脉，血出不止，死。刺客主人内陷中脉，为内漏为聋。刺膝膑出液，为跛。刺臂太阴脉，出血多，立死。刺足少阴脉，重虚出血，为舌难以言。刺膺中陷中肺，为喘逆仰息。刺肘中内陷气归之，为之不屈伸。刺阴股下三寸内陷，令人遗溺。刺腋下胁间内陷，令人咳。刺少腹中膀胱溺出，令人少腹满。刺腨肠内陷，为肿。刺眶上陷骨中脉，为漏为盲。刺关节中液出，不得屈伸。

诗青译文

黄帝问：禁刺之处有哪些？岐伯说：五脏皆有其要害，留意之心需常在。肝在左边肺右边；心脏外表来主管；肾脏治理在内体；脾送精华予脏器，不辞辛苦如差役；胃腑纳谷像集市；膈肓气海持生命，第七椎旁肾微精。重要部位要谨记，遵法有效针刺时，违反误刺有过失。

误刺心脏一日死，症状变化出嗳气。误中肝脏五日死，症状变化打哈欠。误刺肾脏六日死，症状变化打喷嚏。误刺肺脏三日死，症状变化是咳嗽。误刺脾脏十日死，症状变化是吞咽。误刺胆脏日半死，症状变化是呕吐。

刺足误伤高骨脉，流血不止死将来。刺面误伤中溜脉，不幸眼瞎受伤害。刺头误伤脑户穴，不过多久人不在。针刺舌下廉泉穴，若中经脉太过深，血流不止要记住，难以说话致失音。刺伤足下散络脉，血流不畅肿会来。郄中太深伤大脉，人会晕倒面色白。气街穴刺伤血脉，鼠蹊被扯亦会痛。瘀结发肿血不来。脊骨间刺伤脊髓，背曲病变会跟随。乳中穴刺伤乳房，将会肿起生蚀疮。缺盆穴若刺太深，喘逆气有外泄真。手鱼腹穴刺太深，局部有肿要留心。

大醉之人莫针刺，如刺人体脉气乱。大怒之人莫针刺，如刺会使人气逆。不可针刺过劳人，不可针刺过饱人，不可针刺过饿人，不可针刺极渴人，不可针刺极惊人。

针刺大腿内侧穴，误伤大脉死流血。刺客主人穴位时，误伤络脉使耳聋。刺膝盖骨流液体，又会使人跛足行。刺天府穴如出血，多数很快死亡中。足少阴经刺出血，舌不灵活肾气虚，难以说话疾病出。胸膺刺时太过深，若是伤及人肺脉，气喘上咳会出现，仰面呼吸疾病来。尺曲两穴刺太深，气聚局部记在心，臂部难以屈和伸。大腿内侧下三寸，小便失控部位深。胁肋间刺若太深，使人咳嗽要认真。少腹部若刺太深，若是伤及人膀胱，小便流入人腹腔，人体少腹会满胀。小腿肚若刺太深，人体局部会发肿。眼眶骨上若来刺，伤脉流泪甚失明。腰脊四肢关节刺，若是此时液流出，伸屈活动缺失中。

黄帝内经 · 素问

刺志论

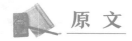 原 文

黄帝问曰：愿闻虚实之要。

岐伯对曰：气实形实，气虚形虚，此其常也，反此者病。谷盛气盛，谷虚气虚，此其常也，反此者病。脉实血实，脉虚血虚，此其常也，反此者病。

帝曰：如何而反？

岐伯曰：气虚身热，此谓反也。谷入多而气少，此谓反也。谷不入而气多，此谓反也。脉盛血少，此谓反也。脉小（守）血多，此谓反也。气盛身寒，得之伤寒。气虚身热，得之伤暑。谷入多而气少者，得之有所脱血，湿居下也。谷入少而气多者，邪在胃及与肺也。脉小血多者，饮中热也。脉大血少者，脉有风气，水浆不入，此之谓。夫实者，气入也。虚者，气也。气实者，热也。气虚者，寒也。入实者，左手开针空也。入虚者，左手闭针空也。

诗青译文

黄帝问道：希望听你谈一谈，何为虚实之要点？

岐伯回答说：气若充实体亦实；气若虚弱体亦弱，此种现象是正常，与此相反病居多。饮食丰盛血气旺，饮食不足血气衰，此种现象是正常，与此相反是病态。脉若充实血亦实，脉若虚弱血亦衰，此种现象是正常，与此相反是病态。

黄帝问道：反常又是何情况？

岐伯回答说：正气虚弱身发热，血气不足吃很多，血气挺多吃得少，脉搏盛实但血少，脉搏衰弱但血多，几种反常要记得。身上怕冷气旺盛，感受邪气与寒风。身上发热气虚弱，感受邪气暑与热。血气不足吃得多，由于失血过于多，湿邪停留或下部。血气充盛吃得少，邪留于胃上肺部。脉小但是血为多，饮酒过量中焦热。脉大但是血为少，风邪侵入在脉中，水汤不进所造成。邪气入侵是实证，正气外泄是虚证。身体发热邪气实，身体寒冷正气虚。若是针刺实病证，左手应开大针孔，此为泻邪美其名，若是针刺虚病证，左手闭合大针孔，此为存正美其名。

黄帝内经·素问

针解

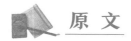 **原 文**

　　黄帝问曰：愿闻《九针》之解，虚实之道。岐伯对曰：刺虚则实之者，针下热也。气实乃热也。满而泄之者，针下寒也，气虚乃寒也。菀陈则除之者，出恶血也。邪盛则虚之者，出针勿按。徐而疾则实者，徐出针而疾按之；疾而徐则虚者，疾出针而徐按之。言实与虚者，寒温气多少也。若无若有者，疾不可知也。察后与先者，知病先后也。为虚与实者，工勿失其法。若得若失者，离其法也。虚实之要，九针最妙者，为其各有所宜也。补泻之时者，与气开阖相合也。九针之名，各不同形者，针穷其所当补泻也。

　　刺实须其虚者，留针阴气隆至，乃去针也；刺虚须其实者，阳气隆至，针下热，乃去针也。经气已至，慎守勿失者，勿变更也。深浅在志者，知病之内外也。近远如一者，深浅其候等也。如临深渊者，不敢堕也。手如握虎者，欲其壮也。神无营于众物者，静志观病人，无左右视也。义无邪下者，欲端以正也。必正其神者，欲瞻病人目，制其神，令气易行也。所谓三里者，下膝三寸也。所谓跗之者，举膝分易见也。巨虚者，蹻足骱独陷者。下廉者，陷下者也。

　　帝曰：余闻九针上应天地四时阴阳，愿闻其方，令可传于后世以为常也。岐伯曰：夫一天、二地、三人、四时、五音、六律、七星、八风、九野，身形亦应之，针各有所宜，故曰九针。人皮应天，人肉应地，人脉应人，人筋应时，人声应音，人阴阳合气应律，人齿面目应星，人出入气应风，人九窍三百六十五络应野。故一针皮，二针肉，三针脉，四针筋，五针骨，六针调阴阳，七针益精，八针除风，九针通九窍，除三百六十五节气。此之谓各有所主也。人心意应八风；人气应天；人发齿耳目五声，应五音六律；人阴阳脉血气应地。人肝目应之九。九窍三百六十五。人一以观动静天二以候五色七星应之，以候发毋泽五音一，以候宫商角徵羽六律有余，不足应之二地一，以候高下有余九野一节俞应之，以候闭节，三人变一分人，候齿泄多血少十分角之变，五分以候缓急，六分不足三分寒关节第九，分四时人寒温燥湿四时，一应之以候相反，一四方各作解。

诗青译文

　　黄帝问道：九针详细讲来听，虚实补泻请讲明。岐伯回答说：针治虚症用补法，正气充实热针下；针治实症用泻法，邪气衰退凉针下。血液久瘀放血法。邪盛泻法来治疗，出针不按闭针孔。徐疾则实出针慢，出针速按闭针孔；徐疾则虚出针快，出针不按闭针孔，所谓虚实有根据，气至之时在针下，凉感热感有多少。所谓若有或若无，针后经气若来到，难以察觉而迅速。所谓审察先与后，辨别病变先与后。辨别疾病虚或实，虚补实泄为原则。医生若是拿不准，背离原则此时临。虚实补泄之关键，在于巧妙用九针，九针优点各不同，适宜病症异留心。何时针刺补或泄，气之来去相配合：气来为开可以泄，气去为阖补时多。九针名称各不同，形状亦是有不同，若是治疗有需要，充分发挥补泄功。

　　针刺实症须泄法，下针之后先留针，针下寒凉再出针；针刺虚症须补气，针下温热可出针。经气来时要守候，手法不变知因由。疾病部位有内外，针刺深浅变化来，针刺虽然分深浅，候气方法却同样。行针应似临深渊，谨慎小心落不慌。持针握虎般有力。思想不要分他事，专心致志察病人，左顾右盼会分神。针刺手法要正确，端正直下不歪斜。下针务视人双目，精神活动控制住，经气运行人畅舒。三里穴位在何处，膝下外侧三寸处。跗上穴位在何处，足背举膝易见处。巨虚穴位在何处，跷足外侧肌凹处。下廉穴位在何处，小腿肌肉下凹处。

　　黄帝说：天地四时与阴阳，皆与九针相应合，其中道理你说说，以其流传于后世，作为治病之准则。岐伯说：一天二地与三人，四时五音与六律，七星八风与九野，人体自然相适应，据症而制为针形，所以才有九针名。皮肤在外与天应，肌肉厚载万物行，脉与人体本相应，筋束周身功不同，一年四季气候异，人声五音相适应。人体脏腑阴阳气，配合六律有高低；牙齿面目如星辰；自然界风呼吸如；九窍三百六十五，百川万水铺地上，纵横九野如灌注。一针刺皮二刺肉，三针刺脉四刺筋，六调阴阳五针骨，七针精气补益真，八针能驱风与邪，九针九窍可通利，祛除周身之邪气。不同功能适应症，皆会因针有不同。心愿意向应八风，人气天气运相应，发齿五声与耳目，五音六律相适应，阴阳经脉行气血，大地江河百川应，肝脏精气通两目，目又属于九窍中，肝目九数相适应。九窍三百六十五。人一以观动静天二以候五色七星应之，以候发毋泽五音一，以候宫商角徵羽六律有余，不足应之二地一，以候高下有余九野一节俞应之，以候闭节，三人变一分人，候齿泄多血少十分角之变，五分以候缓急，六分不足三分寒关节第九，分四时人寒温燥湿四时，一应之以候相反，一四方各作解。

长刺节论

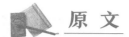

原文

刺家不诊,听病者言,在头头疾痛,为藏针之,刺至骨,病已止,无伤骨肉及皮,皮者道也。阴刺,入一傍四处。治寒热深专者,刺大脏,迫脏刺背,背俞也,刺之迫脏,脏会,腹中寒热去而止,与刺之要,发针而浅出血。治痈肿者刺痈上,视痈小大深浅刺,刺大者多血,小者深之,必端内针为故止。病在少腹有积,刺皮䯏以下,至少腹而止,刺侠脊两傍四椎间,刺两髂髎季胁肋间,导腹中气热下已。病在少腹,腹痛不得大小便,病名曰疝,得之寒,刺少腹两股间,刺腰髁骨间,刺而多之,尽炅病已。

病在筋,筋挛节痛,不可以行,名曰筋痹,刺筋上为故,刺分肉间,不可中骨也,病起筋炅病已止。病在肌肤,肌肤尽痛,名曰肌痹,伤于寒湿,刺大分小分,多发针而深之,以热为故,无伤筋骨,伤筋骨,痈发若变,诸分尽热,病已止。病在骨,骨重不可举,骨髓酸痛,寒气至,名曰骨痹,深者刺无伤脉肉为故,其道大分小分,骨热病已止。病在诸阳脉,且寒且热,诸分且寒且热,名曰狂,刺之虚脉,视分尽热,病已止。病初发岁一发,不治月一发,不治月四五发,名曰癫病,刺诸分诸脉,其无寒者以针调之,病已(原脱,据《甲乙》卷十一第二校语补)止。病风且寒且热,炅汗出,一日数过,先刺诸分理络脉;汗出且寒且热,三日一刺,百日而已。病大风,骨节重,须眉堕,名曰大风,刺肌肉为故,汗出百日,刺骨髓,汗出百日,凡二百日,须眉生而止针。

诗青译文

针灸医生若高明,病人诉说在头部,头痛厉害行针刺,头痛停止刺到骨,未伤皮肤与骨肉,皮肤针刺路出入。阳刺中间直针刺,上下左右再各刺,此法寒热病变治。寒热邪气向里传,就当针刺五脏间,邪气内传近五脏,背部五脏俞穴先,脏气会聚在此间。待到腹中寒热邪,清除之后再停针。大凡针刺有秘要,出针针孔少血好。若是治疗痈肿病,直接针刺此痈肿,根据深浅大小刺,若是针刺大痈肿,出血稍多亦可能,若是针刺小痈肿,针刺深点莫心疼,正直而刺准则行。若有积块在少腹，齐腹下至少腹部，第四椎脊两傍穴，还有髂骨后居穴，以及季胁京门穴，引导腹热向下行，病人痊愈期待中。病在小腹表腹痛，两便不利疝气名。遇到寒冷腹痛甚，大腿内侧发凉中。腰踝骨间取穴刺，刺后艾灸又再行，待到小腹有发热，病人痊愈好心情。筋脉挛急为筋病，关节疼痛走不能，称为筋痹为其名。以针刺筋为准则，针刺肌肉相接处，但是莫要刺伤骨，针刺之后筋发热，停止针刺病痊愈。肌肉皮肤皆疼痛，名为肌痹肌肤病，感受寒湿邪所成，针刺大小分肉间，多刺几针莫偷懒，而且应当深针刺，针处发热记心间，若是误伤到筋骨，寒邪发作会病变，待到分肉发热时，病将痊愈即停止。骨沉不举为骨病，感觉骨髓有酸痛，寒冷深达至骨中。治疗应当是深刺，不伤脉肉为准绳，待到分肉骨发热，停止针刺愈疾病，大小肌肉时寒热，阳经病变狂病名。泻实邪法可来用，观察精力要集中，大小肌肉若发热，停止针刺病愈中。此病刚刚发生时，每年发作为一次，若不及时来治疗，将会每月发一次，甚则每月四五次，转成癫证待时日。针刺大小分肉处，若是未有寒象出，当用针刺来调补，停止针刺病将愈。时寒时热风邪病，发热之时有汗出，一日发作有数次。针刺分肉络脉处，若是仍然有汗出，时寒时热三日刺，针刺百天病将愈。骨节沉重麻风病，胡子眉毛皆脱落，此时病名叫麻风。针刺肌肉使出汗，连续治疗一百天，再刺骨髓使出汗，又续治疗一百天。如此一共二百天，胡子眉毛又生长，停止针刺笑开颜。

黄帝内经·素问

皮部论

原　文

黄帝问曰：余闻皮有分部，脉有经纪，筋有结络，骨有度量，其所生病各异，别其分部，左右上下，阴阳所在，病之始终，愿闻其道。

岐伯对曰：欲知皮部以经脉为纪者，诸经皆然。阳明之阳，名曰害蜚，上下同法，视其部中有浮络者，皆阳明之络也，其色多青则痛，多黑则痹，黄赤则热，多白则寒，五色皆见，则寒热也，络盛则入客于经，阳主外，阴主内。少阳之阳，名曰枢持，上下同法，视其部中有浮络者，皆少阳之络也，络盛则入客于经，故在阳者主内，在阴者主出，以渗于内，诸经皆然。太阳之阳，名曰关枢，上下同法，视其部中有浮络者，皆太阳之络也，络盛则入客于经。少阴之阴，名曰枢儒，上下同法，视其部中有浮络者，皆少阴之络也，络盛则入客于经，其入经也，从阳部注于经，其出者，从阴内注于骨。心主之阴，名曰害肩，上下同法，视其部中有浮络者，皆心主之络也，络盛则入客于经。太阴之阴，名曰关蛰，上下同法，视其部中有浮络者，皆太阴之络也，络盛则入客于经。凡十二经络脉者，皮之部也。是故百病之始生也，必先于皮毛，邪中之则腠理开，开则入客于络脉，留而不去，传入于经，留而不去，传入于府，廪于肠胃。邪之始入于皮也，泝然起毫毛，开腠理；其入于络也，则络脉盛色变；其入客于经也，则感虚乃陷下；其留于筋骨之间，寒多则筋挛骨痛，热多则筋弛骨消，肉烁䐃破，毛直而败。

帝曰：夫子言皮之十二部，其生病皆何如？

岐伯曰：皮者脉之部也，邪客于皮则腠理开，开则邪入客于络脉，络脉满则注于经脉，经脉满则入舍于腑脏也，故皮者有分部，不与而生大病也。

帝曰：善。

诗青译文

黄帝问道：听闻人体之皮肤，十二经脉有分属，脉有经脉与络脉，筋有聚结与络属，长短大小不同骨。所生疾病各不同，根据经脉所分属，用来判断人疾病，上下左右病位部，还有阴阳之属性，疾病始终有各种。有何道理在其中?

岐伯回答说:欲知皮肤分属位,经脉为纲才是对。阳明阳络害蜚名,手足阳明诊法同,所属分部浮络现,皆属络脉阳明经。络脉颜色青为多,是为痛证不多说;络脉颜色黑为多,是为痹证不多说;络脉颜色黄红多,是为热证不多说;络脉颜色白为多,是为寒证不多说;假若五色同时现,病证是为寒热兼。络脉邪气若满盛,就会进入经脉中,因为络脉外属阳,经脉在里属阴性。少阳阳络枢持名,手足少阳诊法同,所属分部现浮络,皆属络脉少阳经。络脉邪气若满盛,就会进入经脉中。太阳阳络关枢名,手足太阳诊法同,所属分部现浮络,皆属络脉太阳经,络脉邪气若满盛,就会进入经脉中。少阴阴络枢儒名,手足少阴诊法同,所属分部现浮络,皆属络脉少阴经,络脉邪气若满盛,就会进入经脉中。里则阳部注于经,外则阴部注骨中。厥阴阴络害肩名,手足厥阴诊法同,所属分部现浮络,皆属络脉厥阴经,络脉邪气若满盛,就会进入经脉中。太阴阴络关蛰名,手足太阴诊法同,所属分部现浮络,皆属络脉太阴经,络脉邪气若满盛,就会进入经脉中。十二经脉皆分属,各个部分在皮肤。所以疾病有多种,皮肤开始要清楚,外邪若是伤皮毛,腠理张开在肌肤,邪气于是入络脉,邪气内留而不除,于是经脉又进入;邪气内留再不除,于是内传入于腑,积留肠胃要记住。邪气初初伤皮肤,寒冷战栗毫毛竖,腠理开泄任出入;邪气于是进络脉,络脉盛满颜色改;邪气再进入经脉,经脉气虚内陷来;邪气停留筋骨间,寒盛筋脉有急挛,骨骼疼痛忍忍先;热盛骨痛筋弛缓,肌肉破裂又败坏,皮毛枯槁人难堪。

黄帝问道:你说皮肤十二部,病变何样再简述?

岐伯回答说:皮肤络脉所分属,邪气袭来腠理开,邪气侵入至络脉,络脉邪气盛满来,内注经脉邪盛满,深藏脏腑搞破坏。皮肤所属十二经,邪在皮肤若不愈,内传大病会生成。

黄帝说:讲得好。

黄帝内经 · 素问

经络论

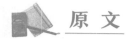

原 文

黄帝问曰：夫络脉之见也，其五色各异，青、黄、赤、白、黑不同，其故何也？

岐伯对曰：经有常色，而络无常变也。

帝曰：经之常色何如？

岐伯曰：心赤、肺白、肝青、脾黄、肾黑，皆亦应其经脉之色也。

帝曰：络之阴阳，亦应其经乎？

岐伯曰：阴络之色应其经，阳络之色变无常，随四时而行也。寒多则凝泣，凝泣则青黑；热多则淖泽，淖泽则黄赤。此皆常色，谓之无病。五色具见者，谓之寒热。

帝曰：善。

诗青译文

黄帝问道：络脉显露在外面，各不相同五色兼，青黄黑白亦有赤，是何原因你谈谈？

岐伯回答说：经脉颜色总不变，络脉颜色不停换，常随四时之气变。

黄帝说：经脉常色是怎样？

岐伯说：心主赤来肺主白，肝青肾黑脾主黄，所属经脉色为常。

黄帝说：说说阴络与阳络，亦与经脉主色合？

岐伯说：阴络经脉色相应，阳络颜色变无常，四时随变不同样。寒多气血运行迟，出现多为青黑色；热多气血行滑利，出现多为黄赤色。无病正常不啰嗦。若是五色尽显露，皆因过寒或过热，疾病症状要记得。

黄帝说：讲得好。

227

黄帝内经·素问

气穴论

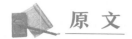 **原 文**

黄帝问曰：余闻气穴三百六十五，以应一岁，未知其所，愿卒闻之。

岐伯稽首再拜对曰：窘乎哉问也！其非圣帝，孰能穷其道焉！因请溢意尽言其处。

帝捧手逡巡而却曰：夫子之开余道也，目未见其处，耳未闻其数，而目以明，耳以聪矣。

岐伯曰：此所为"圣人易语，良马易御"也。

帝曰：余非圣人之易语也，世言真数开人意，今余所访问者真数，发蒙解惑，未足以论也。然余愿闻夫子溢志尽言其处，令解其意，请藏之金匮，不敢复出。

岐伯再拜而起曰：臣请言之。背与心相控而痛，所治天突与十椎及上纪，上纪者，胃脘也，下纪者，关元也。背胸邪系阴阳左右，如此其病前后痛涩，胸胁痛，而不得息，不得卧，上气短气偏痛，脉满起，斜出尻脉，络胸胁，支心贯鬲，上肩加天突，斜下肩交十椎下。

脏俞五十六，腑俞七十二穴，热俞五十九穴，水俞五十七穴，头上五行行五，五五二十五穴，中膂两傍各五，凡十穴，大椎上两傍各一，凡二穴，目瞳子浮白二穴，两髀厌分中二穴，犊鼻二穴，耳中多所闻二穴，眉本二穴，完骨二穴，项中央一穴，枕骨二穴，上关二穴，大迎二穴，下关二穴，天柱二穴，巨虚上下廉四穴，曲牙二穴，天突一穴，天府二穴，天牖二穴，扶突二穴，天窗二穴，肩解二穴，关元一穴，委阳二穴，肩贞二穴，喑门一穴，齐一穴，胸俞十二穴，背俞二穴，膺俞十二穴，分肉二穴，踝上横二穴，阴阳跷四穴。水俞在诸分，热俞在气穴，寒热俞在两骸厌中二穴，大禁二十五，在天府下五寸。凡三百六十五穴，针之所由行也。

帝曰：余已知气穴之处，游针之居，愿闻孙络溪谷，亦有所应乎？

岐伯曰：孙络三百六十五穴会，亦以应一岁，以溢奇邪，以通荣卫，荣卫稽留，卫散荣溢，气竭血著，外为发热，内为少气。疾泻无怠，以通荣卫，见而泻之，无问所会。

帝曰：善。愿闻溪谷之会也。

岐伯曰：肉之大会为谷，肉之小会为溪。肉分之间，溪谷之会，以行荣卫，以会大气。邪溢气壅，脉热肉败，荣卫不行，必将为脓，内销骨髓，外破大䐃，留于节凑，必将为败。积寒留舍，荣卫不居，卷肉缩筋，肋肘不得伸，内为骨痹，外为不仁，命曰不足，大寒留于溪谷也。溪谷三百六十五穴会，亦应一岁。其小痹淫溢，循脉往来，微针所及，与法相同。

帝乃辟左右而起，再拜曰：今日发蒙解惑，藏之金匮，不敢复出。乃藏之金兰之宝，署曰："气穴所在"。

岐伯曰：孙络之脉别经者，其血盛而当写者，亦三百六十五脉，并注于络，传注十二络脉，非独十四络脉也，内解写于中者十脉。

诗青译文

黄帝问道：人体气穴三六五，相应一年之日数，但是不知其所在，请你详尽讲清楚。

岐伯稽首拜了两拜回答说：所提问题太重要，假如不是为圣帝，此间道理谁深究，让我慢慢说仔细。

黄帝拱手谦逊退让地说：先生所讲之道理，使我深深受启发，部位数字虽未见，已经领会并记下。

岐伯说：如此深刻你领会，所谓圣人易言语，又谓良马易驾驭。

黄帝说道：我非易语之圣人，气穴数理我听闻，可以开阔人意识，现在我向你询问，启蒙气穴与数理，解除疑惑和难题。希望听你来讲讲，气穴部位在人体，使我了解其意义，并且藏于金匮里，不敢传人莫相疑。

岐伯拜了两拜站起来说：那我现在就谈谈！心胸背部互引痛，任脉天突穴取行，亦有督脉中枢穴，以及上纪下纪中。上纪胃脘中脘穴，下纪就是关元穴。盖背在后是为阳，胸部在前为为阴，阴阳左右斜经脉，此时有病在前胸，与背相引又痹涩，不敢呼吸胸胁痛，上气喘息难仰卧，呼吸短促偏侧痛，邪气盛实溢于络，此络尻脉斜始出，此络就在胸胁部，支心贯穿横膈处，上肩而至是天突，再斜下肩交背部，第十椎节之下面，治疗当取此穴处。

五脏井荣俞和五，五五又是二十五，左右五十穴位住；六腑井荣俞和六，六六又是三十六，左右七十二穴住；五十九穴治热病，五十七穴治水病。头部又有是五行，每行就有五穴铭，五五二十五穴中。五脏背部脊椎旁，各有五穴记心上，二五十穴心里装。环跳二穴犊鼻二，听宫二穴攒竹二，完骨二穴风府一，枕骨二穴上关二，大迎二穴下关二，天柱二穴上巨虚，左右四穴下巨虚，颊车二穴天突一，天府二穴天牖二，扶突二穴天窗二，肩井二穴关元一，委阳二穴肩贞二，窨门一穴神阙一，胸腧左右穴十二，还有大杼是二穴，膺俞左右共十二，还有分肉亦是二，交信跗阳共四穴，照海申脉共四穴。五十七穴治水病，皆在诸经分肉部；五十九穴治热病，皆在精气聚会处；治疗寒热之俞穴，两膝关节外侧间，足少阳胆经阳关，左右二穴要记全。大禁之穴五里穴，天府之下五寸处。以上穴位三六五，皆是针刺治疗处。

　　黄帝说道：我知气穴之部位，针刺处所已领会，想听孙络与溪谷，一岁相应说清楚？

　　岐伯说：孙络与穴三六五，一岁相应要记住，若是邪气客孙络，溢注络脉经不入，奇怪病症会产生，孙络皮毛为外通，内通经脉行营卫，若有邪客留营卫，卫气外散营血溢，卫气散尽营血滞，外则发热内少气，泻法治疗速针刺，营卫通畅才可以，凡见营卫稽留处，即泻一定要记住，不论是否穴会处。

　　黄帝说：好。溪骨会合是怎样。

　　岐伯说：大肌肌肉合为谷，小肌肌肉合为溪。溪谷会合分肉间，通行营卫会宗气。邪气溢满正气壅，肌肉败坏脉热中，营卫运行不通畅，必将郁热肉成脓，消烁骨髓在于内，可溃大肉在外行，邪气若是连关节，髓液皆溃化为脓，筋骨败坏在其中。寒邪所客积不去，营卫不能常运行，筋脉肌肉会卷缩，肋肘伸展就不得，内则发生成骨痹，外则肌肤麻木多，此为不足之症候，寒邪留连溪骨得。溪谷三六五穴位，会合以应于一岁。若是有邪在皮毛，孙络小痹要知晓，邪随脉往来无定，微针即可予治疗，针刺孙络同样好。

　　黄帝于是摈退身边的人起身拜了两拜说道：今天承你来启发，解除疑惑心情佳，将它藏于深金匮，不敢轻易来传人。于是藏于金兰室，气穴所在作名题。

　　岐伯说：孙络之脉经脉支，血盛当泻君要知，三六五脉亦无异，若是邪气入孙络，同样传注于络脉，十二脉络复注入，十四络脉不孤独。经络受邪在骨节，脏脉随时内泻出。

231

黄帝内经 · 素问

气府论

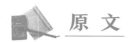 **原 文**

足太阳脉气所发者，七十八穴：两眉头各一，入发至项三寸半，傍五，相去三寸。其浮气在皮中者，凡五行，行五，五五二十五，项中大筋两傍各一，风府两傍各一，侠脊以下至尻尾二十一节，十五间各一，五脏之俞各五，六腑之俞各六，委中以下至足小指傍各六俞。

足少阳脉气所发者六十二穴：两角上各二，直目上发际内各五，耳前角上各一，耳前角下各一，锐发下各一，客主人各一，耳后陷中各一，下关各一，耳下牙车之后各一，缺盆各一，腋下三寸，胁下至胠八间各一，髀枢中傍各一，膝以下至足小指次指各六俞。

足阳明脉气所发者六十八穴：额颅发际傍各三，面鼽骨空各一，大迎之骨空各一，人迎各一，缺盆外骨空各一，膺中骨间各一，侠鸠尾之外，当乳下三寸，侠胃脘各五，侠齐广三寸各三，下齐二寸侠之各三，气街动脉各一，伏菟上各一，三里以下至足中指各八俞，分之所在穴空。

手太阳脉气所发者三十六穴：目内眦各一，目外各一，鼽骨下各一，耳郭上各一，耳中各一，巨骨穴各一，曲掖上骨各一，柱骨上陷者各一，上天窗四寸各一，肩解各一，肩解下三寸各一，肘以下至手小指本各六俞。

手阳明脉气所发者二十二穴：鼻空外廉、项上各二，大迎骨空各一，柱骨之会各一，骨之会各一，肘以下至手大指、次指本各六俞。

手少阳脉气所发者三十二穴：鼽骨下各一，眉后各一，角上各一，下完骨后各一，项中足太阳之前各一，侠扶突各一，肩贞各一，肩贞下三寸分间各一，肘以下至手小指、次指本各六俞。

督脉气所发者二十八穴：项中央二。发际后中八，面中三，大椎以下至尻尾及傍十五穴。至骶下凡二十一节，脊椎法也。

任脉之气所发者二十八穴：喉中央二，膺中骨陷中各一，鸠尾下三寸，胃脘五寸，胃脘以下至横骨六寸半一，腹脉法也。下阴别一，目下各一，下唇一，龈交一。

冲脉气所发者二十二穴：侠鸠尾外各半寸至齐寸一，侠齐下傍各五分至横骨寸一，腹脉法也。

足少阴舌下，厥阴手中急脉各一，手少阴各一，阴阳蹻各一，手足诸鱼际脉气所发者，凡三百六十五穴也。

233

诗青译文 🌸

太阳膀胱经脉发，俞穴就有七十八；眉头陷中左右一，眉头直上入际发，发际正中前顶穴，神庭上星卤会穴，浮于头部之脉气，头皮运行有五行，中行次两外两行，每行五穴行五行，五五二十五穴中；下行项中筋两傍，左右各有一穴明；侠脊上下骶尾骨，二十一节要记清，十五椎间左与右，各有一穴君要明；心肝脾肺肾俞穴，左右各自有一穴；委中以下至足中，中趾左右各有井，荥俞原合俞穴经。

足少阳胆经脉发，俞穴就有六十二：头部两角上各二；两目瞳孔沿直上，发际内有五穴藏；两耳前角各一穴；上关左右各一穴；耳后陷凹各一穴；下关左右各一穴；两耳下牙车之后，还是各有一个穴；缺盆左右各一穴；腋下三寸胁至肋，八肋间各有一穴；髀枢左右各一穴；膝下至足第四趾，小趾侧各有六穴，井荥俞愿经与合。

足阳明胃经脉发，俞穴就有七十八：额颅发际各三穴；颧骨骨空各一穴；大迎穴在颌角前，直到骨空陷中间，左右各自有一穴；结喉之旁人迎处，左右各自有一穴；缺盆外骨空陷中，左右各自有一穴；膺中骨空之陷中，左右各自有一穴；乳下三寸侠鸠尾，胃脘左右各五穴；侠脐横开三寸处，左右各自有三穴；气冲动脉跳动处，左右各自一穴；伏菟左右各一穴；

足三里下中趾间，左右各有八俞穴。以上所说每个穴，都有一定之空穴。

太阳小肠经脉发，俞穴就有三十六：目内眦处各一穴；目外侧处各一穴；颧骨下处各一穴；耳廓上处各一穴；耳中珠旁各一穴；巨骨左右各一穴；曲腋上处各一穴；柱骨陷中各一穴；两个天窗穴之上，四寸之处各一穴；肩胛部位各一穴；肩胛之下三穴处，各有一穴要记住；肘部以下小指端，爪甲根部有六穴，井荥俞愿经与合。阳明大肠经脉发，俞穴就有二十二；鼻孔外侧各一穴；项部左右各一穴；大迎穴在下颌骨，左右各自有一穴；主骨之会各一穴；髃骨之会各一穴；肘部下至十指端，爪甲根部有六穴，井荥俞愿经与合。

少阳三焦经脉发，俞穴就有三十二：颧骨下面各一穴；两眉后面各一穴；耳前角上各一穴；耳后完骨各一穴；项中足太阳经前，左右各自有一穴；侠扶突部之外侧，左右各自有一穴；肩贞穴部各一穴；肩贞穴部下三寸，分肉之间各三穴；肘下无名指之端，爪甲根部各六穴，井荥俞愿经与合。

督脉之经气所发，俞穴就有二十八：项部中央有二穴；发际向后有八穴；面部中央鼻至唇，此处三穴要留心；大椎以下尻尾旁，十五穴位记心上。大椎尾骨二十一，脊椎穴位方法计。

任脉之经气所发，俞穴就有二十八：喉部中行有二穴；胸膺骨陷有六穴；蔽骨之上脘三寸，上脘脐中是五寸，脐中横骨六寸半，共计十四寸又半，每寸一穴十四穴，腹部取穴记心间。曲骨向下前后阴，会阴穴位要留心；两目之下各一穴；下唇之下还一穴；上齿缝处有一穴。

冲脉之经气所发，俞穴就有二十二：侠鸠尾旁开五分，下脐一寸有一穴，左右穴位共十二；脐部旁开有五分，下至横骨寸一穴，左右穴位共十穴。腹脉取穴要留心。少阴肾经脉气发，舌部下面有二穴：肝足厥阴毛际中，左右各自有一穴；阴蹻阳蹻各一穴；四肢手足肉赤白，鱼际之处脉气来。三六十五穴心在。

黄帝内经 · 素问

骨空论

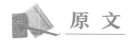 **原 文**

黄帝问曰：余闻风者百病之始也，以针治之奈何？岐伯对曰：风从外入，令人振寒，汗出，头痛，身重，恶寒，治在风府，调其阴阳。不足则补，有余则泻。

大风颈项痛，刺风府，风府在上椎。大风汗出，灸谚谚，谚谚在背下侠脊傍三寸所，厌之，令病者呼谚谚，谚谚应手。

从风憎风，刺眉头。失枕，在肩上横骨间，折使揄臂，齐肘正，灸脊中。眇络季胁引少腹而痛胀，刺谚谚。腰痛不可以转摇，急引阴卵，刺八髎与痛上。八髎在腰尻分间。鼠瘘寒热，还刺寒府。寒府在附膝外解营。取膝上外者使之拜，取足心者使之跪。

任脉者，起于中极之下，以上毛际，循腹里，上关元，至咽喉，上颐循面入目。冲脉者，起于气街，并少阴之经，夹脐上行，至胸中而散。任脉为病，男子内结七疝，女子带下瘕聚。冲脉为病，逆气里急。

督脉为病，脊强反折。督脉者，起于少腹以下骨中央，女子入系廷孔，其孔，溺孔之端也。其络循阴器，合篡间，绕篡后，别绕臀至少阴，与巨阳中络者，合少阴上股内后廉，贯脊属肾，与太阳起于目内眦，上额，交巅上，入络脑，还出别下项，循肩髆内，侠脊抵腰中，入循膂，络肾。其男子循茎下至篡，与女子等。其少腹直上者，贯脐中央，上贯心，入喉，上颐环唇，上系两目之下中央。此生病，从少腹上冲心而痛，不得前后，为冲疝；其女子不孕，癃，痔，遗溺，嗌干。督脉生病治督脉，治在骨上，甚者在脐下营。

其上气有音者，治其喉中央，在缺盆中者，其病上冲喉者，治其渐，渐者上侠颐也。蹇，膝伸不屈，治其楗。坐而膝痛，治其机。立而暑解，治其骸关。膝痛，痛及拇指，治其腘。坐而膝痛如物隐者，治其关。膝痛不可屈伸，治其背内。连骺若折，治阳明中俞髎，若别，治巨阳、少阴荥。淫泺胫痠，不能久立，治少阳之维，在外上五寸。

辅骨上横骨下为楗，侠髋为机，膝解为骸关，侠膝之骨为连骸，骸下为辅，辅上为腘。腘上为关，头横骨为枕。

水俞五十七穴者：尻上五行，行五；伏菟上两行，行五；左右各一行，行五；踝上各一行，行六穴。髓空在脑后三分，在颅际锐骨之下，一在龈基下，一在项后中复骨下，一在脊骨上空，在风府上。脊骨下空，在尻骨下空。数髓空在面侠鼻，或骨空在口下当两肩。两髀骨空，在髀中之阳。臂骨空在臂阳，去踝四寸，两骨空之间。股骨上空在股阳，出上膝四寸。骱骨空在辅骨之上端。股际骨空在毛中动下。尻骨空在脾骨之后相去四寸。扁骨有渗理，凑无髓孔，易髓无空。

灸寒热之法，先灸项大椎，以年为壮数；次灸橛骨，以年为壮数。视背俞陷者灸之，举臂肩上陷者灸之，两季胁之间灸之，外踝上绝骨之端灸之，足小指次指间灸之，胫下陷脉灸之，外踝后灸之，缺盆骨上切之坚痛如筋者灸之，膺中陷骨间灸之，掌束骨下灸之，脐下关元三寸灸之，毛际动脉灸之，膝下三寸分间灸之，足阳明跗上动脉灸之，巅上一灸之。犬所啮之处灸之三壮，即以犬伤病法灸之。凡当灸二十九处。伤食灸之，不已者，必视其经之过于阳者，数刺其俞而药之。

诗青译文

黄帝问道：听说风邪致多病，针法如何说来听？岐伯回答说：风邪若从外侵入，寒战出汗与头痛，身体发重又怕冷。府穴调和阴阳行。正气不足用补法，邪气有余用泻法。

风邪较重颈项疼，风府穴位刺就行。椎骨第一节上面。风邪较重而汗出，　　穴灸效果殊。背部第六椎旁下，距脊各有三寸处，手指按振觉疼痛，呼出　　有音声，应在手指下处疼。

若是病人怕见风，眉头攒竹穴刺行。失枕肩上横骨间，此部肌肉有强痛，应使病人来曲臂，肘间相合姿势中，肩胛骨上引直线，正当脊部中央间，给以灸治能愈痉。肋络季胁牵少腹，痛胀　　穴刺殊。腰痛不可转侧动，筋脉挛急而疼痛，下面引至睾丸处，八髎穴刺与疼痛。八髎穴在腰尻骨，间有空隙要记清。　　寒热寒府穴。膝上外侧骨与骨，间有孔穴在其中。凡取膝上外孔穴，弯腰拜位人成形；足心涌泉穴取时，患者坐跪体位行。

任脉经是何起源，中极穴位之下面，上行毛际再腹部，上行关元穴喉咽，又再上行及至颐，入于目中循行面。冲脉经是何起源，气街穴位记心间，足少阴经与相并，左右上行胸中散。任脉经若有病变，男子腹内结七疝，女子带下瘕聚病。冲脉经若有病变，气逆上冲急腹痛。督脉经若有病变，脊柱强硬会折反。

督脉起于小腹下，横骨中央记心间，女子入内系廷孔。廷孔就是尿道端。此处分出之络脉，循行阴户会阴部，分绕肛门之后面，分别再行绕臀部，到达足部少阴经，足太阳经络脉处，足少阴经相结合，上行经骨内后部，连于肾脏穿脊柱；足太阳经与共起，目内上行至额部，左右交会于巅顶，内入联络与脑处，复返之后再出脑，左右颈项分下行，循行脊柱胳膊内，侠脊抵达至腰中，入内循臀络肾中。其在男子循阴茎，下至会阴女子同。其从少腹而直上，穿过脐部正中央，上贯心脏入于喉，上行至颐绕唇口，上行系目中央下。督脉若是有病变，气从少腹冲心痛，大小两便皆不通，此时冲疝为其名，若是女子难怀孕，小便不利与遗尿，痔疾咽喉是干燥。督脉生病治督脉，轻者横骨曲骨穴，重者脐下阴交穴。

气逆上有呼吸声，喉部中央天突穴，缺盆中间是此穴。气逆上充于喉咽，治疗大迎穴位处，面部两旁夹颐处。膝关能伸不能屈，取其股部之经穴。坐下而觉膝部痛，治疗取其环跳穴。站立膝关有热痛，取其膝关处经穴。膝痛疼痛牵拇指，膝弯之处委中穴。坐下膝痛物隐中，治疗取其承扶穴。膝痛屈伸而不能，背部足太阳俞穴。疼痛尻骨象折断，阳明经中三里穴；或取太阳经荥穴，通谷少阴经荥穴。水湿之邪若日久，胫骨酸痛而无力，少阳别络光明穴，穴在外踝上五寸。

腰横骨下辅骨上，名楗你要记心房。髋骨两侧环跳穴，名机你要记心上。膝部骨缝叫骸关。侠膝两旁有高骨，连骸为名要记住。连骸下面是辅骨。辅骨膝弯名为腘。腘上有名是骸关。头后横骨为枕骨。

水病俞穴五十七：尻骨上面有五行，每行各自有五穴；伏兔上方有两行，每行各自有五穴；左右又各有一行，每行各自有五穴；足内踝上各一行，每行各自有六穴。髓穴脑后分三处，颅骨边际下锐骨，一处龈基之下面，项后复骨下面处，脊骨风府穴上面，脊骨下空在尻骨。面部侠鼻两旁边，数个髓空又常见，或有骨空口唇下，部位相平与两肩。两肩膊骨空何处，就在肩膊中外侧。臂骨骨空何处是，就在臂骨之外侧，距离手腕正四寸，尺桡两骨空隙间。股骨上面之骨空，股骨外侧膝四寸。尻骨骨空在何处，就在辅骨之上端。骨际骨空在何处，阴毛动脉之下面。尻骨骨空在何处，尻骨后面四寸远。扁骨纹理来聚合，纹理血脉来尻灌，骨髓孔穴未直通，髓与纹理互交流，未有骨空要知全。

　　寒热病症如何灸，先灸项后大椎穴，艾灸壮数依年龄；次灸尾骨尾间穴，艾灸壮数亦相同。背部凹陷用灸法，肩髃穴位用灸法，京门穴位用灸法，绝骨穴处用灸法，肩髎穴位用灸法，承山穴位用灸法，昆仑穴位用灸法，还有缺盆骨上方，按硬筋痛部位处，亦用灸法要记住，天突穴位用灸法，大陵穴位用灸法，关元穴位用灸法，气冲穴位用灸法，三里穴位用灸法，冲阳穴位用灸法，百会亦要用灸法。若是被犬来咬伤，先在咬处灸三壮，治伤方法再灸治。

　　以上灸治寒热症，部位共有二十九。由于伤食用灸法，病仍不愈找源头，阳邪过盛察仔细，经脉移到络脉来，此时多刺其俞穴，再用药物记心怀。

黄帝内经 · 素问

水热穴论

原文

黄帝问曰：少阴何以主肾？肾何以主水？岐伯对曰：肾者，至阴也；至阴者，盛水也。肺者，太阴也，少阴者，冬脉也。故其本在肾，其末在肺，皆积水也。

帝曰：肾何以能聚水而生病？岐伯曰：肾者，胃之关也，关门不利，故聚水而从其类也。上下溢于皮肤，故为胕肿。胕肿者，聚水而生病也。

帝曰：诸水皆生于肾乎？岐伯曰：肾者，牝脏也。地气上者，属于肾，而生水液也，故曰至阴。勇而劳甚，则肾汗出；肾汗出逢于风，内不得入于脏腑，外不得越于皮肤，客于玄府，行于皮里，传为浮肿。本之于肾，名曰风水。所谓玄府者，汗空也。

帝曰：水俞五十七处者，是何主也？岐伯曰：肾俞五十七穴，积阴之所聚也，水所从出入也。尻上五行、行五者，此肾俞。故水病下为浮肿大腹，上为喘呼、不得卧者，标本俱病。故肺为喘呼，肾为水肿，肺为逆不得卧，分为相输俱受者，水气之所留也。伏菟上各二行、行五者，此肾之街也。三阴这所交结于脚也。踝上各一行、行六者，此肾脉之下行也，名曰太冲。凡五十七穴者，皆藏之阴络，水之所客也。

帝曰：春取络脉分肉，何也？岐伯曰：春者木始治，肝气始生；肝气急，其风疾，经脉常深，其气少，不能深入，故取络脉分肉间。

帝曰：夏取盛经分腠，何也？岐伯曰：夏者火始治，心气始长，脉瘦气弱，阳气留溢，热熏分腠，内至于经，故取盛经分腠。绝肤而病去者，邪居浅也。所谓盛经者，阳脉也。

帝曰：秋取经俞，何也？岐伯曰：秋者金始治，肺将收杀，金将胜火，阳气在合，阴气初胜，湿气及体，阴气未盛，未能深入，故取俞以写阴邪，取合以虚阳邪，阳气始衰，故取于合。

帝曰：冬取井荥，何也？岐伯曰：冬者水始治，肾方闭，阳气衰少，阴气坚盛，巨阳伏沉，阳脉乃去，故取井以下阴逆，取荥以实阳气。故曰：冬取井荥，春不鼽衄。此之谓也。

帝曰：夫子言治热病五十九俞，余论其意，未能领别其处，愿闻其处，因闻其处，因闻其意。岐伯曰：头上五行行五者，以越诸阳之热逆也；大杼、膺俞、缺盆、背俞，此八者，以泻胸中之热也；气街、三里、巨虚上下廉，此八者，以泻胃中之热也；云门、髃骨、委中、髓空，此八者，以写四支之热也；五脏俞傍五，此十者，以泻五脏之热也。凡此五十九穴者，皆热之左右也。

帝曰：人伤于寒而传为热，何也？岐伯曰：夫寒盛则生热也。

诗青译文

黄帝问道：少阴为何能主肾？肾又为何能主水？岐伯回答说：肾脏隶属至阴脏，至阴又是隶属水，所以肾脏能主水。肺脏隶属太阴脏。肾脏隶属至阴脏，旺于冬令之经脉。水之根本在于肾，水之标末在于肺，肺肾两脏皆可能，积聚水液成疾病。

黄帝又问道：肾积水液为何病？岐伯说：肾为胃部关门处，若是关门不畅通，水液停聚疾病生。人体水液上与下，泛溢皮肤成浮肿。浮肿即得积聚病。

黄帝又问道：各种水病皆肾生？岐伯说：肾脏在下属于阴。凡是自下而向上，蒸腾地方皆属肾，气化生成为水液，所以名字叫至阴。劳动房劳或太过，则是有汗出于肾；出汗时若遇风邪，开泄腠理侵风邪，汗孔骤闭汗不尽，向内不能入脏腑，向外不得排皮肤，于是逗留在玄府，浮肿病成要记住。此病之本在于肾，此病风水为其名。所谓玄府是汗孔。

黄帝问道：水病俞穴五十七，它们属是何脏主？岐伯说：肾俞穴位五十七，阴气地方所聚积，水液出入亦从此。尻骨之上有五行，五个穴位在每行，肾之俞穴记心房。水病下部为浮肿，腹部胀大要记清，上部呼吸为喘急，平卧亦是不可能，肺肾标本同为病。肺病呼吸是喘急，肾病表现为水肿，肺病表现还气逆，不得平卧要牢记；肺肾病表不相同，相互影响相互应。所以肺肾皆病变，水气停留两脏缘。伏兔上方各两行，五个穴位在每行，肾气循行重要道，肝脾经脉交脚上。足内踝上各一行，六个穴位在每行，肾经下行在于脚，名叫太冲要寻找。以上穴位五十七，人体下部皆隐藏，或是深部脉络中，水液易停之地方。

黄帝问道：春天若是行针刺，络脉分肉取之间，是何道理你谈谈？岐伯说：春天木气始当令，人体肝气始发生；肝气特性是急躁，迅疾变动样同风，肝之经脉藏深部，而风刚刚才发生，不能深入到经脉，浅刺分肉就能行。

243

黄帝问道：夏天若是行针刺，盛经分腠取之间，是何道理你谈谈？岐伯说：夏天火气始当令，心气始生渐强中；若是脉形为瘦小，搏动气势较为弱，阳气充裕溢体表，热气腠理有熏蒸，向内影响于脉经，盛经分腠取才行。针刺不要太过深，透过皮肤病愈能，邪居浅表为原因。所谓盛经要明白，丰满充足之阳脉。

黄帝问道：秋天若是行针刺，经穴输穴要来取，请问这是何道理？岐伯说：秋天金气始当令，肺气收敛肃杀中，金气渐旺逐步起，盛过衰退之火气，阳气经脉之合穴，初初才发生阴气，遭遇湿邪犯人体，由于阴气未太盛，难助湿邪深入中，阴经输穴泻湿能，阳经合穴泻热能。由于阳气始衰退，阴气位至为太盛，不取经穴取合行。

黄帝说：冬天若是行针刺，井穴荥穴要来取，请问这是何道理？岐伯说：冬天水气始当令，肾气开始闭藏中，阳气已经为衰少，阴气更加坚与盛，太阳之气浮沉下，阳脉相随沉伏行，针刺阳经之井穴，抑制降服阴逆气，针刺阴经之输穴，充实不足之阳气。冬取井荥春不衄，说的就是此道理。

黄帝道：先生所说治热病，五十九个俞穴中，我已知道大概其，俞穴部位还不知，所在部位你说清，治疗作用并说明。岐伯说：人体头上有五行，五个穴位在每行，阳经上逆有热邪，这些穴位能泄越。大杼膺俞与缺盆，还有背俞八个穴，可泻胸中有热邪。气街三里上巨虚，八个穴位下巨虚，胃中热邪可泻出。云门肩髃与委中，八个穴位加髓空，四肢热邪泻出能。以上穴位五十九，俞穴法疗治热病。

黄帝说：人若感受为寒邪，反会传变为热病，是何原因请说明？岐伯说：若是寒气为盛极，郁而发热不出奇。

黄帝内经 · 素问

调经论

原文

黄帝问曰：余闻《刺法》言，有余泻之，不足补之。何谓有余，何谓不足？岐伯对曰：有余有五，不足亦有五，帝欲何问？帝曰：愿尽闻之。岐伯曰：神有余有不足，气有余有不足，血有余有不足，形有余有不足，志有余有不足。凡此十者，其气不等也。

帝曰：人有精、气、津、液、四肢、九窍、五脏、十六部、三百六十五节，乃生百病；百病之生，皆有虚实。今夫子乃言有余有五，不足亦有五，何以生之乎？岐伯曰：皆生于五脏也。夫心藏神，肺藏气，肝藏血，脾藏肉，肾藏志。而此成形；志意通，内连骨髓，而成身形五脏。五脏之道，皆出于经遂，以行血气，血气不和，百病乃变化而生，是故守经隧焉。

帝曰：神有余不足何如？岐伯曰：神有余则笑不休，神不足则悲。血气未并，五脏安定，邪客于形，洒淅起于毫毛，未入于经络也，故命曰神之微。帝曰：补泻奈何？岐伯曰：神有余则泻其小络之血，出血勿之深斥，无中其大经，神气乃平；神不足者，视其虚络，按而致之，刺而利之，无出其血，无泄其气，以通其经，神气乃平。帝曰：刺微奈何？岐伯曰：按摩勿释，着针勿斥，移气于不足，神气乃得复。

帝曰：善。气有余不足奈何？岐伯曰：气有余则喘咳上气，不足则息利少气。血气未并，五脏安定，皮肤微病，命曰白气微泄。帝曰：补泻奈何？岐伯曰：气有余则泻其经隧，无伤其经，无出其血，无泄其气；不足则补其经隧，无出其气。帝曰：刺微奈何？岐伯曰：按摩勿释，出针视之，曰我将深之，适人必革，精气自伏，邪气散乱，无所休息，气泄腠理，真气乃相得。

帝曰：善。血有余不足奈何？岐伯曰：血有余则怒，不足则恐。血气未并，五脏安定，孙络外溢，则络有留血。帝曰：补泻奈何？岐伯曰：血有余，则泻其盛经出其血；不足，则视其虚经，内针其脉，久留而视，脉大，疾出其针，无令血泄。帝曰：刺留血奈何？岐伯曰：视其血络，刺出其血，无令恶血得入于经，以成其疾。

帝曰：善。形有余不足奈何？岐伯曰：形有余则腹胀，泾溲不利，不足则四肢不用。血气未并，五脏安定，肌肉蠕动，命曰微风。帝曰：补泻奈何？岐伯曰：形有余则泻其阳经；不足则补其阳络。帝曰：刺微奈何？岐伯曰：取分肉间，无中其经，无伤其络，卫气得复，邪气乃索。

帝曰：善。志有余不足奈何？岐伯曰：志有余则腹胀飧泄，不足则厥。血气未并，五脏安定，骨节有动。帝曰：补泻奈何？岐伯曰：志有余则泻然筋血者；不足则补其复溜。帝曰：刺未并奈何？岐伯曰：即取之，无中其经，邪所乃能立虚。

帝曰：善。余已闻虚实之形，不知其何以生。岐伯曰：气血以并，阴阳相倾，气乱于卫，血逆于经，血气离居，一实一虚。血并于阴，气并于阳，故为惊狂；血并于阳，气并于阴，乃为炅中；血并于上，气并于下，心烦惋善怒；血并于下，气并于上，乱而喜忘。

帝曰：血并于阴，气并于阳，如是血气离居，何者为实，何者为虚？岐伯曰：血气者，喜温而恶寒，寒则泣不能流，温则消而去之。是故气之所并为血虚，血之所并为气虚。帝曰：人之所有者，血与气耳。今夫子乃言血并为虚，气并为虚，是无实乎？岐伯曰：有者为实，无者为虚；故气并则无血，血并则无气，今血与气相失，故为虚焉。故气并则无血，血并则无气，今血与气相失，故为虚焉。络之与孙脉，俱输于经，血与气并，则为实焉。血之与气，并走于上，则为大厥，厥则暴死；气复反则生，不反则死。

帝曰：实者何道从来，虚者何道从去？虚实之要，愿闻其故。岐伯曰：夫阴与阳，皆有俞会。阳注于阴，阴满之外，阴阳匀平，以充其形，九候若一，命曰平人。夫邪之生也，或生于阴，或生于阳。其生于阳者，得之风雨寒暑；其生于阴者，得之饮食居处，阴阳喜怒。

帝曰：风雨之伤人奈何？岐伯曰：风雨之伤人也，先客于皮肤，传入于孙脉，孙脉满则传入于络脉，络脉满则输于大经脉。血气与邪并客于分腠之间，其脉坚大，故曰实。实者外坚充满，不可按之，按之则痛。帝曰：寒湿之伤人奈何？岐伯曰：寒湿之中人也，皮肤不收，肌肉坚紧，荣血泣，卫气去，故曰虚。虚者，聂辟，气不足，按之则气足以温之，故快然而不痛。

帝曰：善。阴之生实奈何？岐伯曰：喜怒不节，则阴气上逆，上逆则下虚，下虚则阳气走之，故曰实矣。帝曰：阴之生虚奈何？岐伯曰：喜则气下，悲则气消，消则脉虚空；因寒饮食，寒气熏满，则血泣气去，故曰虚矣。

帝曰：《经》言阳虚则外寒，阴虚则内热，阳盛则外热，阴盛则内寒。余已闻之矣，不知其所由然也。岐伯曰：阳受气于上焦，以温皮肤分肉之间，今寒气在外，则上焦不通，上焦不通，则寒气独留于外，故寒栗。帝曰：阴虚生内热奈何？岐伯曰：有所劳倦，形气衰少，谷气不盛，上焦不行，下脘不通，胃气热，热气熏胸中，故内热。帝曰：阳盛生外热奈何？岐伯曰：上焦不通利，则皮肤致密，腠理闭塞，玄腑不通，卫气不得泄越，故外热。帝曰：阴盛生内寒奈何？岐伯曰：厥气上逆，寒气积于胸中而不泻，不泻则温气去，寒独留，则血凝泣，凝则脉不通，其脉盛大以涩，故中寒。

帝曰：阴与阳并，血气以并，病形以成，刺之奈何？岐伯曰：刺此者，取之经隧，取血于营，取气于卫，用形哉，因四时多少高下。帝曰：血气以并，病形以成，阴阳相倾，补泻奈何？岐伯曰：泻实者气盛乃内针，针与气俱内，以开其门，如利其户；针与气俱出，精气不伤，邪气乃下，外门不闭，以出其疾；摇大其道，如利其路，是谓大泻，必切而出，大气乃屈。帝曰：补虚奈何？岐伯曰：持针勿置，以定其意，候呼内针，气出针入，针空四塞，精无从去，方实而疾出针，气入针出，热不得还，闭塞其门，邪气布散，精气乃得存。动气候时，近气不失，远气乃来，是谓追之。

帝曰：夫子言虚实者有十，生于五脏，五脏五脉耳，夫十二经脉，皆生其病，今夫子独言五脏，夫十二经脉者，皆络三百六十五节，节有病，必被经脉，经脉之病，皆有虚实，何以合之？岐伯曰：五脏者，故得六腑与为表里，经络支节，各生虚实，其病所居，随而调之。病在脉，调之血；病在血，调之络；病在气，调之卫；病在肉，调之分肉；病在筋，调之筋；病在骨，调之骨；燔针劫刺其下及与急者；病在骨，淬针药熨；病不知所痛，两跷为上；身形有痛，九候莫病，则缪刺之；痛在于左而右脉病者，巨刺之。必谨察其九候，针道备矣。

诗青译文

黄帝问道：刺法之中曾经说，病若有余用泻法，病若不足用补法。有余不足是如何？岐伯回答说：有余不足各五种，要问何种先说明？黄帝说：希望全部讲来听。岐伯说：神有余时亦不足；气有余时亦不足；

血有余时亦不足；形有余时亦不足；志有余时亦不足。以上共计为十种，它们之间各不同。

黄帝说：人有精气与津液，九窍四肢五脏中，十六三六十五节，发生疾病有百种。皆有虚实之不同。有余不足各五种，究竟怎样才发生？岐伯说：五种有余与不足，皆是发生五脏处。心能藏神肺藏气，肝能藏血脾藏肉，还有就是肾藏志，神气血肉志加上，组成个人之形体。必须保有通达意，内与骨髓相联系，方使身形与五脏，成为整体来统一。五脏相联是经脉，用来运行血与气，若是血气不相和，人会时常有病疾。所以诊断和治疗，经脉必须为依据。

黄帝说：神有余与神不足，有何症状说清楚？岐伯说：神若有余笑不止，神若不足悲哀时。病邪未与气血并，五脏此时为安定，未见悲哀或喜笑，邪气客在人体表，尚未侵入至经络，病人寒栗起毫毛，此属神病有微邪，神之微名要知晓。黄帝说：怎样进行补与泻？岐伯说：神若有余刺小络，针刺之时使出血，莫要向里深推针，莫刺大经要留心，神气自会平复真。神若不足络必虚，应该在其虚络处，先来用手做按摩，以使气血实虚络，再以针刺疏气血，但是莫要使出血，使气外泄亦不可，疏经神气平复多。黄帝说：怎样才能刺微邪？岐伯说：按摩时间要稍久，针刺莫要深里推，使气移于不足处，神气自然会平复。岐伯说：然后先来做按摩，时间稍久要记得，并拿针给病人看，并说我要深刺了，针刺之时要适中，中到病处即止停，可使精气深注内，邪气散乱外出行，邪从腠理向外泄，真气通达正常中。

黄帝说：你讲可是真的好。气有余和气不足，有何症状说清楚？岐伯说：有余喘咳气上逆，不足呼吸虽通利，气息短少要记住。邪气气血未相并，若是五脏安定时，邪气来时客皮肤，发生皮肤微弱病，肺气微泄病情轻，白气微泄称其名。黄帝说：补泻怎样来进行？岐伯说：有余应来泻经髓，但是莫要伤经脉，莫使出血气泄来。不足应来补经髓，莫要使其出气来。黄帝说：微邪怎样来针刺？

黄帝说：血有余时和不足，有何症状说清楚？岐伯说：血有余时则发怒，恐惧是因血不足。邪气气血未相并，若是五脏安定时，邪气来时客孙络，孙络盛满向外溢，然后流入人经脉，经脉血液会留滞。黄帝说：补泻怎样来进行？岐伯说：有余应泄充盛脉，以出其血莫徘徊。不足应补虚弱脉，待到刺中人经脉，久留其针勤观察，待到气至脉转大，迅速出针莫徘徊，莫使出血记心怀。黄帝说：刺流血时又如何？岐伯说：若是血络有流血，刺出其血莫啰嗦，莫使恶血入经脉，形成其他疾病多。

黄帝说：你讲可是真的好。形有余时形不足，有何症状说清楚？岐伯说：形有余时腹胀满，大小两处不方便，形不足时人四肢，运动起来有困难。邪气气血未相并，若是五脏安定时，邪气来时客肌肉，蠕动感觉时常有，名为微风记心头。黄帝说：补泻怎样来进行？岐伯说：有余应泻足阳明，足阳明经之经脉，使邪从内泻向外，不足应补足阳明，足阳明经之络脉，气血得以内聚来。黄帝说：微风怎样来针刺？岐伯说：应当刺其分肉间，莫要刺中人经脉，注意莫伤络脉，卫气才能得恢复，邪气可以消散开。

黄帝说：你讲可是真的好。志有余时志不足，有何症状说清楚？岐伯说：有余腹胀又飧泄，不足手足为冷厥。邪气气血未相并，若是五脏安定时，邪气来时客于骨，骨节如有震动物。黄帝说：补泻怎样来进行？岐伯说：有余应泻人然谷，然谷泻来使出血，不足应补复溜穴。黄帝说：邪气气血未相并，邪气仅仅客在骨，如何针刺说清楚？岐伯说：应在骨节鼓动处，立即刺治莫迟疑，莫要刺中其经脉，邪气自然会走去。

黄帝说：你讲可是真的好。虚实症状我知晓，如何发生请明了。岐伯说：虚实如何能发生，邪气气血两相并，阴阳失调有偏向，气乱于卫血逆经，血气各离其所在，虚实现象便形成。血并于阴气并阳，症状表现是惊狂。血并于阳气并阴，表现热中记在心。血并于上气并下，心中烦闷怒易发。血并于下气并上，精神散乱又善忘。

黄帝说：血并于阴气并阳，虚实究竟是怎样？岐伯说：血气喜暖恶寒冷，寒冷气血会滞涩，从而流行不顺畅，温暖滞涩会消散，从而流行会顺畅。所以气所并之处，因为血少而血虚，所以血所并之处，因为气少而气虚。黄帝说：人身要物血和气。血并气并皆为虚，究竟何时才为实？岐伯说：多余之时即为实，缺乏之时即为虚。气并之处则血少，气实血虚要知晓，血并之处则气少，血气各离其住所，不能相济即为虚。孙络两脉气与血，均会输注于经脉，若是血气两相并，两者相并实即来。若是血气两相并，若是循经向上逆，就会发生大厥病，突然昏厥同暴死，气血及时能下行，此时病人可以生，气血壅上难下行，此时病人死亡中。

黄帝说：实者来时循何道？虚者去时循何道？虚实道理怎形成，还要请你讲明了。岐伯说：俞会皆在阴阳经，以使两者相沟通。阳经气血注阴经，阴经气血充溢外，如此运行而不已，阴阳平衡调节来，人得气血来滋养，九候脉象一致样，说明人体很正常。凡邪伤人生病变，有时发于阴内脏，有时发于阳体表。若是发于阳体表，风雨寒暑侵袭了；若是发于阴内脏，饮食不节房事过，起居喜怒皆无常。

黄帝说：风雨之邪若伤人，究竟又是怎么样？岐伯说：风雨之邪若伤人，先将皮肤来入侵，然后再传入孙脉，孙脉满则入络脉，络脉满注大经脉。血气邪气有并聚，并聚分肉腠理间，此时名字为实证，其脉为大必实坚。受邪表面充满实，按之则痛人不安。黄帝说：寒湿之邪若伤人，究竟又是怎么样？岐伯说：寒湿之邪若伤人，皮肤难以来收缩，肌肉坚紧卫气去，此时营血会滞涩，成为虚证要记得。虚证皮肤多松弛，卫气不足有皱折，按摩可以致气足，气足温煦人营血，卫气充实营血畅，感觉不痛爽快些。

黄帝说：你讲可是真的好。若是阴分发实证，究竟怎样请说明？岐伯说：人若喜怒不节制，则使阴气向上逆，阴气上逆必下虚，阴虚阳必来凑之，成为实证要牢记。黄帝说；若是阴分发虚证，究竟怎样请说明？岐伯说：过度喜乐气下陷，过度悲哀气易散，气若消散血行迟，脉道空虚在其间；若是饮食再寒凉，寒气内部则充满，血气滞涩而耗气，成为虚证要知全。

黄帝说：医经之上曾经说，阳虚则会生外寒，阴虚则会生内热，阴盛则会生内寒，阳盛则会生外热。其中原因是为何。岐伯说：人体之中诸阳气，均是上焦来承受，温煦皮肤与分肉，若是寒气侵于外，上焦难以得宣通，阳气难以达向外，寒气独留肌表中，恶寒战栗会发生。黄帝说：阴虚则会生内热，究竟怎样请说明？岐伯说：过度劳倦则伤脾，脾虚难以运化出，此时形气必衰少，水谷精微难转输，上焦不宣五谷味，下脘不化水谷精，胃气被郁而生热，热气上熏于胸中，所以内热会发生。黄帝说：阳盛则会生外热，究竟怎样请说明？岐伯说；若是上焦不通利，此时皮肤会致密，汗孔不通塞腠理，卫气发泄难散越，此时郁而来发热，发生外热要记得。黄帝说：阴盛则会生内寒，究竟怎样请谈谈？岐伯说：寒厥之气若上逆，寒气积聚在人胸，此时寒气难下泄，阳气必受耗伤中，阳气耗伤留寒气，营血滞涩寒敛凝，此时脉行难通畅，脉搏必见涩大盛，所以内寒会发生。

黄帝说：阴阳相并气血并，已经形成人疾病，怎样刺治请说明？岐伯说：若要刺治此疾病，应是取其经脉时，病在营分刺其血，病在卫分刺其气，亦要形体为根据，形体肥瘦或高低，四时温凉与寒热，决定次数是多少，部位高下取穴时。黄帝说：血气邪气已相并，阴阳失衡病已成，补泻方法怎样用？岐伯说：先来说说泻实证，进针应为气正盛，即在病人吸气时，针气同时入内行，记得针刺其俞穴，开启邪出之门户，呼气之时并出针，针气同时向外出，可使精气不受损，邪气外泄要记住；莫要闭塞针刺孔，摇大针孔排邪气，通利邪出之道路，称为大泻要在意，出针先要用左手，轻按针孔之周围，然后迅速来出针，亢盛邪气可枯萎。黄帝说：怎样补虚请说明？岐伯说；先是以手来持针，不要立刻就刺入，先要安定其神气，进针须待病人呼，即是气出才入针，针刺入后莫摇动，针孔周围要紧密，周围针体无隙缝，精气无隙来外泄，当要气至针下时，此时应该速出针，出针须待病人吸，即是气入把针出，所至热气不内还，出后立即闭针孔，精气保存在其间。病人针刺候气时，需要耐心来等待，必侯气至而充实，方可把针拔出来，可使至气不散去，远未至气亦导来，称为补法要明白。

黄帝说：你说虚证与实证，共有疾病为十种，皆是发生在五脏，五脏只有五脉经，十二经脉皆生病，单谈五脏是为何？况且人体十二经，三六五节皆联络，若是节间有疾病，必然波及至经脉，经脉所生之疾病，虚实两者皆会来，此些虚证与实证，怎与五脏相结合，还要请你说明白？岐伯说：人体五脏与六腑，表里关系本就明，人体肢节与经络，虚证实证自发生，根据病变何所在，虚实变化随病情，适当调治才能行。病若在脉调治血；病若在血调络脉；病在气分调卫气；病在肌肉调分肉；病若在筋调治筋；病若在骨调治骨。人体若是筋有病，焠针劫刺其病处，还有筋脉挛急处；人体若是病在骨，焠针和药烫病处；若是有病不知痛，可刺阳跷阴跷脉；若是有病身疼痛，九侯之脉无病象，缪刺方法派用场。若是疼痛在左侧，此时右脉有病象，巨刺方法记心上。脉象必须查仔细，根据病情来调理，技术才能争第一。

黄帝内经·素问

缪刺论

原 文

黄帝问曰：余闻缪刺，未得其意，何谓缪刺？

岐伯对曰：夫邪之客于形也，必先舍于皮毛；留而不去，入舍于孙脉；留而不去，入舍于络脉；留而不去，入舍于经脉；内连五脏，散于肠胃，阴阳俱感，五脏乃伤。此邪之从皮毛而入，极于五脏之次也。如此，则治其经焉。今邪客于皮毛，入舍于孙络，留而不去，闭塞不通，不得入于经，流溢于大络而生奇病也。夫邪客大络者，左注右，右注左，上下左右，与经相干，而布于四末，其气无常处，不入于经俞，命曰缪刺。

帝曰：愿闻缪刺，以左取右，以右取左，奈何？其与巨刺，何以别之？

岐伯曰：邪客于经，左盛则右病，右盛则左病，亦有移易者，左痛未已而右脉先病，如此者，必巨刺之。必中其经，非络脉也。故络病者，其痛与经脉缪处，故命曰缪刺。

帝曰：愿闻缪刺奈何？取之何如？

岐伯曰：邪客于足少阴之络，令人卒心痛，暴胀，胸胁支满无积者，刺然骨之前出血，如食顷而已；不已，左取右，右取左，病新发者，取五日已。

邪客于手少阳之络，令人喉痹舌卷，口干心烦，臂外廉痛，手不及头，刺手中指次指爪甲上，去端如韭叶，各一痏。壮者立已，老者有顷已。左取右，右取左，此新病，数日已。

邪客于足厥阴之络，令人卒疝暴痛。刺足大指爪甲上，与肉交者，各一痏。男子立已，女子有顷已。左取右，右取左。

邪客于足太阳之络，令人头项肩痛。刺足小指爪甲上，与肉交者，各一痏，立已。不已，刺外踝下三痏，左取右，右取左，如食顷已。

邪客于手阳明之络，令人气满胸中，喘息，而支胠，胸中热。刺手大指次指爪甲上，去端如韭叶，各一痏，左取右，右取左，如食顷已。

邪客于臂掌之间，不可得屈。刺其踝后，先以指按之痛，乃刺之，以月死生为数，月生一日一痏，二日二痏，十五日十五痏，十六日十四痏。

邪客于足阳跷之脉，令人目痛，从内眦始，刺外踝之下半寸所，各二痏。左刺右，右刺左。如行十里顷而已。

人有所堕坠，恶血留内，腹中满胀，不得前后，先饮利药。此上伤厥阴之脉，下伤少阴之络。刺足内踝之下、然骨之前血脉出血，刺足跗上动脉；不已，刺三毛上各一痏，见血已，左刺右，右刺左。善悲惊不乐，刺如右方。

邪客于手阳明之络，令人耳聋，时不闻音，刺手大指次指爪甲上，去端如韭叶，各一痏，立闻；不已，刺中指爪甲上与肉交者，立闻。其不时闻者，不可刺也。耳中生风者，亦刺之如此数。左刺右，右刺左。

凡痹往来，行无常处者，在分肉间痛而刺之，以月死生为数，用针者随气盛衰，以为痏数，针过其日数则脱气，不及日数则气不泻。左刺右，右刺左，病已，止；不已，复刺之如法。月生一日一痏，二是二痏，渐多之，十五日十五痏，十六日十四痏，渐少之。

邪客于足阳明之络，令人鼽衄，上齿寒，刺足中指次指爪甲上与肉交者，各一痏。左刺右，右刺左。

邪客于足少阳之络，令人胁痛不得息，咳而汗出。刺足小指次指爪甲上与肉交者，各一痏，不得息立已，汗出立止，咳者温衣，一日已。左刺右，右刺左，病立已；不已，复刺如法。

邪客于足少阴之络，令人嗌痛，不可内食，无故善怒，气上走贲上。刺足下中央之脉，各三痏，凡六刺，立已。左刺右，右刺左。嗌中肿，不能内，唾时不能出唾者，刺然骨之前，出血立已。左刺右，右刺左。

邪客于足太阴之络，令人腰痛，引少腹控月少，不可以仰息。刺腰尻之解，两胂之上，是腰俞，以月死生为痏数，以针立已。左刺右，右刺左。

邪客于足太阳之络，令人拘挛背急，引胁而痛。刺之从项始数脊椎侠脊，疾按之应手如痛，刺之傍三痏，立已。

邪客于足少阳之络，令人留于枢中痛，髀不可举。刺枢中以毫针，寒则久留针，以月死生为数，立已。

治诸经刺之，所过者不病，则缪刺之。耳聋，刺手阳明；不已，刺其通脉出耳前者。齿龋，刺手阳明；不已，刺其脉入齿中，立已。

邪客于五脏之间，其病也，脉引而痛，时来时止，视其病，缪刺之于手足爪甲上，视其脉，出其血，间日一刺，一刺不已，五刺已。缪传引上齿，齿唇寒痛，视其手背脉血者去之，足阳明中指爪甲上一痏，手大指次指爪甲上各一痏，立已。左取右，右取左。

邪客于手足少阴太阴足阳明之络，此五络皆会于耳中，上络左角，五络俱竭，令人身脉皆动，而形无知也，其状若尸，或曰尸厥。刺其足大指内侧爪甲上，去端如韭叶，后刺足心，后刺足中指爪甲上各一痏，后刺手大指内侧，去端如韭叶，后刺手，少阴锐骨之端，各一痏，立已；不已，以竹管吹其两耳，剃其左角之发，方一寸，燔治，饮以美酒一杯，不能饮者，灌之，立已。

凡刺之数，先视其经脉，切而从之，审其虚实而调之。不调者，经刺之；有痛而经不病者，缪刺之。因视其皮部有血络者尽取之，此缪刺之数也。

诗青译文

黄帝问道：我曾听说有缪刺，意义为何却不知，现在请你说详细？

岐伯回答说：大凡病邪侵人体，侵入皮毛是必须；若是逗留而不去，就会进入孙脉里，若再逗留而不去，就会进入络脉里，若还逗留而不去，就会进入经脉里，并向内延入五脏，流散肠胃不为奇；表里皆受邪侵袭，五脏受伤肯定滴。若是邪从皮毛入，影响五脏有次序。治疗经穴是目的。若是邪从皮毛入，进入孙络而不去，络脉闭塞不通畅，邪气不入经脉里，于是流溢入大络，生成疾病与常异。若是邪气入大络，左边流窜到右边，右边流窜到左边，上下左右不得闲，只是影响人络脉，不能进入至经脉，跟随大络四肢来；邪气流窜无固定，进入俞穴亦不能，病气在右症见左，病气在左症见右，必须右痛来刺左，必须左痛来刺右，如此才能中邪气，此种刺法叫缪刺。

黄帝道：左病右取右病左，此间道理是为何？我还听说巨刺法，怎么区别你说说？

岐伯说：若是邪侵至经脉，左边经气较旺盛，右边经脉受影响，或是右边经气盛，左边经脉受影响；亦有左右互转移，左边疼痛尚未愈，右边经脉病开始，必须巨刺方法施。巨刺方法若运用，邪中经脉才能行，邪气留脉不可能，因为不是络脉病。络病病痛之部位。经脉所在位不同，因此缪刺为其名。

黄帝道：缪刺如何来刺针，又是如何来治人？

岐伯说：若是邪气已侵入，足少阴经络脉中，人会突然而心痛，胸胁胀满腹胀大，但无积聚会发生，针刺然谷穴出血，顿饭工夫病缓解；若是疾病仍未愈，左病则要刺右边，右病则要刺左边。若是新近发生病，针刺五天能愈痊。

若是邪气已侵入，手少阳经络脉中，舌卷口干心烦闷，痹塞咽喉亦疼痛，手臂外侧人亦疼，抬手至头已不能，针刺手部小指侧，次指指甲上方行，距离指甲韭叶宽，此处穴位是关冲，各刺一针就可以。壮年马上能缓解，老年片刻趋好中。左病针刺在右边，右病针刺在左边。若是最近发生病，针刺数天能痊愈。

若是邪气已侵入，足厥阴经络脉中，突然疝气又出现，病人剧烈会疼痛，足部大趾爪甲上，皮肉交接大敦行，左右各来一针刺。男子立刻有缓解，女子稍待无差别。左病针刺在右边，右病针刺在左边。

若是邪气已侵入，足太阳经络脉中，头项肩痛会发生，足部小趾爪甲上，皮肉交接至阴行，各刺一针立缓解。如果还是未缓解，三针外踝金门穴，顿饭工夫人能行。左病针刺在右边，右病针刺在左边。

若是邪气已侵入，手阳明经络脉中，胸中气满会发生，喘息胁肋有胀撑，病人发热在胸中，针刺手部大指侧，次指指甲之上方，距离指甲韭叶宽，此处穴位是商阳，各刺一针就可以，顿饭工夫精神爽。左病针刺在右边，右病针刺在左边。

若是邪气已侵入，手厥阴经络脉中，臂掌间痛会发生，弯曲亦是不可能，针刺手腕后方处，手指按压先找痛，再来针刺才能行。月亮圆缺次数定，月亮开始有光生，初一来刺是一针，初二来刺是二针，以后逐日加一针，十五日时十五针，十六日又十四针，以后每日减一针。

257

若是邪气已侵入，足部阳跷脉之中，眼睛疼痛会发生，眼部内眦为开始，外踝下面半寸后，申脉穴位各一刺。大概人行十里路，病人就可好如初。左病针刺在右边，右病针刺在左边。

若是有人坠跌伤，瘀血停留体内藏，两便不通腹胀满，通便导瘀药先上。上伤厥部阴经脉，下伤少阴经络脉。针刺取足内踝下，然骨前面之血脉，刺要刺其出血来，再刺足背处动脉，冲阳穴位正期待；若是病情未缓解，足部大趾三毛处，各刺一针大敦穴，血后立即就缓解。若有惊恐或悲伤，针刺方法亦同上。左病针刺在右边，右病针刺在左边。

若是邪气已侵入，手阳明经络脉中，失听间断人耳聋，针刺手部大指侧，次指指甲上方行，距离指甲韭叶宽，此处穴位是商阳，各刺一针恢复中；再刺中指爪甲上，皮肉交接穴中冲，声音恢复马上听。若是听力全失去，针刺治疗不可用。耳中鸣响如有风，上述方法针刺行。左病针刺在右边，右病针刺在左边。

凡是痹证痛走窜，走窜地方无固定，应随疼痛所在位，针刺部位分肉中，月亮变化有亏盈，针刺次数来确定。凡用针刺来治疗，皆随人体周期行，气血盛衰之情况，针刺次数来确定，针刺次数若超日，就会损耗人正气，相应日数若未到，不得泻除人邪气。左病针刺在右边，右病针刺在左边。病愈不要再针刺；若是刺后还未愈，按照上法再来刺。月亮圆缺次数定，月亮开始有光生，初一来刺是一针，初二来刺是二针，以后逐日加一针，十五日时十五针，十六日又十四针，以后每日减一针。

若是邪气已侵入，足阳明经络脉中，鼻塞衄血会发生，还有上齿为寒冷，针刺足部中趾侧，次趾爪甲上方行，皮肉交接历兑穴，各刺一针痊愈中。左病针刺在右边，右病针刺在左边。

若是邪气已侵入，足少阳经络脉中，病人汗出又咳嗽，呼吸不畅两胁痛，针刺足部小趾侧，次趾爪甲上方行，此处皮肉交接处，各刺一针窍阴穴，呼吸不畅立缓解，汗出很快就停歇；若是病人有咳嗽，衣服饮食注意些。疾病很快可痊愈。若是刺后还未愈，按照上法再来刺。左病针刺在右边，右病针刺在左边。

若是邪气已侵入，足少阴经络脉中，难进饮食咽喉痛，无故发怒未吞声，气有上逆至门上，足心涌泉穴刺行，左右各三共六针，病情缓解人轻松。左病针刺在右边，右病针刺在左边。若是疼痛咽喉肿，饮食欲进却不能，痰涎难以被咯出，然骨前面穴然骨，针刺快好使血出。左病针刺在右边，右病针刺在左边。

若是邪气已侵入，足太阴经络脉中，病人腰痛及少腹，牵引胁下难挺胸，针刺腰尻骨缝间，两旁肌肉下尻行，腰部俞穴在其中，月亮圆缺定刺数，出针之后笑容出。左病针刺在右边，右病针刺在左边。

若是邪气已侵入，足太阳经络脉中，人体背部为拘急，牵引胁肋部位痛，针刺应从项部始，脊骨两旁沿下按，病人感到疼痛处，针刺三针在周边，疾病立刻能愈痊。

若是邪气已侵入，足少阳经络脉中，人体环跳部位痛，腿骨举动亦不能，毫针刺其环跳穴，有寒留针久一些，月亮盈亏定刺数，很快完好如当初。

各经疾病用针刺，经脉经位未病变，缪刺方法任在肩。病人耳聋需针刺，手阳明经商阳穴，若是病人还不愈，经脉耳前听宫穴。病人若是蛀牙病，手阳明经商阳穴，若是病人还不愈，再刺齿中之经络，快好如初无分别。

　　若是邪入五脏间，经脉牵引时作痛，人体时痛时而止，手足爪甲缪刺行，血液郁滞选络脉，刺出其血隔日中，若是一次仍未愈，连刺五次好心情。阳明经脉有病气，交错传感引上齿，唇齿寒冷疼痛现，手背经脉郁血刺，足部阳明经中趾，爪甲之上一针刺，手部大拇指旁侧，次趾爪甲商阳穴，快愈各有一针刺。左病针刺在右边，右病针刺在左边。

　　邪气侵入手少阴，邪气侵入手太阴，邪气侵入足少阴，邪气侵入足太阴，邪气侵入足阳明，五经络脉会耳中，上绕左耳额角行，若是由于邪气袭，五络真气为衰竭，此时经脉为振动，病人形体无知觉，此时就如死尸样，有人把它叫尸厥。

　　针刺足大趾内侧，爪甲距离宽韭叶，隐白穴位在此处，后刺足心涌泉穴，再刺足部中趾处，爪甲之上历兑穴，各刺一针上面穴；

　　手部大拇指内侧。爪甲距离宽韭叶，少商穴位在此处，手部少阴经掌处芮骨端之神门穴，各刺一针醒如初。

　　若是病人仍未愈，竹管吹入两耳中，左边头角头发剃，方寸左右烧末成，好酒一杯再冲服，失去知觉若难服，就把药酒灌下去，病人很快就恢复。

　　大凡刺治之方法，先据所病之经脉，切按推寻其道理，评审虚实要明白；

　　若是经络不调和，经刺方法先用来；有痛经脉无病变，缪刺方法再用来，郁血络脉在皮肤，郁血全部要刺出。缪刺方法如上述。

四时刺逆从论

原 文

厥阴有余，病阴痹；不足，病生热痹；滑则病狐疝风；涩则病少腹积气。少阴有余，病皮痹隐轸；不足，病肺痹；滑则病肺风疝；涩则病积，溲血。太阴有余，病肉痹寒中；不足，病脾痹；滑则病脾风疝；涩则病积，心腹时满。阳明有余，病脉痹，身时热；不足，病心痹；滑则病心风疝；涩则病积，时善惊。太阳有余，病骨痹身重；不足，病肾痹；滑则病肾风疝；涩则病积，善时巅疾。少阳有余，病筋痹胁满；不足，病肝痹；滑则病肝风疝；涩则病积，时筋急目痛。是故春气在经脉，夏气在孙络，长夏气在肌肉，秋气在皮肤，冬气在骨髓中。

帝曰：余愿闻其故？

岐伯曰：春者，天气始开，地气始泄，冻解冰释，水行经通，故人气在脉。夏者，经满气溢，入孙络受血，皮肤充实。长夏者，经络皆盛，内溢肌中。秋者，天气始收，腠理闭塞，皮肤引急。冬者盖藏，血气在中，内著骨髓，通于五脏。是故邪气者，常随四时之气血而入客也，至其变化，不可为度，然必从其经气，辟除其邪，除其邪则乱气不生。

帝曰：逆四时而生乱气，奈何？

岐伯曰：春刺络脉，血气外溢，令人少气；春刺肌肉，血气环逆，令人上气。春刺筋骨，血气内著，令人腹胀。夏刺经脉，血气乃竭，令人解㑊；夏刺肌肉，血气内却，令人善怒；夏刺筋骨，血气上逆，令人善怒。秋刺经脉，血气上逆，令人善忘；秋刺络脉，气不外行，令人卧不欲动；秋刺筋骨，血气内散，令人寒栗，冬刺经脉，血气皆脱，令人目不明；冬刺络脉，内气外泄，留为大痹；冬刺肌肉，阳气竭绝，令人善忘。凡此四时刺者，大逆大病，不可不从也；反之，则生乱气，相淫病焉。故刺不知四时之经，病之所生，以从为逆，正气内乱，与精相薄，必审九候，正气不乱，精气不转。

帝曰：善。刺五脏，中心一日死，其动为噫；中肝五日死，其动为语；中肺三日死，其动为咳；中肾六日死，其动为嚏欠；中脾十日死，其动为吞。刺伤人五脏必死，其动则依其脏之所变，候知其死也。

诗青译文

厥阴之气若过盛，阴痹病症会发生；厥阴之气若不足，热痹病症会发生；若是气血过滑利，人会常患狐疝风；若是气血过涩滞，少腹积气形成中。少阴之气若有余，隐疹皮痹会发生；少阴之气若不足，肺痹病症会发生；若是气血过滑利，人会常患肺疝风；若是气血过涩滞，积聚尿血形成中。太阴之气若有余，肉痹寒中会发生；太阴之气若不足，脾痹病症会发生；若是气血过滑利，人会常患脾疝风；若是气血过涩滞，积聚腹胀形成中。若是阳明气有余，脉痹病症会发生，身体时有发热中；若是阳明气不足，心痹病症会发生；若是气血过滑利，人会常患心疝风；若是气血过涩滞，积聚不时惊恐中。太阳之气若有余，骨痹病症会发生；太阳之气若不足，肾痹病症会发生；若是气血过滑利，人会常患肾疝风；若是气血过涩滞，积聚时有巅顶病。少阳之气若有余，筋痹胁满会发生；少阳之气若不足，肝痹病症会发生；若是气血过滑利，人会常患肝疝风；若是气血过涩滞，积聚病症形成中，筋脉拘急眼目痛。春天气血在经脉，夏天气血在孙络，长夏气血在肌肉，秋天气血在皮肤，冬天气血骨髓中。

黄帝说：此间道理说来听。

岐伯说：天之阳气春始动，地之阴气始泄行，冰冻逐渐被融化，此时水道渐畅通，气血运行在脉经。经脉气血夏充满，流溢人体孙络间，孙络接受血和气，皮肤变得很充实。经络气血长夏盛，灌溉润泽肌肉中。秋季天气始收敛，腠理闭塞人为闲，皮肤收缩紧密间。气血收藏冬在内，内通五脏聚骨髓。邪气亦随气血变，侵入人体相应位，若是待其有变化，难以预测其何为；顺应四时经气变，及早调治不后悔，侵入邪气被驱除，气血逆乱难再回。

黄帝道：针刺四时若相反，导致气血有逆乱，究竟如何你谈谈？

岐伯说：春天若是刺络脉，血气溢出散向外，人常少气无力来；春天若是刺肌肉，血气循环会逆乱，人常上气而咳喘；春天若是刺筋骨，血气在内会留著，人常胀满在腹部。夏天若是刺经脉，血气衰竭很快来，疲倦懈惰懒表白；夏天若是刺肌肉，血气在内会减弱，人常容易恐惧多；夏天若是刺筋骨，血气在内会上逆，人常容易来发怒。秋天若是刺经脉，血气在内会上逆，人常容易忘旧事；秋天若是刺络脉，气血内敛难外行，阳气不足卧懒动；秋天若是刺筋骨，血气在内会耗散，人常容易发寒战。冬天若是刺经脉，血气在内会虚脱，目视不明现象多；冬天若是刺络脉，在内真气外泄开，血行不畅大痹来；冬天若是刺肌肉，阳气竭绝在于外，容易忘事要明白。以上四时之刺法，违背四时疾病生，四时变化要适应；否则产生逆乱气，扰乱人体生疾病！四时经气之盛衰，疾病道理若不懂，违背四时之变化，正气逆乱在人体，邪气精气相伴中。仔细审察九侯脉，再行针刺要明白，正气不会有逆乱，邪气精气不相伴。

黄帝说：你可讲得真是好！若是误刺人五脏，误刺心脏一日亡，噫气变动为症状；误刺肝脏五日亡，多语变动为症状；误刺肺脏三日亡，咳嗽变动为症状；误刺肾脏六日亡，喷嚏哈欠为症状；误刺脾脏十日亡，吞咽变动为症状。若是误刺人五脏，一定会致病人亡，变症伤脏有不同，死亡日期可推量。

黄帝内经·素问

标本病传论

原文

黄帝问曰：病有标本，刺有逆从，奈何？

岐伯对曰：凡刺之方，必别阴阳，前后相应，逆从得施，标本相移。故曰：有其在标而求之于标，有其在本而求之于本，有其在本而求之于标，有其在标而求之于本。故治有取标而得者，有取本而得者，有逆取而得者，有从取而得者。故知逆与从，正行无问；知标本者，万举万当；不知标本，是谓妄行。

夫阴阳、逆从、标本之为道也，小而大，言一而知百病之害；少而多，浅而博，可以言一而知百也。以浅而知深，察近而知远。言标与本，易而勿及。治反为逆，治得为从。

先病而后逆者治其本；先逆而后病者治其本。先寒而后生病者治其本；先病而后生寒者治其本。先热而后生病者治其本；先热而后生中满者治其标。先疾而后泄者治其本；先泄而后生他病者治其本，必且调之，乃治其他病。先病而后生中满者治其标；先中满而后烦心者治其本。人有客气，有同气。大小不利治其标；小大利治其本。病发而有余，本而标之，先治其本，后治其标；病发而不足，标而本之，先治其标，后治其本。谨察间甚，以意调之，间者并行，甚者独行。先小大不利而后生病者治其本。

夫病传者，心病先心痛，一日而咳；三日胁支痛；五日闭塞不通，身痛体重；三日不已，死。冬夜半，夏日中。

肺病喘咳，三日而胁支满痛；一日身重体痛；五日而胀；十日不已，死。冬日入，夏日出。

肝病头目眩，胁支满，三日体重身痛；五日而胀；三日腰脊少腹痛，胫酸；三日不已，死。冬日入，夏早食。

脾病身痛体重，一日而胀；二日少腹腰脊痛，胫酸；三日背膂筋痛，小便闭。五日身体重。十日不已，死。冬人定，夏晏食。

肾病少腹腰脊痛，骭酸；三日背膂筋痛，小便闭；三日腹胀；三日两胁支痛；三日不已，死。冬大晨，夏晏晡。

胃病胀满，五日少腹腰脊痛骭酸；三日背膂筋痛，小便闭；五日身体重。六日不已，死。冬夜半后，夏日昳。

膀胱病小便闭，五日少腹胀，腰脊痛，骭酸；一日腹胀；一日身体痛；二日不已，死。冬鸡鸣，夏下晡。

诸病以次是相传，如是者，皆有死期，不可刺，间一脏止，及至三四脏者，乃可刺也。

诗青译文

黄帝问道：疾病标本有分别，刺法从逆有不同，是何原因请说明？

岐伯回答说：针刺自有其准则，阴阳属性须明辨，前后关系需联想，逆治从治要判断，疗时处理要灵活，标本先后关系多。有病在标就治标，有病在本就治本，有病在本却治标，有病在标却治本。有时治标而缓解，有时治本而见效，有时逆治而痊愈，有时从治病能好。逆治从治若是懂，治疗不必疑虑中；标本轻重知缓急，万举万当疗时行；若是不知本与标，盲目行事必不少。

阴阳逆从标本理，乍看起来很微小，应用价值却很大，疾病利害要知晓；由少可以推至多，执简驭繁可明了，所以有时一句话，许多道理概括到。浅显入手深微知，目前现象观察细，过去未来在心里。标本道理说容易，运用起来是难题。若迎病邪用泻法，此时名字叫逆治，顺应经气用补法，此时名字叫从治。

若是先患某种病，而后发生气血逆，先治其本为目的；若是先有气血乱，而后病人病再起，先治其本为目的。先有寒后再生病，先治其本要记清；先有病后再生寒，先治其本记心间。先有热后再生病，先治其本要记清；先有热后腹胀满，先治其标记心间。先有某病后泄泻，先治其本记心间；先有泄泻后生病，先治其本要记清。先把泄泻调治好，他病稍后再治疗。先患某病后腹满，先治其标记心间；先患腹满后心烦，先治其本记心间。人体疾病过程中，邪气正气互作用，若是两便不通利，先通两便为目的；若是两便能通利，治其本病为目的。疾病发作若有余，治法应是本而标，即先祛邪治其本，后调气血治其标；疾病发作正不足，治法应是标而本，即先祛邪治其标，后调气血治其本；先固正气防虚脱，后祛邪气治其本。细察轻重与深浅，缓解发作有急慢，用心调理记心间；凡是病轻缓解期，可以标本来同治；凡是病重发作期，本标方法要专一。若是两便不通利，先通两便为目的；

凡是疾病若传变，心病心痛发为先，一日之后传入肺，然后咳嗽记心间；三日之后传入肝，胁肋胀痛莫等闲；五日之后传入脾，大便闭塞不畅通，身体疼痛而沉重；再过三日若不愈，就要开启死亡行：冬天死于大半夜，夏天死于正午中。

肺病喘咳发为先，三日不愈病传肝，胁肋疼痛又胀满；再过一日传入脾，身体沉重疼痛兼；再过五日传入胃，发生腹胀记心间。再过十日若不愈，出现死亡是必然；冬天死于日落时，夏天死于日出时。

肝病头疼与目眩，胁肋亦是有胀满，三日之后病传脾，身体沉重疼痛兼；再过五日传入胃，发生腹胀记心间；再过三日传入肾，腰脊少腹皆疼痛，还有腿胫亦发酸；再过三日若不愈，出现死亡是必然；冬天死于日落时，夏天死时吃早餐。

脾病身重疼痛先，一日之后传入胃，发生腹胀记心间；再过二日传入肾，少腹腰椎疼痛兼，还有腿胫是发酸；再过三日入膀胱，背脊筋骨皆疼痛，小便不通记心间；再过十日若不愈，出现死亡是必然；冬天死于申时后，夏天死于寅时后。

肾病少腹腰脊痛，还有腿胫亦发酸，三日之后入膀胱，背脊筋骨皆疼痛，小便不通记心间；再过三日传入胃，发生腹胀记心间；再过三日传入肝，人体两胁皆胀痛；再过三日若不愈，出现死亡是必然；冬天死于天亮时，夏天死于黄昏时。

胃病心腹是胀满，少腹腰脊疼痛兼，五日之后传入肾，还有腿胫亦发酸；再过三日入膀胱，背脊筋骨皆疼痛，小便不通记心间；再过五日传入脾，身体沉重记心间；再过六日若不愈，出现死亡是必然；冬天死于半夜后，夏天死于正午后。

膀胱发病小便难，病人少腹是胀满，五日之后传入肾，腰脊疼痛腿胫酸；再过一日传入胃，发生腹胀记心间；再过一日传入脾，身体疼痛记心间；再过二日若不愈，出现死亡是必然；冬天死于半夜后，夏天死于下午时。

各种疾病依次传，正如上面刚刚谈，皆有一定之死期，莫要针刺记心间。若是间脏来相传，再传下去就较难，即使传过三四脏，可以针刺记心间。

黄帝内经·素问

天元纪大论

原 文

黄帝问曰：天有五行，御五位，以生寒暑燥湿风。人有五脏，化五气，以生喜怒思忧恐。论言五运相袭，而皆治之，终期之日，周而复始，余已知之矣。愿闻其与三阴三阳之候奈何合之。

鬼臾区稽首再拜对曰：昭乎哉问也。夫五运阴阳者，天地之道也，万物之纲纪，变化之父母，生杀之本始，神明之府也，可不通乎。

故物生谓之化，物极谓之变；阴阳不测谓之神；神用无方谓之圣。

夫变化之为用也，在天为玄，在人为道，在地为化，化生五味，道生智，玄生神。

神在天为风，在地为木；在天为热，在地为火；在天为湿，在地为土；在天为燥，在地为金；在天为寒，在地为水。故在天为气，在地成形，形气相感，而化生万物矣。

然天地者，万物之上下也。左右者，阴阳之道路也。水火者，阴阳之征兆也。金木者，生长之终始也。气有多少，形有盛衰，上下相召，而损益彰矣。

帝曰：愿闻五运之主时也如何？鬼臾区曰：五气运行，各终期日，非独主时也。

帝曰：请问其所谓也。鬼臾区曰：臣积考太始天元册，文曰：太虚寥廓，肇基化元，万物资始，五运终天，布气真灵，揔统坤元，九星悬朗，七曜周旋。曰阴曰阳，曰柔曰刚，幽显既位，寒暑弛张，生生化化，品物咸章，臣斯十世，此之谓也。

帝曰：善。何谓气有多少，形有盛衰？鬼臾区曰：阴阳之气，各有多少，故曰三阴三阳也。形有盛衰，谓五行之治，各有太过不及也。故其始也，有余而往，不足随之；不足而往，有余从之。知迎知随，气可与期。应天为天符，承岁为岁直，三合为治。

帝曰：上下相召奈何？鬼臾区曰：寒暑燥湿风火，天之阴阳也，三阴三阳上奉之。木火土金水火，地之阴阳也，生长化收藏下应之。

天以阳生阴长，地以阳杀阴藏。

天有阴阳，地亦有阴阳。木火土金水火，地之阴阳也，生长化收藏，故阳中有阴，阴中有阳。所以欲知天地之阴阳者，应天之气，动而不息，故五岁而右迁；应地之气，静而守位，故六期而环会。动静相召，上下相临，阴阳相错，而变由生也。

帝曰：上下周纪，其有数乎？鬼臾区曰：天以六为节，地以五为制。周天气者，六期为一备；终地纪者，五岁为一周。君火以名，相火以位。五六相合，而七百二十气为一纪，凡三十岁，千四百四十气，凡六十岁而为一周，不及太过，斯皆见矣。

帝曰：夫子之言，上终天气，下毕地纪，可谓悉矣。余愿闻而藏之，上以治民，下以治身，使百姓昭著，上下和亲，德泽下流，子孙无忧，传之后世，无有终时，可得闻乎？

鬼臾区曰：至数之机，迫迮以微，其来可见，其往可追，敬之者昌，慢之者亡，无道行私，必得夭殃。谨奉天道，请言真要。

帝曰：善言始者，必会于终，善言近者，必知其远，是则至数极而道不惑，所谓明矣。愿夫子推而次之，令有条理，简而不匮，久而不绝，易用难忘，为之纲纪。至数之要，愿尽闻之。

鬼臾区曰：昭乎哉问？明乎哉道！如鼓之应桴，响之应声也。臣闻之，甲己之岁，土运统之；乙庚之岁，金运统之；丙辛之岁，水运统之；丁壬之岁，木运统之；戊癸之岁，火运统之。

帝曰：其于三阴三阳，合之奈何？鬼臾区曰：子午之岁，上见少阴；丑未之岁，上见太阴；寅申之岁，上见少阳；卯酉之岁，上见阳明；辰戌之岁，上见太阳；巳亥之岁，上见厥阴。少阴所谓标也，厥阴所谓终也。

厥阴之上，风气主之；少阴之上，热气主之；太阴之上，湿气主之；少阳之上，相火主之；阳明之上，燥气主之；太阳之上，寒气主之。所谓本也，是谓六元。

帝曰：光乎哉道，明乎哉论！请著之玉版，藏之金匮，署曰天元纪。

诗青译文

　　黄帝问道：天有金木水火土，临治东西南北中，以生寒暑燥湿风，五脏心肝脾肺肾，能化寒热温凉平，以生喜怒忧思恐。所谓五运递因袭，各有一定主治季，一年终结来到时，崭新情况又开始，此间我已很明了。五运三阴与三阳，还要请你说知晓。

　　鬼　区再次跪拜回答说：这个问题很高明！五运阴阳自然律，自然万物为总纲。发展变化为基础，关乎毁灭与生长，奥妙在于无穷变，道理能不记心上？

事物开始化为名，极点之时变为名，阴阳难测神变化，灵活运用称为圣。

阴阳变化何作用，宇宙空间无尽穷，在人认识自然律，在地万物能化生。万物化生兹五味，增强智慧识自然，宇宙空间无限大，产生变化大无限。

说说神明何为用，在地为木天为风；在天为热地为火；在天为湿地为土；在天为燥地为金；在天为寒地为水。无形之气在于天，有形之质在于地，形气两者相感召，化生万物无穷了。

天复于上地载下，天地上下为万物；阳升于左阴降右，左右阴阳之道路；水属于阴火属阳，水火阴阳之征象；万物发生春属木，成实于秋金为属，生成终始是金木。阴阳之气非不变，多少不同在期间，有形物质发展中，旺盛衰老有不同，上气下质相感召，太过不及在其中。

黄帝说：五运分主四时何？鬼　区说：五运各能主一年，不是只主四时间。

黄帝说：其中道理说来听。鬼　区说：我读太始天元册，看到其中文中说：广阔天空是无边，物质基础化本元，万物开始滋生时，五运行于天道间，至终而又复开始，布施天地气真元，本元大地来概括，天空朗照九星悬，七曜周天旋转度，万物阴阳变不断，柔刚性质各不同，次第幽暗与显明，寒冷暑热常来往，生生不息机常行，变化之道无穷尽，万物形象亦不同。我家研道已十世，此间真意藏其中。

黄帝说：气有多少请说明，形有盛衰讲来听？鬼　区说：阴阳之气有多少，厥阴一阴少阴二，太阴就是为三阴，少阳一阳阳明二，太阳就是为三阳，俗称三阴与三阳。何谓形有衰与盛，所主运气为天干，太过不及有不同。开始太过阳年后，不及阴年随之来，不及阴年刚过后，太过阳年亦从来。迎之而至为何气，随之而至气为何，若是道理能明白，预知年运盛与衰。年中运司天气符，天符之年此为属，年中运岁五行同，岁直之年在此中，年中运司天之气，年支五行与相合，三合之年由此说。

黄帝说：天地之气互感召，是何情况你说说？鬼　区说：寒暑燥湿风与火，七种称为天阴阳，上承三阴与三阳。木火土金还有水，五种称为地阴阳，下应生长化收藏。上半年为天气主，春夏为天之阴阳，能主生来又主长；下半年为地气主，秋冬为地之阴阳，能主杀来又主藏。天有阴阳地阴阳。阳中有阴阴有阳。欲晓天地与阴阳，就要首先来了解，五行应天为五运，经常运动而不息，自东向西五年间，每运一次可转换；六气相应于地支，常称三阴与三阳，各守其位运行迟，六年环周才一次。互相感召动和静，天地两气互加行，阴阳两气相交错，运气变化会发生。

黄帝说：天地两气总循环，有无定数在期间？鬼　区说：司天之气六为节，司地之气五为制。司天之气名一备，循环一周需六年；司地之气名一周，循环一周需五年。主运之气为火运，君火有名不主令，相火代君宣火令。六气五运互结合，七百二十气一纪，三十年即成蹉跎；一千四百四十气，一周共有六十年，气运太过与不及，此间皆可能出现。

黄帝说：先生上述所谈论，上则终尽于天气，下则穷究于地理，可以说是很详细。我想听后来保存，上以调治百姓苦，下以保养己身体，并使百姓明此道，上下和睦有爱意，德泽流行而广泛，并传子孙于后世，他们不必有忧虑，并且没有终了时，可否再来谈详细？鬼　区说：气运结合之机理，切近深刻有真意，来时可以看得见，去时追溯亦可以。若是遵从此规律，繁荣昌盛花满地，若是违背此规律，损折夭亡不能避；个人意志去行事，天然灾殃必遭遇。我据自然之规律，讲讲要道与至理。

黄帝说：善于谈论理起始，必然领会终结时，善于谈论近事物，必然知晓远道理。气运至数虽深远，其中道理不惑迷，此时所谓明其意。请你进步来演绎，使它更加有条理，简明而又不贫乏，世世代代传下去，容易掌握又难忘，提纲挈领扼要理，我想听你讲详细。鬼　区说：你说道理条理清，所提问题很高明！好像应声槌击鼓，又像回响如洪钟。从前我听人说起，土运治理甲己年，金运治理乙庚年，水运治理丙辛年，木运治理丁壬年，火运治理戊癸年。

黄帝说：三阴三阳与六气，究竟怎样来相合？鬼　区说：少阴司天子午年，太阴司天丑未年，少阳司天寅申年，阳明司天卯酉年，太阳司天辰戌年，厥阴司天巳亥年。地支十二始于子，地支十二终于亥，少阴司天是为子，厥阴司天是为亥，按此顺序来排列，少阴首起厥阴结。厥阴司天风主令；少阴司天热主令；太阴司天湿主令；少阳司天相火令；阳明司天燥气令；太阳司天寒主令。三阴三阳之本元，所以名字叫六元。

　　黄帝说：你的论述很伟大，你的见解很高明！我将刻在玉版上，隐匿金匮珍藏中，《天元纪》题为其名。

黄帝内经·素问

五运行大论

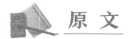 **原 文**

黄帝坐明堂，始正天纲，临现八极，考建五常，请天师而问之曰：论言天地之动静，神明为之纪，阴阳之升降，寒暑彰其兆。余闻五运之数于夫子，夫子之所言，正五气之各主岁尔，首甲定运，余国论之。鬼臾区曰：土主甲己，金主乙庚，水主丙辛，木主丁壬，火主戊癸。子午之上，少阴主之；丑未之上，太阴主之；寅申之上，少阳主之；卯酉之上，阳明主之；辰戌之上，太阳主之；巳亥之上，厥阴主之。不合阴阳，其故何也？

岐伯曰：是明道也，此天地之阴阳也。夫数之可数者，人中之阴阳也，然所合，数之可得者也。夫阴阳者，数之可十，推之可百，数之可千，推之可万。天地阴阳者，不以数推，以象之谓也。

帝曰：愿闻其所始也。

岐伯曰：昭乎能问也！臣览《太始天元册》文，丹天之气经于牛女戊分；黔天之气经于心尾己分；苍天之气经于危室柳鬼；素天之气经于亢氐昴毕；玄天之气经于张翼娄胃。所谓戊己分者，奎壁角轸，则天地之门户也。夫候之所始，道之所生，不可不通也。

帝曰：善。《论》言天地者，万物之上下，左右者，阴阳之道路，未知其所谓也。

岐伯曰：所谓上下者，岁上下见阴阳之所在也。左右者，诸上见厥阴，左少阴，右太阳；见少阴，左太阴，右厥阴；见太阴，左少阳，右少阴；见少阳，左阳明，右太阴；见阳明，左太阳，右少阳；见太阳，左厥阴，右阳明。所谓面北而命其位，言其见也。

帝曰：何谓下？

岐伯曰：厥阴在上，则少阳在下，左阳明，右太阳；少明在上，则阳明在下，左太阳，右少阳；太阴在上，则太阳在下，左厥阴，右阳明；少阳在上，则厥阴在下，左少阴，右太阳；阳明在上，则少阴在下，左太阳，右厥阴；太阳在上，则太阴在下，左少阳，右少阴。所谓面南而命其位，言其见也。上下相遘，寒暑相临，气相得则和，不相得则病。

帝曰：气相得而病者何也？

岐伯曰：以下临上，不当位也。

帝曰：动静何如？

岐伯曰：上者右行，下者左行，左右周天，余而复会也。

帝曰：余闻鬼臾区曰：应地者静。今夫子乃言下者左行，不知其所谓也。愿闻何以生之乎？

岐伯曰：天地动静，五运迁复，虽鬼臾区其上峰而已，犹不能遍明。夫变化之用，天垂象，地成形，七曜纬虚，五行丽地。地者，所以载生成之形类也。虚者，所以列应天之精气也。形精之动，犹根本之与枝叶也。仰视其象，虽远可知也。

帝曰：地之为下否乎？

岐伯曰：地为人之下，大虚之中者也。

帝曰：冯乎？

岐伯曰：大气举之也。燥以干之，暑以蒸之，风以动之，湿以润之，寒以坚之，火以温之，故风寒在下，燥热在上，湿气在中，火游行其间，寒暑六入，故令虚而生化也。故燥胜则地干，暑胜则地热。风胜则地动，湿胜则地泥，寒胜则地裂，火胜则地固矣。

帝曰：天地之气，何以候之？

岐伯曰：天地之气，胜复之作，不形于诊也。《脉法》曰：天地之变，无以脉诊，此之谓也。

帝曰：间气何如？

岐伯曰：随气所在，期于左右。

帝曰：期之奈何？

岐伯曰：从其气则和，违其气则病。不当其位者病，迭移其位者病，失守其位者危，尺寸反者死，阴阳交者死。先立其年，以知其气，左右应见，然后乃可以言死生之逆顺。

帝曰：寒暑燥湿风火，在人合之奈何？其于万物，何以生化？

岐伯曰：东方生风，风生木，木生酸，酸生肝，肝生筋，筋生心。其在天为玄，在人为道，在地为化。化生五味，道生智，玄生神，化生气。神在天为风，在地为木，在体为筋，在气为柔，在脏为肝。其性为暄，其德为和，其用为动，其色为苍，其化为荣，其虫毛，其政为散，其令宣发，其变摧拉，其眚为陨，其味为酸，其志为怒。怒伤肝，悲胜怒；风伤肝，燥胜风；酸伤筋，辛胜酸。

南方生热，热生火，火生苦，苦生心，心生血，血生脾。其在天为热，在地为火，在体为脉，在气为息，在脏为心。其性为暑，其德为显，其用为躁，其色为赤，其化为茂，其虫羽，其政为明，其令郁蒸，其变炎烁，其音燔焫，其味为苦，其志为喜。喜伤心，恐胜喜；热伤气，寒胜热；苦伤气，咸胜苦。

中央生湿，湿生土，土生甘，甘生脾，脾生肉，肉生肺。其在天为湿，在地为土，在体为肉，在气为充，在脏为脾。其性静兼，其德为濡，其用为化，其色为黄，其化为盈，其虫倮，其政为谧，其令云雨，其变动注，其眚淫溃，其味为甘，其志为思。思伤脾，怒胜思；湿伤肉，风胜湿；甘伤脾，酸胜甘。

西方生燥，燥生金，金生辛，辛生肺，肺生皮毛，皮毛生肾。其在天为燥，在地为金，在体为皮毛，在气为成，在脏为肺，其性为凉，其德为清。其用为固，其色为白，其化为敛，其虫介，其政为劲，其令雾露，其变肃杀，其眚苍落，其味为辛，其志为忧。忧伤肺，喜胜忧；热伤皮毛，寒胜热；辛伤皮毛，苦胜辛。

北方生寒，寒生水，水生咸，咸生肾，肾生骨髓，髓生肝，其在天为寒，在地为水，在体为骨，在气为坚，在脏为肾。其性为凛，其德为寒，其用为藏，其色为黑，其化为肃，其虫鳞，其政为静，其令霰雪，其变凝冽，其眚冰雹，其味为咸，其志为恐。恐伤肾，思胜恐；寒伤血，燥胜寒；咸伤血，甘胜咸。五气更立，各有所先，非其位则邪，当其位则正。

帝曰：病生之变何如？

岐伯曰：气相得则微，不相得则甚。

帝曰：主岁何如？

岐伯曰：气有余，则制己所胜而侮所不胜；其不及，则己所不胜侮而乘之，己所胜轻而侮之；侮反受邪，侮而受邪，寡于畏也。

帝曰：善。

诗青译文

　　黄帝坐在明堂里，开始厘正天纲纪，又来临现八极处，研究运行之常理，向天师岐伯问道：以前医论曾有言，动静就在天地间，莫测物象为纲纪，阴阳升降换暑寒，皆有征兆来出现。五运规律你讲过，五运之气主岁一。关于甲子六十个，定运问题甲年始，我与鬼区来论，鬼区说见下面，土运是主甲己年，金运是主己庚年，水运是主丙辛年，木

277

运是主丁壬年，火运是主戊癸年。少阴司天子午年，太阴司天辰戌年，厥阴司天巳亥年，前论阴阳不符合，是何道理你说说？

岐伯说：他将道理来阐述，天地运气阴阳变。阴阳之数可数出，人身之中阴与阳，因而合乎可以数。至于阴阳之变化，若是进步来推演，可以从十而至百，又会由千而至万，所以天地之变化，数字类推有些难，变化之中去推求，万象万物来自然。

黄帝说：运气学说怎创建，我想听你谈一谈。

岐伯说：你提问题很高明！太始天元有记载，先说人间赤色天，经过牛女二宿间，以及西北之戊分；再说人间黄色天，经过心尾二宿间，以及东南之巳分；还有人间青色天，经过危室二宿间，又经柳鬼二宿间；又有人间白色天，经过亢氐二宿间，又经昴毕二宿间；再说人间黑色天，经过张翼二宿间，又经娄胃二宿间。若问戊分是何物，奎壁二宿所在处，若问巳分是何物，角轸二宿所在处，奎壁正当秋分时，日渐为短气渐寒，角轸正当春分时，日渐为长气渐暖，阴阳门户天地间。此为推演气候始，自然规律亦在此，不可不通亦不知。

黄帝说：好。《天元纪大论》曾说：万物上下是天地，阴阳道路是左右，不知其中是何意。

岐伯说：这里所说上与下，司天在泉从该年，以见阴阳所在位。这里所说左与右。左右间气是司天，凡是厥阴来司天，左间少阴右太阳；凡是少阳来司天，左间少阴右厥阴；凡是太阴来司天，左间少阳右少阴；凡是少阳来司天，左间阳明右太阴；凡是阳明来司天，左间太阳右少阳；凡是太阳来司天，左间厥阴右阳明。这里所说左与右，面向北方所见位。

黄帝说：在泉是何再谈谈？岐伯说：若是厥阴来司天，则是少阳在于泉，在泉左间是阳明，太阴在泉之右间；若是少阳来司天，则是阳明在于泉，在泉左间是太阳，少阳在泉之右间；若是太阴来司天，则是太阳在于泉，在泉左间是厥阴，阳明在泉之右间；若是少阳来司天，则是厥阴在于泉，在泉左间是少阴，太阳在泉之右间；若是阳明来司天，则是少阴在于泉，在泉左间是太阴，厥阴在泉之右间；若是太阳来司天，则是太阴在于泉，在泉左间是少阳，少阳在泉之右间。这里所说左与右，面向南方所见位。客气主气互交感，客主六气互加临，客主相得属平和，若不相得病将近。

黄帝说：若是客主气相得，生病原因是为何？

岐伯说：相得客气生主气，若是主气生客气，上下颠倒下临上，生病其位属不当。

黄帝说：天地动静是怎样？

岐伯说：因为天是在于上，向右运行东西向；因为地是在于下，向左运行东西向，左行右行一年时，周天三百六十五，余数四分度之一，复会原来之位置。

黄帝说：我听鬼　区曾说：应地之气止不动。现在你说下左行，是何道理说来听。

岐伯说：天地运动和静止，五行递迁和往复，天之运行他虽知，全面了解却是无。天地变化之作用，天示日月二八宿，地上形成有形物。日月五星绕太空，附着大地有五行。地载各类有形物。天列受天精气星。地形天精之运动，根本枝叶关系同。虽然距离很遥远，观察仍可晓其情。

黄帝说：大地是否在下面？

岐伯说：应该说是人下面，是在太空之中间。

黄帝说：它在太空之中间，依靠什么你谈谈？

岐伯说：空间大气把他举。燥气使其成干燥，暑气使其又蒸发，风气使其动荡摇，湿气使其为滋润，寒气使其实而坚，火气使其为温暖。风寒在下燥热上，火游中间湿气中，年内六气临大地，感受六气万物生。燥气太过地干燥，暑气太过炽热行，风气太过地动荡，湿气太过地泥泞，寒气太过地坼裂，火气太过地坚硬。

黄帝说：再说司天在泉气，脉上怎样来观察？

岐伯说：要说司天在泉气，胜气复气之发作，表现不在脉搏上。所以脉法曾经说：司天在泉气变化，不据脉象来诊察。

黄帝说：间气反应怎么样？

岐伯说：可随每年之间气，应于脉搏去测知。

黄帝说：究竟怎样来测知？

岐伯说：脉气岁气应和平，脉气岁气违病生，相应之脉不在位，而见他位要生病，左右脉若互移位，此时亦要生疾病，若是相应之脉位，反见克脉病危重，两手尺寸脉相反，就要开启死亡行，左右两手互交见，亦是开启死亡行。每年运气先确立，岁气脉象以测知，左右间气明确位，生死病情之顺逆，然后预测才可以。

黄帝说：寒暑燥湿风火气，怎样应和与人体？对于万物之生化，究竟又有何关系？

岐伯说：东方应春而生风，春风能使木类长，木类又能生酸味，酸将肝脏来滋养，肝脏滋养是筋膜，筋膜其气养心脏。六气在天远无边，在人认识之规律，在地万物之生化。生化然后五味生，认识规律智慧成，无边宇宙极深远，莫测之神即形成，万物气机化而生。神之变化有表现，在地应木天应风，人体应筋气柔和，五脏应是在肝中。性为温暖德平和，功用为动色为青，在其生化为繁荣，政为升散为毛虫，其令宣布与舒发，摧折败坏为变动，灾为陨落味为酸，情志为怒能伤肝，悲哀抑怒记心间；风气能把肝来伤，燥气能克是风气；酸味能把来筋伤，辛味能克是酸味。

南方应夏而热生，热盛生火苦入心，滋养心脏心生血，心气滋养脾脏真。而成变化莫测神，神之变化有表现，在天应热地应火，人体应是在于脉，在气应是阳气长，在脏应心脏来。性为暑热德显物，其色为赤功躁动，生化茂盛为羽虫，其政明显令热盛，其灾灼热似焚烧，炎热灼烁为变动，情志为喜味为苦。须知喜能伤人心，恐惧能抑是喜气；须知热能伤人气，寒能克制是热气；须知苦味能伤气，咸味将苦来克制。

中央长夏应湿生，湿能生土甘味生，甘味入脾养脾脏，脾把肌肉来滋养，通过肌肉养肺脏。而成变化莫测神，神之变化有表现，在天应湿地应土，人体应肉要记住，在气应于物充盈，五脏应是在脾中。其性安静化万物，其德在于濡润行，功用生化其色黄，生化万物为满盈，虫为倮虫政安静，布化云雨为其令，变化久雨而不止，其灾湿雨又土崩，其味为甘情志思。须知思能伤人脾，仇能抑制人思虑；须知思能伤肌肉，风能克制是湿气，须知甘味能伤脾，酸将甘味来克制。

西方应秋而燥生，燥能生金辛味生，辛味入肺养肺脏，肺养皮毛建其功，肺气通过皮毛去，滋养肾脏亦可能。而成变化莫测神，神之变化有表现，在地应金天应燥，人体应是在皮毛，在气应于熟万物，在脏应肺要记牢。其性清凉德洁净，坚固是为其功用，色白生化为收敛，政为刚劲为介虫，其令是为有雾露，严酷摧残为变动，灾为青干而凋落，味辛情志忧愁中。须知忧能伤人肺，喜能抑制人忧愁；须知热能伤毛皮，寒能克制有热气；须知辛味伤毛皮，苦将辛味来克制。

北方应冬而寒生，寒能生水咸味生，咸味入肾养肾脏，肾将骨髓来滋养，肾气通过人骨髓，又能滋养人肝脏。而成变化莫测神，神之变化有表现，在地应水天应寒，人体应骨记心间，在气应于物坚实，在脏应是肾里边。其性严凛德寒冷，色黑闭藏为功用，生化整肃为鳞虫，其政平静霰雪令，水冰气寒为变动，其味为咸灾雹冰，还有情志为惊恐。须知惊恐能伤肾，思能抑制人恐惧，须知寒能伤人血，燥能克制人寒气；须知咸味能伤血，甘能克制是咸味。

黄帝说：若是邪气来致病，发生变化说来听？

岐伯说：来气主时方位合，此时病情是微轻，来气主时位不合，此时病情是严重。

黄帝说：五气主岁再说明？

岐伯说：若是人体气有余，能克自己能克气，能欺克制自己气；若是人体气不足，能克自己之来气，趁其不足来欺侮，自己所能克制气，趁其不足欺自己。本气有余行欺侮，或乘别气有不足，进而进行来欺侮，往往亦要受邪苦，因为它已无忌讳，防御能力不突出。

黄帝内经·素问

六微旨大论

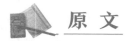 **原 文**

黄帝问曰：呜呼，远哉！天之道也，如迎浮云，若视深渊尚可测，迎浮云莫知其极。夫子数言谨奉天道，余闻而藏之，心私异之，不知其所谓也？愿夫子溢志尽言其事，令终不灭，久而不绝，天之道，可得闻乎？岐伯稽首再拜对曰：明乎哉问！天之道也，此因天之序，盛衰之时也。

帝曰：愿闻天道六六之节，盛衰何也？岐伯曰：上下有位，左右有纪。故少阳之右，阳明治之；阳明之右，太阳治之；太阳之右，厥阴治之；厥阴之右，少阴治之；少阴之右，太阴治之；太阴之右，少阳治之；此所谓气之标，盖南面而待也。故曰：因天之序，盛衰之时，移光定位，正立而待之，此之谓也。少阳之上，火气治之，中见厥阴。阳明之上，燥气治之，中见太阴。太阳之上，寒气治之，中见少阴。厥阴之上，风气治之，中见少阳。少阴之上，热气治之，中见太阳。太阴之上，湿气治之，中见阳明。所谓本也，本之下，中之见也，见之下，气下标也。本标不同，气应异象。

帝曰：其有至而至，有至而不至，有至而太过，何也？岐伯曰：至而至者和；至而不至，来气不及也；未至而至，来气有余也。帝曰：至而不至，未至而至，如何？岐伯曰：应则顺，否则逆，逆则变生，变则病。

帝曰：善。请言其应。岐伯曰：物，生其应也，气，脉其应也。帝曰：善。愿闻地理之应六节，气位，何如？岐伯曰：显明之右，君火之位也。君火之右，退行一步，相火治之，复行一步，土气治之。复行一步，金气治之。复行一步，水气治之。复行一步，木气治之。复行一步，君火治之。相火之下，水气承之；水位之下，土气承之；土位之下，风气承之；风位之下，金气承之；金位之下，火气承之；君火之下，阴精承之。帝曰：何也？岐伯曰：亢则害，承乃制。制则生化，外列盛衰；害则败乱，生化大病。

帝曰：盛衰何如？岐伯曰：非其位则邪，当其位则正，邪则变甚，正则微。帝曰：何谓当位？岐伯曰：木运临卯，火运临午，土运临四季，金运临酉，水运临子，所谓岁会，气之平也。帝曰：非位何如？岐伯曰：岁不与会也。帝曰：土运之岁，上见太阴；火运之岁，上见少阳，少阴；金运之岁，上见阳明；木运之岁，上见厥阴；水运之岁，上见太阳；奈何？

岐伯曰：天之与会也，故《天元册》曰天符。帝曰：天符岁会何如？岐伯曰：太一天符之会也。帝曰：其贵贱何如？岐伯曰：天符为执法，岁位为行令，太一天符为贵人。帝曰：邪之中也奈何？岐伯曰：中执法者，其病速而危；中行令者，其病徐而持；中贵人者，其病暴而死。帝曰：位之易也，何如？岐伯曰：君位臣则顺，臣位君则逆。逆则其病近，其害速；顺则其病远，其害微；所谓二火也。

帝曰：善。愿闻其步何如？岐伯曰：所谓步者，六十度而有奇。故二十四步积盈百刻而成日也。

帝曰：六气应五行之变何如？岐伯曰：位有终始，气有初中，上下不同，求之亦异也。帝曰：求之奈何？岐伯曰：天气始于甲，地气始于子，子甲相合，命曰岁立，谨候其时，气可与期。

帝曰：愿闻其岁六气，始终早晏何如？岐伯曰：明乎哉问也。甲子之岁，初之气，天数始于水下一刻，终于八十七刻半。二之气，始于八十七刻六分，终于七十五刻。三之气，始于七十六刻，终于六十二刻半。四之气，始于六十二刻六分，终于五十刻。五之气，始于五十一刻，终于三十七刻半。六之气，始于三十七刻六分，终于二十五刻。所谓初六天之数也。

乙丑岁，初之气，天数始于二十六刻，终于一十二刻半。二之气，始于一十二刻六分，终于水下百刻。三之气，始于一刻，终于八十七刻半。四之气，始于八十七刻六分，终于七十五刻。五之气，始于七十六刻，终于六十二刻半。六之气，始于六十二刻六分，终于五十刻。所谓六二天之数也。

丙寅岁，初之气，天数始于五十一刻，终于三十七刻半。二之气，始于三十七刻六分，终于二十五刻。三之气，始于二十六刻，终于一十二刻半。四之气，始于一十二刻六分，终于水下百刻。五之气，始于一刻，终于八十七刻半。六之气，始于八十七刻六分，终于七十五刻。所谓六三天之数也。

丁卯岁，初之气，天数始于七十六刻，终于六十二刻半。二之气，始于六十二刻六分，终于五十刻。三之气，始于五十一刻，终于三十七刻半。四之气，始于三十七刻六分，终于二十五刻。五之气，始于二十六刻，终于一十二刻半。六之气，始于一十二刻六分，刻于下水百刻。所谓六四天之数也。次戊辰岁初之气复，始于一刻，常如是无已，周而复始。

帝曰：愿闻其岁候何如？岐伯曰：悉乎哉问也。日行一周，天气始于一刻。日行再周，天气始于二十六刻。日行三周，天气始于五十一刻。日行四周，天气始于七十六刻。日行五周，天气复始于一刻，所谓一纪也。是故寅午戌岁气会同，卯未亥岁气会同，辰申子岁气会同，已酉丑岁气会同，终而复始。

帝曰：愿闻其用也。岐伯曰：言天者求之本，言地者求之位，言人者求之气交。帝曰：何谓气交？岐伯曰：上下之位，气交之中，人之居也。故曰：天枢之上，天气主之；天枢之下，地气主之；气交之分，人气从之，万物由之，此之谓也。帝曰：何谓初中？岐伯曰：初凡三十度而有奇？中气同法。帝曰：初中何也？岐伯曰：所以分天地也。帝曰：愿卒闻之？岐伯曰：初者地气也，中者天气也。帝曰：其升降何如？岐伯曰：气之升降，天地之更用也。帝曰：愿闻其用何如？岐伯曰：升已而降，降者谓天；降已而升，升者谓地。天气下降，气流于地，地气上升，气腾于天，故高下相召，升降相因，而变作矣。

帝曰：善。寒湿相遘，燥热相临，风火相值，其有闻手？岐伯曰：气有胜复，胜复之作，有德有化，有用有变，变则邪气居之。

帝曰：何谓邪乎？岐伯曰：夫物之生，从于化，物之极，由乎变，变化之相薄，成败之所由也。故气有往复，用有迟速，四者之有，而化而变，风之来也。

帝曰：迟速往复，风所由生，而化而变，故因盛衰之变耳。成败倚伏游乎中，何也？岐伯曰：成败倚伏，生乎动，动而不已，则变作矣。

帝曰：有期乎？岐伯曰：不生不化，静之期也。

帝曰：不生化乎？岐伯曰：出入废，则神机化灭；升降息，则气立孤危。故非出入，则无以生、长、壮、老、已；非升降，则无以生、长、化、收、藏。故器者，生化之宇，器散则分之，生化息矣。故无不出入，无不升降。化有小大，期有近远。四者之有而贵常守，反常则灾害至矣。故曰：无形无患，此之谓也。帝曰：善。有不生不化乎？岐伯曰：悉乎哉问也？与道合同，惟真人也。帝曰：善。

诗青译文

黄帝问道：天之规律极高远！仰望空中如浮云，俯视地下似深渊，深渊尚可被测知，浮云无处不终极。先生又常多次谈，谨慎尊奉气象变，听到以后记在心，独有疑惑心犹存，其意不是太明白。其理请你详道来，使它永远传下去，久而不灭传后代。其间规律说明白？岐伯拜了两拜回答说：所提问题很高明！运气秩序之变更，表现自然之气象，盛衰变化时位中。

黄帝说：六六之节盛与衰，天道情况请道来？岐伯说：六气司天在于泉，左右间气位一定，太阳主治要记清；太阳右间厥阴主；厥阴右间少阴主；少阴右间太阴主；太阴右间少阳主。六气之标说此时，面向南方定位置。根据自然之气象，顺序盛衰当其时，日影移动定位置，南面正立行观察。说的就是此意思。少阴司天主火气，少阳厥阴相表里，厥阴为中见之气；阳明司天主燥气，阳明太阴相表里，太阴为中见之气；太阳司天主寒气，太阳少阴相表里，少阴为中见之气；厥阴司天主风气，厥阴少阳相表里，少阳为中见之气；少阴司天主热气，少阴太阳相表里，太阳为中见之气；太阴司天主湿气，太阴阳明相表里，阳明为中见之气。此为所谓本元气，本气之下中见气，中见之下气之标，应之于脉有差异，病形也就不一致。

黄帝说：六气时至气亦至，六气时至气不至，六气先时气太过，此是为何讲详细？岐伯说：时至而又气亦至，正是和平之年时；时至而气不能至，应至之气有不及；时未能至气已至，应至之气有多余。黄帝说：时至而气不能至，时未能至气已至，究竟怎样请明晰？岐伯说：时气相映是为顺，时气不应是为递，递则反常会发生，反常就会有疾病。

黄帝说：好，相应情况你说明。岐伯说：万物六气有感应，生长情况表现中。六气人体有影响，脉象之上能反映。黄帝说：好。地理位置六气应，又是怎样说来听？岐伯说：显明正当春分时，右边君火主治位；君火右边退一步，是为相火主治位；若是退行再一步，是为土气主治位；若是退行再一步，是为金气主治位；若是退行再一步，是为水气主治位；若是退行再一步，是为木气主治位；若是退行再一步，是为君火主治位。六气各有相克气，承于其下制约之。因为水能制约火，相火之下水气承；水位之下土气承；土位之下风气承；风位之下金气承；金位之下火气承；君火之下阴精承。黄帝说：请问这是何原因？岐伯说：六气亢盛欲为害，相承之气制约来，递相制约持正常，四时气盛必会衰，衰者必然会气盛，亢盛生机为紊乱，必有大病将发生。

黄帝说：气之盛衰是如何？岐伯说：不当其位是邪气，恰当其位是

286

正气，邪气变化很严重，正气变化很微轻。黄帝说：恰当其位请说明？
岐伯说：木运遇到卯年时，火运遇到午年时，土运遇辰戌丑未，金运遇
到酉年时，水运遇到子年时，中运之气年方位，五行之气相无异。和平
之年叫岁会。黄帝说：不当其位请说明？岐伯说：中运之气年方位，五
行之气来相会。黄帝说：若是正在土运年，遇到太阴来司天；若是正在
火运年，遇到少阳来司天；若是正在金运年，遇到太阳来司天；若是正
在木运年，遇到厥阴来司天；若是正在水运年，遇到太阳来司天，以上
情况怎么样？岐伯说：中运司天来相会。天元册中叫天符。黄帝说：何
为岁会与天符，还要请你讲清楚？岐伯说：太一天符为其名。黄帝说：
贵贱是否有不同？岐伯说：天符好比是执法，岁会好比是行令，太一天
符是贵人。黄帝说：邪气中人若发病，三者何处有不同？岐伯说：中于
执法之邪时，发病快速而危重；中于行令之邪时，发病缓慢持久行；中
于贵人之邪时，发病急剧多为终。黄帝说：主客两气互易时，究竟怎样
来说明？岐伯说：君位客气若居于，臣位主气上为顺，臣位客气若居
于，君位主气上为逆。顺者发病慢而轻，逆者发病快而急。这里主要用
来指，君火相火来说的。

　　黄帝说：好。六部情况我想听，究竟怎样来说明？岐伯说：有零时
间六十度，每年六步要记住，所以二十四步中，每年刻度积余数，此时
共为一百刻，成为一日从此出。

　　黄帝说：六气五行应变化，究竟怎样来说明？岐伯说：每气所占之
位置，是为有始又有终，气分初气和中气，由于天地气不同，所以推求
起来时，就有差异在其中。黄帝说：怎样推求请说明？岐伯说：天气始
于天干甲，地气始于地支子，甲子若是交和起，此时名字叫岁立，交气
时间勤关注，推求变化之六气。

　　黄帝说：六气始终与早晚，每年怎样你谈谈？岐伯说：你提问题
很高明！若是遇到甲子年，天时刻数初之气，开始漏水下一刻，八十七
刻五分终；天时刻数二之气，八十七刻六分始，七十五刻时终止；天时
刻数三之气，七十六刻为开始，六十二刻五分止；天时刻数四之气，
六十二刻六分始，五十刻时为终止；天时刻数五之气，五十一刻为开
始，三十七刻五分止；天时刻数六之气，三十七刻六分始，二十五刻为
终止。这里所说一六步，天时终始之刻数。

　　若是遇到己丑年，天时刻数初之气，二十六刻为开始，十二刻五分

终止；天时刻数二之气，十二刻六分开始，漏水下至百刻止；天时刻数三之气，开始漏水一刻始，八十七刻五分止；天时刻数四之气，八十七刻六分始，七十五刻为终止；天时刻数五之气，七十六刻为开始，六十二刻五分止；天时刻数六之气，六十二刻六分始，五十刻时为终止。这里所说二六步，天时终始之刻数。

若是遇到丙寅之年，天时刻数初之气，五十一刻为开始，三十七刻五分止；天时刻数二之气，三十七刻六分始，二十五刻为终止；天时刻数三之气，二十六刻为开始，十二刻五分终止；天时刻数四之气，十二刻六分开始，漏水下至百刻止；天时刻数五之气，漏水一刻为开始，八十七刻五分止；天时刻数六之气，八十七刻六分始，七十五刻为终止；这里所说三六步，天时终始之刻数。

若是遇到丁卯年，天时刻数初之气，七十六刻为开始，六十二刻五分止；天时刻数二之气，六十二刻六分始，五十刻时为终止；天时刻数三之气，五十一刻为开始，三十七刻五分止；天时刻数四之气，三十七刻六分始，二十五刻为终止；天时刻数五之气，二十六刻为开始，十二刻五分终止；天时刻数六之气，十二刻六分开始，漏水下至百刻止。这里所说四六步，天时终始之刻数。依次相推戊辰年，开始一刻初之气，经常如此无终时，一周之后又开始。

黄帝说：每年何法来计算，还要请你来谈谈？岐伯说：你问真是很详尽！太阳运行第一周，天时开始于一刻；太阳运行第二周，天时开始二十六；太阳运行第三周，天时开始五十一；太阳运行第四周，天时开始七十六；太阳运行第五周，天时开始又一刻。天气四周大循环，名为一纪记心间。所以寅午戌三年，岁时六气与会同，卯未亥时这三年，岁时六气与会同，辰申子时这三年，岁时六气与会同，巳酉丑时这三年，岁时六气与会同，周流不息复始终。

黄帝说：六步运用再说明。岐伯说：谈论天气之变化，推求六气之本元；谈论地气之变化，推求六气五行位；谈论人体之变化，推求气交要智慧。黄帝说：何为气交请说明？岐伯说：天气居于上位处，低气居于下位处，上下交互气交中，人类所居之住处。天枢以上天气主，天枢以下地气主；人气若在气交处，顺从天地气变化，由此而生为万物。此间意思要记住。黄帝说：何为初气与中气？岐伯说：初气是占一气中，三十度数还有零。中气亦是如此行。黄帝说：为何气分初和中？岐伯说：

区别天气与地气，用事时间有差异。黄帝说：我想听你讲仔细。岐伯说：他气用事为初气，天气用事为中气。黄帝说：它们升降是如何？岐伯说：天气地气互作用，升降是为其结果。黄帝说：互相作用是怎样，我想听你来讲讲？岐伯说：地气可以向上升，升到极点就下降，乃是天气之作用；天气可以向下降，降到极点就上升，乃是地气之作用。先说天气向下降，其气流荡于地上；再说地气向上升，其气蒸腾于天空。天气地气互招引，上升下降互为因，天气地气变不断，自有规律记在心。

黄帝说：好。寒气湿气若相遇，燥气热气若相接，风气火气若相逢，时间是否会一定？岐伯说：气有太过之胜气，胜极而复之复气，两气不断来发作，正常功用相配合，若有异常之变化，产生邪气不用说。

黄帝说：邪气究竟是什么？岐伯说：物体新生从化来，物到极点变而成，变化斗争与转化，是非成败在此中。气有往来与进退，缓慢迅速有作用，进退迟速有变化，六气变化才发生。

黄帝说：气有迟速与进退，六气自有其变化，由于气有盛与衰，六气变化亦随来。成败相互是为因，潜藏伏于事物中，是何原因说明白？岐伯说：成败关键在运动，运动亦在变化中。

黄帝说：运动时间是一定？岐伯说：若是不化又不生，此时相对才稳定。

黄帝说：物有不化又不生？岐伯说：物体内部生不息，美其名为是神机，物体外形依气化，气化作用而存在，美其名为是气立。出入功能若废止，则是神机被毁灭，升降作用亦停息，此时气立危亡时。所以若是无出入，则无发生与成长，壮实衰老与灭亡；所以若是无升降，则无发生与成长，变化收敛与闭藏。任何物体皆具备，具备出入与升降。物体像是生化器，器物形体若不在，升降出入此时无，生化之机亦停摆。因此无论何物体，皆有出入升降机。化有大小之不同，时有远近之区别，不论大小与远近，保持正常最为贵，反常灾害会发生。物体形态若离开，亦无灾害不灾害。此间意思要明白。黄帝说：好。有无不生不化？岐伯说：你问可是很详尽！能与自然相结合，适应变化是真人。黄帝说：好。

黄帝内经 · 素问

气交变大论

原 文

黄帝问曰：五运更治，上应天期，阴阳往复，寒暑迎随，真邪相薄，内外分离，六经波荡，五气倾移，太过不及，专胜兼并，愿言其始，而有常名，可得闻乎？岐伯稽首再拜对曰：昭乎哉问也！是明道也。此上帝所贵，先师传之，臣虽不敏，往闻其旨。

帝曰：余闻得其人不教，是谓失道，传非其人，慢泄天宝。余诚菲德，未足以受至道；然而众子哀其不终，愿夫子保于无穷，流于无极，余司其事，则而行之奈何？岐伯曰：请遂言之也。《上经》曰：夫道者上知天文，下知地理，中知人事，可以长久，此之谓也。帝曰：何谓也？岐伯曰：本气位也，位天者，天文也，位地者，地理也，通于人气之变化者，人事也。故太过者先天，不及者后天，所谓治化而人应之也。

帝曰：五运之化，太过何如？

岐伯曰：岁木太过，风气流行，脾土受邪。民病飧泄，食减，体重，烦冤，肠鸣腹支满，上应岁星。甚则忽忽善怒，眩冒巅疾。化气不政，生气独治，云物飞动，草木不宁，甚而摇落，反胁痛而吐甚，冲阳绝者死不治，上应太白星。

岁火太过，炎暑流行，肺金受邪。民病疟，少气咳喘，血溢血泄注下，嗌燥耳聋，中热肩背热，上应荧惑星。甚则胸中痛，胁支满胁痛，膺背肩胛间痛，两臂内痛，身热骨痛而为浸淫。收气不行，长气独明，雨水霜寒，上应辰星。上临少阴少阳，火燔炳，水泉涸，物焦槁，病反谵妄狂越，咳喘息鸣，下甚血溢泄不已，太渊绝者死不治，上应荧惑星。

岁土太过，雨湿流行，肾水受邪。民病腹痛，清厥意不乐，体重烦冤，上应镇星。甚则肌肉萎，足痿不收，行善瘛，脚下痛，饮发中满食减，四支不举。变生得位，藏气伏，化气独治之，泉涌河衍，涸泽生鱼，风雨大至，土崩溃，鳞见于陆，病腹满溏泄肠鸣，反下甚而太溪绝者，死不治，上应岁星。

岁金太过，燥气流行，肝木受邪。民病两胁下少腹痛，目赤痛眦疡，耳无所闻。肃杀而甚，则体重烦冤，胸痛引背，两胁满且痛引少腹，上应太白星。甚则喘咳逆气，肩背痛，尻阴股膝髀腨胻足皆病，上应荧惑星。收气峻，生气下，草木敛，苍干凋陨，病反暴痛，胠胁不可反侧，咳逆甚而血溢，太冲绝者死不治，上应太白星。

岁水太过，寒气流行，邪害心火。民病身热烦心，躁悸，阴厥上下中寒，谵妄心痛，寒气早至，上应辰星。甚则腹大胫肿，喘咳，寝汗出憎风，大雨至，埃雾朦郁，上应镇星。上临太阳，则雨冰雪，霜不时降，湿气变物，病反腹满肠鸣，溏泄食不化，渴而妄冒，神门绝者死不治，上应荧惑辰星。

帝曰：善。其不及何如？

岐伯曰：悉乎哉问也！岁木不及，燥乃大行，生气失应，草木晚荣，肃杀而甚，则刚木辟著，柔萎苍干，上应太白星。民病中清，胠胁痛，少腹痛，肠鸣溏泄，凉雨时至，上应太白星，其谷苍。上临阳明，生气失政，草木再荣，化气乃急，上应太白、镇星，其主苍早。复则炎暑流火，湿性燥，柔脆草木焦槁，下体再生，华实齐化，病寒热疮疡痱胗痈痤，上应荧惑、太白，其谷白坚。白露早降，收杀气行，寒雨害物，虫食甘黄，脾土受邪，赤气后化，心气晚治，上胜肺金，白气乃屈，其谷不成，咳而鼽，上应荧惑、太白星。

岁火不及，寒乃大行，长政不用，物荣而下，凝惨而甚，则阳气不化，乃折荣美，上应辰星。民病胸中痛，胁支满，两胁痛，膺背肩胛间及两臂内痛，郁冒朦昧，心痛暴喑，胸腹大，胁下与腰背相引而痛，甚则屈不能伸，髋髀如别，上应荧惑、辰星，其谷丹。复则埃郁，大雨且至，黑气乃辱，病鹜溏腹满，食饮不下，寒中肠鸣，泄注腹痛，暴挛痿痹，足不任身，上应镇星、辰星，玄谷不成。

岁土不及，风乃大行，化气不令，草木茂荣。飘扬而甚，秀而不实，上应岁星。民病飧泄霍乱，体重腹痛，筋骨繇复，肌肉眴酸，善怒，藏气举事，蛰虫早附，咸病寒中，上应岁星、镇星，其谷龄。复则收政严峻，名木苍雕，胸胁暴痛，下引少腹，善太息，虫食甘黄，气客于脾，龄谷乃减，民食少失味，苍谷乃损，上应太白、岁星。上临厥阴，流水不冰，蛰虫来见，藏气不用，白乃不复，上应岁星，民乃康。

岁金不及，炎火乃行，生气乃用，长气专胜，庶物以茂，燥烁以行，上应荧惑星，民病肩背瞀重，鼽嚏血便注下，收气乃后，上应太白星，其谷坚芒。复则寒雨暴至，乃零冰雹霜雪杀物，阴厥且格，阳反上行，头脑户痛，延及囟顶发热，上应辰星，丹谷不成，民病口疮，甚则心痛。

岁水不及，湿乃大行，长气反用，其化乃速，暑雨数至，上应镇星。

民病腹满身重，濡泄寒疡流水，腰股痛发，腘腨股膝不便，烦冤，足痿，清厥，脚下痛，甚则胕肿，藏气不政，肾气不衡，上应晨星，其谷秬。上临太阴，则大寒数举，蛰虫早藏，地积坚冰，阳光不治，民病寒疾于下，甚则腹满浮肿，上庄镇星，其主黅谷。复则大风暴发，草偃木零，生长不鲜，面色时变，筋骨并辟，肉瞤，目视，物疏璺，肌肉胗发，气并鬲中，痛于心腹，黄气乃损，其谷不登，上应岁星。

帝曰：善。愿闻其时也。岐伯曰：悉哉问也！木不及，春有鸣条律畅之化，则秋有雾露清凉之政，春有惨凄残贼之胜，则夏有炎暑燔烁之复，其眚东，其脏肝，其病内舍胠胁，外在关节。

火不及，夏有炳明光显之化，则冬有严肃霜寒之政，夏有惨凄凝冽之胜，则不时有埃昏大雨之复，其眚南，其脏心，其病内舍膺胁，外在经络。

土不及，四维有埃云润泽之化，则春有鸣条鼓拆之政，四维发振拉飘腾之变，则秋有肃杀霖霆之复，其眚四维，其脏脾，其病内舍心腹，外在肌肉四肢。

金不及，夏有光显郁蒸之令，则冬有严凝整肃之应，夏有炎烁燔燎之变，则秋有冰雹霜雪之复，其眚西，其脏肺，其病内舍膺胁肩背，外在皮毛。

水不及，四维有湍润埃云之化，则不时有和风生发之应，四维发埃昏骤注之变，则不时有飘荡振拉之复，其眚北，其脏肾，其病内舍腰脊骨髓，外在谿谷踹膝。夫五运之政，犹权衡也，高者抑之，下者举之，化者应之，变者复之，此生长化成收藏之理，气之常也，失常则天地四塞矣。故曰：天地之动静，神明为之纪，阴阳之往复，寒暑彰其兆，此之谓也。

帝曰：夫子之言五气之变，四时之应，可谓悉矣。夫气之动乱，触遇而作，发无常会，卒然灾合，何以期之？岐伯曰：夫气之动变，固不常在，而德化政令灾变，不同其候也。帝曰：何谓也？岐伯曰：东方生风，风生木，其德敷和，其化生荣，其政舒启，其令风，其变振发，其灾散落。南方生热，热生火，其德彰显，其化蕃茂，其政明曜，其令热，其变销烁，其灾燔焫。中央生湿，湿生土，其德溽蒸，其化丰备，其政安静，其令湿，其变骤注，其灾霖溃。西方生燥，燥生金，其德清洁，其化紧敛，其政劲切，其令燥，其变肃杀，其灾苍陨。北方生寒，寒生水，其德凄沧，其化清谧，其政凝肃，其令寒，其变凛冽，其灾冰雪霜雹。是以察其动也，有德有化，有政有令，有变有灾，而物由之，而人应之也。

帝曰：夫子之言岁候，其不及太过而上应五星。今夫德化政令，灾眚变易，非常而有也，卒然而动，其亦为之变乎？岐伯曰：承天而行之，故无妄动，无不应也。卒然而动者，气之交变也，其不应焉。故曰：应常不应卒。此之谓也。

帝曰：其应奈何？岐伯曰：各从其气化也。

帝曰：其行之徐疾逆顺何如？

岐伯曰：以道留久，逆守而小，足谓省下；以道而去，去而速来，曲而过之，是谓省遗过也；久留而环，或离或附，是谓议灾与其德也；应过则小，应远则大，芒而大倍常之一，其化甚；大常之二，其眚即发也；小常之一，其化减；小常之二，是谓临视，省下之过与其德也。德者福之，过者伐之。是以象之见也，高而远则小，下而近则大，故大则喜怒迩，小则祸福远。岁运太过，则运星北越，运气相得，则各行以道。故岁运太过，畏星失色而兼其母，不及则色兼其所不胜。肖者瞿瞿，莫知其妙，闵闵之当，孰者为良，妄行无征，示畏侯王。

帝曰：其灾应何如？岐伯曰：亦各从其化也。故时至有盛衰，凌犯有逆顺，留守有多少，形见有善恶，宿属有胜负，征应有吉凶矣。

帝曰：其善恶何谓也？岐伯曰：有喜有怒，有忧有丧，有泽有燥，此象之常也，必谨察之。

帝曰：六者高下异乎？岐伯曰：象见高下，其应一也，故人亦应之。

帝曰：善。其德化政令之动静损益皆何如？岐伯曰：夫德化政令灾变，不能相加也。胜复盛衰，不能相多也。往来小大，不能相过也。用之升降，不能相无也。各从其动而复之耳。

帝曰：其病生何如？岐伯曰：德化者气之祥，政令者气之章，变易者复之纪，灾眚者伤之始，气相胜者和，不相胜者病，重感于邪则甚也。

帝曰：善。所谓精光之论，大圣之业，宣明大道，通于无穷，究于无极也。余闻之，善言天者，必应于人，善言古者，必验于今，善言气者，必彰于物，善言应者，同天地之化，善言化言变者，通神明之理，非夫子孰能言至道欤！乃择良兆而藏之灵宝，每旦读之，命曰《气交变》，非斋戒不敢发，慎传也。

诗青译文

　　黄帝问道：五运时常交替中，在天六气与相应；阴阳片刻有往来，寒暑相随花落开；真邪两气相逼迫，人体表里分离多，六经血气为波动，五脏之气失平衡过与不及相倾移，互相兼并或专胜，起始原理请说明，人体病变何反映，请你讲给我听听？岐伯行礼后回答说：您问问题很达明，此间道理应说清，自是远古所珍贵，传授下来吾师为，本人虽不很聪慧，得以机会听教诲，获其宗旨很可贵。

　　黄帝道：遇到合适人不教，失去机会以传道，若是传授人不适，珍贵大道不重视。吾本才德浅又薄，高深好理受不得，但是民众皆哀叹，不得寿终怎么办，希望你为人生命，也为医道永流传，此些道理来传授，其事由我来主管，做事要按规矩做，你的看法是如何？岐伯说：我先尽量谈一谈。古时上经曾经说：人们常说所谓道，上知天文下地理，中知人事并久持，说的就是这个理。黄帝又问：还要请你讲清楚？岐伯说：三气位置天地人，推求在于为根本！司天气象位在天；司地六节位在地；通晓人气为人事。太过之气先天至，不及之气后天至，岁运变化变又常，人体随之亦同样。

　　黄帝道：五运气化若太过，是何情况你说说？岐伯说：岁木之气若太过，风气流行此时刻，脾土就会受侵害，饮食减少飧泄多，肢体沉重人烦闷，肚腹胀满肠鸣音，天上岁星上应真。若是风气旺过度，头眩骤然会发怒，眼发黑花病头部。土气不能行政令，木气此时正独胜，风气就更起猖獗，云物飞扬在天上，地上草木摇不定，甚至枝叶摇落行，在人会发胸胁痛，呕吐不止止不能。冲阳脉绝多数亡，已经不治应金星。若是岁火气太过，暑热流行就会多，肺金就要受侵害，疟疾纷至又沓来，咳嗽气喘与吐血，衄血便血为常态，水泻如注干喉咙，胸中发热人耳聋，肩背发热应火星。

　　若是火气太旺盛，胁下胀满胸中疼，膺背肩胛均疼痛，两臂内侧亦疼痛，还有骨痛与身热，浸淫疮病易发生。此时金气已不行，火气独旺象生成。物极必反乘水气，雨水霜寒应水星。少阴少阳若司天，火热之气更亢盛，火烧水泉有干涸，植物焦枯此时病，谵语狂乱咳嗽喘，二便下血呼吸声。肺脉若绝多数亡，无法医治应火星。

岁土之气若太过，雨湿之气会流行，肾水就要受侵淫，手足逆冷多腹痛，情志抑郁体不轻，烦闷上应为土星。土气若是过度盛，肌肉萎缩不能行，经常抽搐与拘挛，水邪蓄积脚跟痛，饮食减少时胀满，四肢举动已不能，水气无权土气旺。河水溢满泉水涌，干涸池塘生鱼类，甚至暴雨与狂风，堤岸崩溃水泛滥，陆地鱼类已出生，在人会患腹胀满，大便溏泻与肠鸣，泄泻不止等病症。若是太溪脉绝止，大多已是死亡中，不治上应天木星。

岁金之气若太过，燥气就会很流行，肝木就要受侵害，两肋下面少腹疼，目赤有痛眼角痒，还有耳聋等病症。燥金之气过亢盛，烦闷身体会沉重，胸痛牵引到背部，两肋胀满少腹痛，金气太过应金星，金气若是过度盛，喘息咳嗽逆气中，肩背亦会有疼痛，下连股膝髀腨足，各处疼痛有病症，火气来复应火星，若是金气过严峻，木气被它克制中，草木要呈收敛象，绿叶干枯又凋零，多见急剧而疼痛，胁痛转动亦不能，咳嗽气逆吐衄血。肝脉绝止大多死，不治上应太白星。

岁水之气若太过，寒气就会很流行，心火就要受侵害，多患身热心烦在，焦躁心跳虚寒冷，全身发冷谵心痛。寒气早至应水星。水气若是过度盛，腹水足胫有浮肿，盗汗咳嗽喘怕风。大雨下降水气盛，尘雾迷肿亦不清，土气来复应土星。若太阳寒水司天，冰雹霜雪降不连，湿气太盛物变形。自然现象疾病中，肚腹胀满有肠鸣，溏泻食物不消化、渴而眩晕等病症。心脉绝止多数亡，不治水星却显亮。

黄帝道：听你讲得真是好！五运不及又怎样？

岐伯说：你可问得真详细，岁木之气若不及，燥气随后会流行，生气欲来不及时，草木就要荣晚迟。金气此时正亢盛，劲硬树木会折劈，柔嫩枝叶皆萎靡，上应天上为金星。多见中气虚寒病，少腹胁部皆疼痛，还有溏泄与肠鸣。凉雨时至应金星。谷类成熟亦不能，呈现颜色为苍青。如遇阳明经司天，木气不能行其令，土气兴起草再兴，生化之气显急峻，谷类结实不易成。因为燥土二气盛，金土两星俱为明。木气受克火气复，炎热如火燥万物，柔嫩草木亦焦枯，枝叶重长从根部，花实并见此时出。多见寒热与疮疡，痱疹痈痤等疾病。天上相应火金星，五谷却因火制金，未熟白露提前下，有气流行为肃杀，寒雨非时损万物，为虫所食甘黄谷。脾土受邪火后起，心气虽旺起较迟，待到火能胜金时，金气就会受压制，谷物不能成熟后。人流鼻涕与咳嗽，相应天上火金星。

岁火之气若不及，寒气随后会流行。夏气不能行其令，植物茂盛向零落。寒凉之气若太过，阳气生化不能多，万物荣美摧残中。相应天上为水星，胁部胀满伴胸痛，肩胛背部与胸膺，两臂内侧胁疼痛，气有上冒视不清，失音腹大又痛心，胁下腰背痛牵引，甚则病发屈不伸，髋骨股部裂有痕。火受水气制约中，相应上应天水星，五谷不熟其色红。水气克火土气复，土湿之气蒸云出，大雨将至水气降，多见大便腹满溏，不食腹痛肚寒冷，泻下如注闻肠鸣，突然拘挛痿兼痹，有足不能支身体。黑色之谷熟不能，相应天上水土星。

岁土之运若不及，风气随后会流行，化气不能行其令。风木能生万千物，所以草木会茂盛，但因飘扬太过分，外秀不实果无根。相应天上为木星，多见飧泄与霍乱，身体沉重兼腹痛，筋骨动摇强且直，肌肉瞤动又发酸，脸上时常有怒颜。寒水之气动乘机，虫类提前伏土里。中气虚寒病常患。相应天上木土星，谷类色黄不结实。土受木气克为制，此为金气来复时，秋气当令肃杀气，正是大木凋谢时，胸胁突然会疼痛，牵引小腹频叹气。甘黄五谷被虫食。此时邪气客脾土，结实减少黄类谷，吃少亦无滋味出。又是金气能胜木，受到损害青色谷，相应天上金木星。若遇厥阴时司天，流水不冰少阳泉，蛰伏虫类重出现，行事不能因水寒，金气不得再旺盛。相应天上为木星，从此人们健康行。

岁金之气若不及，火气随后会流行，木气得以行政令，生长之气专为胜，万物因而长繁茂。但是火气正旺盛，气候干燥烁热生。相应天上火星明。多见肩背皆沉重，喷嚏便血流涕清，泻下如注等病症。此时金气被压制，秋收之气后到时。相应金星而失明，谷类不熟呈白色。金气被制水气复，寒风暴雨此时出，冰雹霜雪害万物。寒逆所扰阳上行，以致见头后部疼，身体发热连脑顶。相应天上为水星，红色谷类不能熟，口中生疮或心痛。

岁水之气若不及，湿气规模大流行。水气不能压制火，火气反而行其令，生化两者皆很快，暑雨屡次下降来。相应天上土星明。多见腹胀身体重，阴性疮疡湿泄中，脓液稀薄腰股痛，腘股腨膝皆不利，烦闷脚萎冷四肢，脚下疼痛甚浮肿，冬气不能行其令，肾气失去其平衡。相应天上应水星，黑色谷类熟不能。若遇太阴时司天，此刻寒水在于泉，大寒之气常侵袭，虫类很早伏藏地，地面凝积有厚冰，阳光温暖发不能，多患下部寒疾病，重者腹满又浮肿。相应天上应土星，谷类黄稻已熟成。土气被水制约住，则有木气来回复，大风暴发草类伏，一片凋零为类木，风吹干裂失鲜泽。人亦改变其面色，筋骨拘急和疼痛，抽搐肌肉有跳动，两眼看物视不清，有物看去稍裂纹，肌肉发出症风疹。若是风入胸膈里，心腹疼痛一定滴。土气受害木太盛，黄色谷类熟不能，相应天上应木星。

黄帝道：听你所讲很好听！五气四时有关系。究竟怎样讲来听？岐伯说：你可问得真细致！木运若是有不及，春有惠风畅鸣气，秋在雾露清凉时；若是春见寒金气，夏有炎热燔烧时。灾害往往自东方，相应人体在肝脏，病位内胁外关节。

夏天火运若不及，此时显有明和气，冬有严肃与霜寒；夏天寒冷象反见，尘埃昏蒙雨常现。灾害往往自南方，相应人体在心脏，病位内胁外经络。

土运若是有不及，四维之月润和气，春有风和与鸟鸣，草木萌芽正常行；四维之月暴风扬，草木摇折异常象，秋有阴凉雨不止。灾祸往往在四隅，相应人体应在脾，病位内心外四肢。

金运若是有不及，夏有显明湿和气，冬有严寒整肃气；夏有炎热火燔烧，秋有霜雪与冰雹。灾害往往自西方，相应人体在肺脏，外在皮毛为病位，内在胸胁与肩背。

水运若是有不及，四维之月湿润气，和风生发常有时；四维之月尘迷暗，暴雨如注此时变，暴风草木折像现。灾害往往自北方，相应人体在肾脏，病位内在腰脊髓，外在谿谷踹膝随。五运作用如权衡，太过就要压制行，不及则要勤辅佐，要与正常相适应，异常复原为旨宗。生长收藏理自然，四时气序常规现，此些规律若丢失，闭塞天地四时气。天地自有其动静，日月星辰参照行，阴阳往来寒暑移，显示征兆此中意。

黄帝道：五气变化四时应，你已详细来说明。气乱不发时难遇，发时又是没规律，突然遇到生灾害，怎样先知何所在？岐伯说：五气动乱常有变，没有规律是固然，各气政令和变异，不同之处可推断。黄帝又道：是何道理你说出？岐伯说：东方生风风生木。特性为气和敷布，生化能使万物荣，职权万物舒开放，它有表现是为风，变动是为风怒号，灾害吹散物落零。南方生热热生火，特性光明和闪烁，生化能使物繁多，职权万物照明河，它有表现是为热，变动是为火势过，灾害万物被销烁。中央生湿湿生土，特性湿热从此出，生化丰满备万物，职权万物静如初，它有表现是为湿，变动暴雨淋如注，灾害久雨而不止，土有崩溃似烂泥。西方生燥燥生金，特性清洁先其身，生化能使万物敛，万物坚锐为职权，它有表现是为燥，变动是为肃杀调，灾害青干落不飘。北方生寒寒生水，特性寒冷与相随，生化能使物清静，职权万物能固凝，它有表现是为寒，变动是为酷寒天，灾害冰雪霜雹兼。各气运动仔细观，特性生化和职权，表现变动与灾害，万物相随人亦来。

黄帝道：五运不及与太过，上应五星变化多。生化灾害和特性，还有随时各变动，突然变化乱发生，五运是否随之行？岐伯说：五运是随天道行，定是五星与相应。突来胜复有变动，气候交相变化成，五星不与它相应。不应突然应常规，此中道理入骨髓。

黄帝又道：五星岁运怎相应？岐伯说：天运之气各其从。

黄帝道：五星运行有快慢，还有逆顺不相同，是何道理你说明？岐伯说：顺行道路人久留，逆行顾盼又回眸，光芒微小不足道，省视下野在运筹；去而速回或迂回，省视下野错遗漏；久留回转似不去，下野灾福或给予；气候变化近则小，气候变化远则大。星光平常大一倍，气化亢盛大二倍，灾害发作立即随；星光平常小一倍，气化就要减与退，星光平常小二倍，察看下野过与德，德福过灾不能躲。五星呈现若高远，胜复就小有困难；五星呈现下而近，胜复就大机会临。若是星有光芒大，喜怒感应期近啦，若是星有光芒小，祸福降临期远遥。若是岁运有太过，运星背越出轨多；运气两者相与和，按道而行各归各。所以岁运若太过，所克之星会暗淡，兼见母星有颜色；所以岁运若不及，兼见不胜星颜色。天有变化理精微，不易审察常跟随，奥妙欲解终有谁？道理深远且适宜，其间好处谁人知？无知之人无征验，只有占象乱语谈，以使侯王有惊颤。

黄帝道：五星灾害征验何？岐伯说：各从岁运有不同。岁时更替有衰盛，运星侵犯有顺逆，留守长短有日期，星象中亦好与坏，星宿所属胜负来，征验反应吉凶灾。

黄帝道：星象好坏怎么样？岐伯说：五星呈象喜忧怒，丧燥泽有不同处，星象变化时常现，审慎观察在期间。

黄帝道：星有上述六现象，地位高低怎么样？岐伯说：虽然高低有不同，应验却是为相等，应在人身亦相同。

黄帝说：讲得好！德化政令与动静，损益皆为怎样行？岐伯说：德化政令灾一定，相互加减可不能，胜时衰去复就衰，胜时盛来复就胜，胜复往来有日数，不可一方而多增，彼此相越亦不行，五行阴阳时升降，相合不是灭一方，五气运动相应忙。

黄帝道：疾病发生何影响？岐伯说：先说特性与生化，此为岁气有和祥，再说职权有表现，此为岁气有显彰，反复纲纪是变易，灾害原因万物伤。人岁两气当则和，不当就会生病多，若是邪气再重感，病会加重有危险。

黄帝道：讲得好！理论精微又高明，大圣事业谓其诚，宣讲理义实伟大，无极之地境无穷。善讲天道有者勤，必定天道验于人；善讲古事有情怀，必定古事验现在；善讲气化心如初，必定气化验万物；善讲感应两相依，天地造化能统一；善讲生化与变动，自然道理就说明，若非像你此类人，谁能演绎此宏论？选择一个好时日，藏于灵兰幽书室，每天清晨读数段，命名为之气交变，若非诚意不开来，谨慎流传有记载。

黄帝内经·素问

五常政大论

原 文

黄帝问曰：太虚寥廓，五运回薄，盛衰不同，损益相从，愿闻平气，何如而名，何如而纪也？

岐伯对曰：昭乎哉问也；木曰敷和，火曰升明，土曰备化，金曰审平，水曰静顺。

帝曰：其不及奈何？

岐伯曰：木曰委和，火曰伏明，土曰卑监，金曰从革，水曰涸流。

帝曰：太过何谓？

岐伯曰：木曰发生，火曰赫曦，土曰敦阜，金曰坚成，水曰流衍。

帝曰：三气之纪，愿闻其候。

岐伯曰：悉乎哉问也！敷和之纪，木德周行，阳舒阴布，五化宣平。其气端，其性随，其用曲直，其化生荣，其类草木，其政发散，其候温和，其令风，其脏肝，肝其畏清；其主目，其谷麻，其果李，其实核，其应春，其虫毛，其畜犬，其色苍；其养筋，其病里急支满，其味酸，其音角，其物中坚，其数八。

升明之纪，正阳而治，德施周普，五化均衡。其气高，其性速，其用燔灼，其化蕃茂，其类火，其政明曜，其候炎暑，其令热，其脏心，心其畏寒，其主舌，其谷麦，其果杏，其实络，其应夏，其虫羽，其畜马，其色赤；其养血，其病瞤瘛，其味苦，其音徵，其物脉，其数七。

备化之纪，气协天休，德流四政，五化齐修。其气平，其性顺，其用高下，其化丰满，其类土，其政安静，其候溽蒸，其令湿，其脏脾，脾其畏风；其主口，其谷稷，其果枣，其实肉，其应长夏，其虫倮，其畜牛，其色黄，其养肉，其病否，其味甘，其音宫，其物肤，其数五。

审平之纪，收而不争，杀而无犯，五化宣明。其气洁，其性刚，其用散落，其化坚敛，其类金，其政劲肃，其候清切，其令燥，其脏肺，肺其畏热；其主鼻，其谷稻，其果桃，其实壳，其应秋，其虫介，其畜鸡，其色白；其养皮毛，其病咳，其味辛，其音商，其物外坚，其数九。

静顺之纪，藏而勿害，治而善下，五化咸整。其气明，其性下，其用沃衍，其化凝坚，其类水，其政流演，其候凝肃，其令寒，其脏肾，肾其畏湿；其主二阴，其谷豆，其果栗，其实濡，其应冬，其虫鳞，其畜彘，其色黑，其养骨髓，其病厥，其味咸，其音羽，其物濡，其数六。

故生而勿杀，长而勿罚，化而勿制，收而勿害，藏而勿抑，是谓平气。

委和之纪，是谓胜生，生气不政，化气乃扬，长气自平，收令乃早，凉雨时降，风云并兴，草木晚荣，苍干雕落，物秀而实，肤肉内充。其气敛，其用聚，其动软戾拘缓，其发惊骇，其脏肝，其果枣李，其实核壳，其谷稷稻，其味辛酸，其色白苍，其畜犬鸡，其虫毛介，其主雾露凄沧，其声角商，其病摇动注恐，从金化也。少角与判商同，上角与正角同，上商与正商同。其病肢废，痈肿疮疡，其甘虫，邪伤肝也。上宫与正宫同。萧瑟肃杀，则炎赫沸腾，眚于三，所谓覆也，其主飞蠹蛆雉。乃为雷霆。

伏明之纪，是为胜长。长气不宣，藏气反布，收气自政，化令乃衡，寒清数举，暑令乃薄，承化物生，生而不长，成实而稚，遇化已老，阳气屈服，蛰虫早藏。其气郁，其用暴，其动彰伏变易，其发痛，其脏心，其果栗桃，其实络濡，其谷豆稻，其味苦咸，其色玄丹，其畜马彘，其虫羽鳞，其主冰雪霜寒，其声徵羽，其病昏惑悲忘。从水化也。少徵与少羽同，上商与正商同。邪伤心也。凝惨凛冽，则暴雨霖霪，眚于九，其主骤注，雷霆震惊，沉阴淫雨。

卑监之纪，是谓减化。化气不令，生政独彰，长气整，雨乃愆，收气平，风寒并兴，草木荣美，秀而不实，成而粃也。其气散，其用静定，其动疡涌，分溃痈肿，其发濡滞，其脏脾，其果李栗，其实濡核，其谷豆麻，其味酸甘，其色苍黄，其畜牛犬，其虫倮毛，其主飘怒振发，其声宫角，其病流满否塞，从木化也。少宫与少角同，上宫与正宫同，上角与正角同，其病飧泄，邪伤脾也。振拉飘扬，则苍干散落，其眚四维，其主败折，虎狼清气乃用，生政乃辱。

从革之纪，是为折收。收气乃后，生气乃扬，长化合德，火政乃宣，庶类以蕃。其气扬，其用躁切，其动铿禁瞀厥，其发咳喘，其脏肺，其果李杏，其实壳络，其谷麻麦，其味苦辛，其色白丹，其畜鸡羊，其虫介羽，其主明曜炎烁，其声商徵，其病嚏咳鼽衄，从火化也。少商与少徵同，上商与正商同，上角与正角同，邪伤肺也。炎光赫烈，则冰雪霜雹，眚于七，其主鳞伏彘鼠，岁气早至，乃生大寒。

涸流之纪，是为反阳，藏令不举，化气乃昌，长气宣布，蛰虫不藏，土润水泉减，草木条茂，荣秀满盛。其气滞，其用渗泄，其动坚止，其发燥槁，其脏肾，其果枣杏，其实濡肉，其谷黍稷，其味甘咸，其色黅玄，其畜骒牛，其虫鳞倮，其主埃郁昏翳，其声羽宫，其病痿厥坚下，从土化也。少羽与少宫同，上宫与正宫同，其病癃闭，邪伤肾也。埃昏骤雨，则振拉摧拔，眚于一，其主毛湿狐貉，变化不藏。

故乘危而行，不速而至，暴疟无德，灾反及之，微者复微，甚者复甚，气之常也。

发生之纪，是为启陈。土疏泄，苍气达，阳和布化，阴气乃随，生气淳化，万物以荣。其化生，其气美，其政散，其令条舒，其动掉眩巅疾，其德鸣靡启坼，其变振拉摧拔，其谷麻稻，其畜鸡犬，其果李桃，其色青黄白，其味酸甘辛，其象春，其经足厥阴少阳，其脏肝脾，其虫毛介，其物中坚外坚，其病怒。太角与上商同。上徵则其气逆，其病吐利。不务其德，则收气复，秋气劲切，甚则肃杀，清气大至，草木雕零，邪乃伤肝。

赫曦之纪，是为蕃茂。阴气内化，阳气外荣，炎暑施化，物得以昌。其化长，其气高，其政动，其令明显，其动炎灼妄扰，其德暄暑郁蒸，其变炎烈沸腾，其谷麦豆，其畜羊骒，其果杏栗，其色赤白玄，其味苦辛咸，其象夏，其经手少阴太阳，手厥阴少阳，其脏心肺，其虫羽鳞，其物脉濡，其病笑疟，疮疡血流，狂妄目赤。上羽与正徵同。其收齐，其病痓，上徵而收气后也。暴烈其政，藏气乃复，时见凝惨，甚则雨水，霜雹、切寒、邪伤心也。

敦阜之纪，是为广化。厚德清静，顺长以盈，至阴内实，物化充成。烟埃朦郁，见于厚土，大雨时行，湿气乃用，燥政乃辟。其化圆，其气丰，其政静，其令周备，其动濡积并稸，其德柔润重淖，其变震惊，飘骤崩溃，其谷稷麻，其畜牛犬，其果枣李，其色黅玄苍，其味甘咸酸，其象长夏，其经足太阴阳明，其脏脾肾，其虫倮毛，其物肌核，其病腹满，四肢不举，大风迅至，邪伤脾也。

坚成之纪，是为收引。天气洁，地气明，阳气随，阴治化，燥行其政，物以司成，收气繁布，化洽不终。其化成，其气削，其政肃，其令锐切，其动暴折疡疰，其德雾露萧瑟，其变肃杀凋零，其谷稻黍，其畜鸡马，其果桃杏，其色白青丹，其味辛酸苦，其象秋，其经手太阴阳明，其脏肺肝，其虫介羽，其物壳络，其病喘喝，胸凭仰息。上徵与正商同。其生齐，其病咳。政暴变，则名木不荣，柔脆焦首，长气斯救，大火流，炎烁且至，蔓将槁，邪伤肺也。

流衍之纪，是为封藏。寒司物化，天地严凝，藏政以布，长令不扬。

其化凛，其气坚，其政谧，其令流注，其动漂泄沃涌，其德凝惨寒雾，其变冰雪霜雹，其谷豆稷，其畜彘牛，其果栗枣，其色黑丹黅，其味咸苦甘，其象冬，其经足少阴太阳，其脏肾心，其虫鳞倮，其物濡满，其病胀。上羽而长气不化也。政过则化气大举，而埃昏气交，大雨时降，邪伤肾也。

故曰：天恒其德，则所胜来复；政恒其理，则所胜同化，此之谓也。

帝曰：天不足西北，左寒而右凉；地不满东南，右热而左温，其故何也？

岐伯曰：阴阳之气，高下之理，太少之异也。东南方，阳也，阳者，其精降于下，故右热而左温。西北方，阴也。阴者，其精奉于上，故左寒而右凉。是以地有高下，气有温凉。高者气寒，下者气热，故适寒凉者胀之，温热者疮，下之则胀已，汗之则疮已，此腠理开闭之常，太少之异耳。

帝曰：其于寿夭，何如？

岐伯曰：阴精所奉其人寿；阳精所降其人夭。

帝曰：善。其病也，治之奈何？

岐伯曰：西北之气，散而寒之，东南之气，收而温之，所谓同病异治也。故曰气寒气凉，治以寒凉，行水渍之；气温气热，治以温热，强其内守，必同其气，可使平也，假者反之。

帝曰：善。一州之气，生化寿夭不同，其故何也？

岐伯曰：高下之理，地势使然也。崇高则阴气治之，污下则阳气治之，阳胜者先天，阴胜者后天，此地理之常，生化之道也。

帝曰：其有寿夭乎？

岐伯曰：高者其气寿，下者其气夭，地之大小异也。小者小异，大者大异，故治病者，必明天道地理，阴阳更胜，气之先后，人之寿夭，生化之期，乃可以知人之形气矣。

帝曰：善。其岁有不病，而脏气不应不用者，何也？

岐伯曰：天气制之，气有所从也。

帝曰：愿卒闻之。

岐伯曰：少阳司天，火气下临，肺气上从，白起金用，草木眚，火见燔焫，革金且耗，大暑以行，咳嚏、衄衊、鼻窒，疮疡，寒热胕肿。风行于地，尘沙飞扬，心痛胃脘痛，厥逆膈不通，其主暴速。

阳明司天，燥气下临，肝气上从，苍起木用而立，土乃眚，凄沧

305

数至，木伐草萎，胁痛目赤，掉振鼓栗，筋痿不能久立。暴热至，土乃暑，阳气郁发，小便变，寒热如疟，甚则心痛；火行于槁，流水不冰，蛰虫乃见。

太阳司天，寒气下临，心气上从，而火且明丹起，金乃眚，寒清时举，胜则水冰，火气高明，心热烦，溢干、善渴、鼽嚏、喜悲数欠，热气妄行，寒乃复，霜不时降，善忘，甚则心痛。土乃润，水丰衍，寒客至，沉阴化，湿气变物，水饮内稸，中满不食，皮㾦肉苛，筋脉不利，甚则胕肿，身后痈。

厥阴司天，风气下临，脾气上从，而土且隆，黄起，水乃眚，土用革。体重，肌肉萎，食减口爽，风行太虚，云物摇动，目转耳鸣。火纵其暴，地乃暑，大热消烁，赤沃下，蛰虫数见，流水不冰，其发机速。少阴司天，热气下临，肺气上从，白起，金用，草木眚。喘呕、寒热、嚏鼽、衄、鼻窒、大暑流行，甚则疮疡燔灼，金铄石流。地乃燥清，凄沧数至，胁痛、善太息，肃杀行，草木变。

太阴司天，湿气下临，肾气上从，黑起水变，埃冒云雨，胸中不利，阴萎气大衰，而不起不用，当其时，反腰脽痛，动转不便也，厥逆。地乃藏阴，大寒且至，蛰虫早附，心下痞痛，地裂冰坚，少腹痛，时害于食，乘金则止水增，味乃咸，行水减也。

帝曰：岁有胎孕不育，治之不全，何气使然？

岐伯曰：六气五类，有相胜制也，同者盛之，异者衰之，此天地之道，生化之常也。故厥阴司天，毛虫静，羽虫育，介虫不成；在泉，毛虫育，倮虫耗，羽虫不育。少阴司天，羽虫静，介虫育，毛虫不成；在泉，羽虫育，介虫耗不育。太阴司天，倮虫静，鳞虫育，羽虫不成；在泉，倮虫育，鳞虫不成。少阳司天，羽虫静，毛虫育，倮虫不成；在泉，羽虫育，介虫耗，毛虫不育。阳明司天，介虫静，羽虫育，介虫不成；在泉，介虫育，毛虫耗，羽虫不成。太阳司天，鳞虫静，倮虫育；在泉，鳞虫耗，倮虫不育。诸乘所不成之运，则甚也。故气主有所制，岁立有所生，地气制己胜，天气制胜己，天制色，地制形，五类衰盛，各随其气之所宜也。故有胎孕不育，治之不全，此气之常也。所谓中根也，根于外者亦五，放生化之别，有五气，五味，五色，五类，五宜也。

帝曰：何谓也？

岐伯曰：根于中者，命曰神机，神去则机息；根于外者，命曰气立，气止则化绝。故各有制，各有胜，各有生，各有成，故曰不知年之所加，气之同异，不足以言生化，此之谓也。

帝曰：气始而生化，气散而有形，气布而蕃育，气终而象变，其致一也。然而五味所资，生化有薄厚，成熟有多少，终始不同，其故何也？

岐伯曰：地气制之也，非天不生，地不长也。

帝曰：愿闻其道。

岐伯曰：寒热燥湿，不同其化也，故少阳在泉，寒毒不生，其味辛，其治苦酸，其谷苍丹。阳明在泉，湿毒不生，其味酸，其气湿，其治辛苦甘，其谷丹素。太阳在泉，热毒不生，其味苦，其治淡咸，其谷黅秬。厥阴在泉，清毒不生，其味甘，其治酸苦，其谷苍赤，其气专，其味正。少阴在泉，寒毒不生，其味辛，其治辛苦甘，其谷白丹。太阴在泉，燥毒不生，其味咸，其气热，其治甘咸，其谷黅秬。化淳则咸守，气专则辛化而俱治。故曰：补上下者从之，治上下者逆之，以所在寒热盛衰而调之。故曰：上取下取，内取外取，以求其过；能毒者以厚药，不胜毒者以薄药，此之谓也。气反者，病在上，取之下；病在下，取之上；病在中，傍取之。治热以寒，温而行之；治寒以热，凉而行之；治温以清，冷而行之；治清以温，热而行之。故消之削之，吐之下之，补之泻之，久新同法。

帝曰：病在中而不实不坚，且聚且散，奈何？

岐伯曰：悉乎哉问也！无积者求其脏，虚则补之，药以祛之，食以随之，行水渍之，和其中外，可使毕已。

帝曰：有毒无毒，服有约乎？

岐伯曰：病有久新，方有大小，有毒无毒，固宜常制矣。大毒治病，十去其六，常毒治病，十去其七，小毒治病，十去其八，无毒治病，十去其九。谷肉果菜，食养尽之，无使过之，伤其正也。不尽，行复如法，必先岁气，无伐天和，无盛盛，无虚虚，而遗人夭殃，无致邪，无失正，绝人长命。

帝曰：其久病者，有气从不康，病去而瘠奈何？

岐伯曰：昭乎哉！圣人之问也，化不可代，时不可违。夫经络以通，血气以从，复其不足，与众齐同，养之和之，静以待时，谨守其气，无使倾移，其形乃彰，生气以长，命曰圣王。故《大要》曰：无代化，无违时，必养必和，待其来复，此之谓也。

帝曰：善。

诗青译文 🌸

黄帝道：宇宙深远阔无边，五运循环不停息。其中盛衰不相同，而且损益有差异，五运平气怎命名？又是怎样做标志？

岐伯答道：你问真是有意义！下面我来说平气，木常被称为敷和，常常散布温和气，万物荣华要记得；火常被称为升明，常常明朗盛长气，万物繁茂舞婆娑；土常被称为备化，常常生化万物气，万物从此有形体；金常被称为审平，常常宁静和平气，万物从此会结实；水常被称为静顺，常常寂静和顺气，万物归顺时藏匿。

黄帝道：五运不及又怎样？

岐伯说：下面再来说不及，木常被称为委和，此时已无阳和气，万物不振又萎靡；火常被称为伏明，此时已少温暖气，万物暗淡无光时；土常被称为卑监，此时已无生化气，万物萎弱难自立；金常被称为从革，此时已无坚硬气，万物质松无弹力；水常被称为涸流，此时已无封藏气，万物干枯现颓势。

黄帝道：太过又是怎么样？

岐伯说：下面再来说太过，木常被称为发生，过早散布温和气，万物提早来发育；火常被称为赫曦，常常散布强烈气，万物烈焰不安息；土常被称为敦阜，常有浓厚坚实气，万物难以成形体；金常被称为坚成，常常具备强硬气，万物刚强且更直；水常被称为流行，常常充实溢满气，万物漂流无归期。

黄帝道：三气标志何年份，请你慢慢来解释？

岐伯说：你问问题真精细！先来说说敷和年，木之德行若能达，能达四方上与下，此时阳气能舒畅，阴气亦能散布行，五行气化可发挥，发挥正常之功能。此时其气正且直，顺从万物为其性，作用有如树木枝，曲直自由伸展中，生化万物使繁荣，其在属类是草木，其在权利是发散，其在气候是温和，其在权利是为风，应于内脏是为肝；清凉金气肝畏惧，肝主目来开窍目，谷类是麻果类李，充实为核要记住，所应时令是为春，再说所应之动物，虫类毛虫畜类犬，颜色为苍要记住，其所充养是为筋，发病里急又胀满，其在五味是为酸，五音是角记心间，五行成数是为八，在物来说属中坚。

再来说说升明年，南方火运行令常，德行普及在四方，五行气化发展忙。此时其气是上升，此时急速为其性，此时作用是燃烧，生化繁荣与茂盛，此时属类是为火，权力光明又显耀，此时气候为炎暑，权力表现是为热，应于内脏是为心；寒冷水气心畏惧，心主于舌开窍舌，谷类是麦果类杏，其所充实是为络，所应时令是为夏，所应动物要记得，虫类羽虫畜类牛，颜色是赤充养血，若是发病为瘈瘲，其在五味是为苦，其在五音是为徵，在物来说属于脉，五行生数是为七。

第三来说备化年，天地气化调和平，德怀流布四方中，五行气化建其功。此时其气是和平，此时和顺为其性，生化能使物丰满，能高能下其作用，此时属类是为土，此时权利使安静，权利表现是为湿，气候湿热交相蒸，应于内脏是为脾；木克土风脾畏惧，脾主于口开窍口，谷类是稷果类枣，其所充实是为肉，所应时令是长夏，所应动物记心头，虫类倮虫畜类牛，颜色为黄充养肉，若是发病为痞塞，其在五味为是甘，其在五音是为宫，在物来说属肌肤，五行成数是为五。

第四来说审平年，金之所化虽主收，但无剥夺之现象，所化虽然主肃杀，但无残害之情况，五行气化得宣明。其性刚强气洁净，万物结实而收敛，成熟散落为作用，此时属类是为金，此时权力使严肃，此时气候为清凉，权力表现是为燥，应于内脏是为肺；火热克金肺畏惧，肺主于鼻开窍鼻，谷类是稻果类桃，其所充实是为壳，所应时令是为秋，所应动物要知晓，虫类介虫畜类鸡，颜色为白已明了，其所充养是皮毛，若是发病为咳嗽，其在五味是为辛，其在五音是为商，在物来说外包裹，五行九数要记得。

第五来说静顺年，藏气此时能纳藏，纳藏无害于万物，德性平顺向下行，五行气化皆完整。其气明净性向下，水流灌溉为作用，生化凝固且坚硬，此时属类是为水，权力不息而流动，权力表现是为寒，气候严寒又阴凝，应于内脏是为肾；湿土克水肾畏惧，肾主二阴窍二阴，谷类是豆果类栗，其所充实是液汁，所应时令是为冬，所应动物要记清，虫类鳞虫畜类猪，其在颜色是为黑，其所充养是骨髓，若是发病则为厥，其在五味是为咸，其在五音是为羽，在物来说液体类，五行成数六为对。

生长化收藏规律，规律不容被破坏，万物生时不伤杀，万物长时不削罚，万物化时不制止，万物藏时不抑制，万物收时不残害，此为平气要明白。

第六来说委和年，此时名字为胜生。生气行使职权难，化气于是来发扬，长气自然而平静，收令于是提早上，凉雨不时来下降，风云发起是经常，草木繁荣不及时，干枯凋落较容易，万物早熟又早秀，皮肉得以被充实。作用拘束气收敛，不得曲直与伸展，人体变动是无力，无力筋络又拘挛，易于惊骇记心间，应于内脏是为肝，其在果类是李枣，其所充实是核壳，其在谷类是稷稻，其在五味是酸辛，其在颜色是苍白，其在畜类是鸡犬，虫类毛介两虫来，所主气候是雾露，雾露又加寒冷气，其在声音是角商，发病摇动与恐惧，由于木运而不及。所以少角同判商。厥阴风木若司天，木运得到司天助，成为平气亦可以，所以委和逢上角，其气相同与正角。阳明燥金若司天，木运则会更为衰，顺从金气来用事，进而成为金平气，所以上商同正商。若在人体可发生，四肢萎弱与痈肿，疮疡生虫等疾病，雅气伤肝而造成。太阴湿土若司天，因为脾土不畏惧，土气用事能形成，从而成为土平气，所以上宫同正宫。所以若到委和年，当初一片肃杀象，随之火热而蒸腾，灾害应于三东方，这是金气来克木，迫使火气来报复。诸多飞虫与蛆虫，蛆虫雉木郁火复，雷霆大发要记住。

第七来说伏明年，此时名字为胜长。藏气反而见布散，长气难以来发扬，收气擅自行职权，化气平定难发展，暑热之气是衰薄，寒冷之气常出现，万物化生虽承土，但因火运是为少，虽生却是难成长，能结果实但很小，若是及至生化时，此时已经变衰老，阳气已经是屈伏，蛰虫藏时是为早。此时火气被郁结，发作之时必横暴，变动隐现为多变，人体病发痛知晓，应于内脏是为心，其在果类粟与桃，其所充实络和汁，其在谷类豆和稻，其在五味苦与咸，其在颜色玄和丹，其在畜类为马猪，其在虫类为鳞羽，其在声音是微羽，气候冰雪与霜寒，若是此时生疾病，悲哀易忘神昏乱，此因火运而不及，而从水化之关系。所以少徵同少羽。阳明燥金若司天，因为水金不畏火，形成金气来用事，从而成为金平气，所以上商同正商。若在人体可发生，邪气伤心火运衰，所以阴凝又惨淡，寒风凛冽现象成，暴雨淋漓随不止，灾害于九南方中，此因土气来报复，以致暴雨下如注，雷霆震惊云蔽日，阴雨连绵无日出。

第八来说卑监年，此时减化为其名。木之生气独自旺，土之化气不得令，长气完整如平常，雨水不能及时降，收气平定风寒起，草木繁荣又美丽，秀而难成为果实，空壳饱满类东西。此时其气为散漫，作用不足太静定，人体变动为疮疡，脓多溃烂与痈肿，发展为水气不行，应于内脏是为脾，其在果类栗和李，其所充实液汁核，其在谷类豆和麻，其在五味酸与甘，其在颜色是苍黄，其在畜类是牛犬，其在虫类倮毛虫，因为木胜风来动，摧折之势有振动，其在声音是宫角，病为胀满塞不通，此为土运而不及，而从木化之关系。所以少宫同少角。太阴湿土若司天，虽然土运能不及，但能得到司天助，成为平气亦可以，所以上宫同正宫。厥阴风木若司天，则使土运更衰减，顺从木气来用事，成为平气亦可以，所以上角同正角。人体变动为泄泻，是因邪气来伤脾。由于土衰而木胜，所以见风而振动，摧折飘扬现象生，草木干枯随凋落，在其灾害应中宫，中宫是与四方通。由于金气来报复，败坏折伤现象出；气势有如狼与虎，清气此时来作用，生气此时被抑制，权力难以行使出。

第九来说从革年，称为折收为其名，收气不能及时来，生气得以发扬中，长气化气合相得，火来施行其权力，此时万物为繁盛。此时其气为发扬，急燥是为其作用，人体变动咳失音，此时烦闷又气逆，进而咳嗽气喘成，应于内脏是为肺，其在果类李和杏，其所充实壳与络，其在谷类是麻麦，其在五味苦与辛，其在颜色朱红白，其在畜类鸡和羊，其在虫类介羽虫。因为金虚火为胜，主有发光灼热势，其在声音为商徵，人体变动为喷嚏，咳嗽鼻塞鼽血时，此因金运不能及，而从火化关系。所以少商同少徵。阳明燥金若司天，此时金运虽不及，但是得到司天助，成为平气亦可以，所以上商同正商。厥阴风木若司天，此时金运虽不及，由于木来不畏金，成为平气亦可以，所以上角同正角。人体变动伤肺脏。因为金衰火又旺，所以火势为炎热，随见冰雪与雹霜，灾害应七为西方。此因水气来报复，故主鳞虫来伏藏，此时猪鼠之阴沉，冬藏之气提早至，发生大寒正其时。

第十来说涸流年，称为反阳为其名。此时藏气是衰弱，封藏权力难施行，化气因此而盛昌，长气反见来宣扬，从而布达于四方，蛰虫应藏而不藏，土来润泽泉水少，物荣秀丽而丰满，草木茂盛又达条。其气难以得流畅，暗中渗透为作用，人体变动症结在，发病干躁又枯槁，应于内脏是为肾，其在果类是杏枣，其所充实肉汁液，其在谷类黍和稷，其在五味是甘咸，其在畜类是牛猪，其在颜色是黄黑，其在虫类鳞倮虫，土气用事水运衰，故主尘土昏郁生，其在声音是羽宫，病为痿厥下部结，此因水运不能及，而从土化中关系。所以少宫同少羽。若逢土气来司天，水运则会更衰中，顺从土气来用事，所以上宫同正宫。病见两便不顺畅，或是闭塞而不通，邪伤肾脏要记清。是因水运不能及，尘埃昏蔽骤然雨，随之反见大风动，摧折倒拔树千种，灾害应一北方中，此为木气来报复，所以又见是毛虫，不主闭藏善变动。

所以运气不及年，有气所胜所不胜，乘其衰弱而行令，好像自来不速客，结果自己受损害，暴虐而且无道德，子来报复造成的。施行暴虐若厉害，所受报复亦厉害，施行暴虐若轻微，所受报复亦轻微，有胜必报之情况，运气之中是常规。

十一来说发生年，称为启陈为其名。土气疏松又虚薄，草木青气亦发荣，阳气温布化四方，阴随阳气而来动，化生万物生气厚，万物因之欣向荣。其在变化为生发，万物得气秀到家，在其权力为散布，权力表现展畅达，人体变动是眩晕，眩晕疾病在巅顶，其在性能风日暖，奢靡华丽万物行，推陈出新不止停，其在变动狂风怒，摧折拔倒众树木，其在谷类是麻稻，其在畜类是鸡犬，其在果类是桃李，青黄与白三色见，其在五味酸甘辛，其在象征为春天，其在人体之经络，足部厥阴少阳经，应于内脏为肝脾，其在虫类毛介虫，在物内外坚硬类，若是发病怒汹汹。此因木运为太过，相当金气来司天，所以太角上商同。上徵火气若司天，木运太过能生火，木旺克土火性逆，病发气逆吐泻多。木气太过失常性，金之收气来报复，秋令劲切气象生，甚则肃杀之气出，气候清凉草木凋，若为人们有病变，邪气伤在肝脏处。

十二来说赫曦年，称为蕃茂为其名。少阴之气从内化，阳气发扬在外行，炎暑气候来行道，万物得以能昌盛。生化之气为成长，火气性质是上升，权力闪烁其活动，权力表现露色声，变动烧灼使发热，过热缭乱烦扰中，暑热郁蒸为常性，变化热高烈火熊，其在畜类是羊猪，其在谷类是豆麦，其在果类是杏栗，其在颜色赤黑白，其在五味辛咸苦，其其象征夏天来，其在经脉手少阴，手部太阳手厥阴，还有手部少阳经，应于内脏为心肺，其在虫类羽鳞虫，人体脉络与津液，病变心气实则笑，伤暑疟疾与疮疡，失血发狂目赤到。火运太过要记牢，太阳寒水若司天，水能胜火得其平，所以赫曦逢上羽，赫曦则与正徵同。金不受克水运平，所以收令正常中，因为水气来司天，水受火制要知情，在人发病屋为名。若是火运为太过，又逢火气来司天，二火相合金气伤，所以若是逢上徵，收气难以来行令。火运行令太暴烈，水之藏气来报复，时见惨象是阴凝，雨水霜雹转寒冷，病变邪伤心脏中。

十三来说敦阜年，称为广化为其名。德行浑厚而清静，万物顺时乃充盈，至阴之气土充实，万物生化而成形，此时土运是太过，土气如烟见蒸腾，笼罩山丘大雨下，湿气用事燥气避。其化圆满其气丰，在其权力则为静，权力表现是周密，在其变动湿气积，在其性能为柔润，万物方有润泽时，在其变化暴雨骤，雷动山崩又溃堤，其在谷类是稷麻，其在畜类是牛犬，其在果类是枣李，其在颜色黄黑青，其在五味是咸酸，其在象征长夏中，其在经脉足太阴，还有足部阳明经，应于内脏为脾肾，其在虫类倮毛虫，在物人体与肌肉，植物果核类相同，病变腹中是胀满，举动不便四肢重，由于土运是太过，木气此时来报复，大风袭来很迅速，得病邪伤脾脏处。

十四来说坚成年，称为收引为其名。天高洁净气又爽，地气清静亦朗明，阳随隐气之权力，随隐权力而生化，阳明燥金气当权，万物成熟已到家，但是金运已太过，秋收气旺四布盛，长夏化气犹未尽，顺从收气来行令。其化提早来收成，其气削伐要知情，权力肃杀太严厉，表现尖利而刚颈，人体变动折伤烈，还有疮疡皮肤病，正常性能是散布，散布雾露与凉风，变化肃杀凋零象，其在谷类是稻黍，其在畜类是鸡马，其在果类是桃杏，其在颜色白青丹，化生五味苦辛酸，在其象征为秋天，人体经脉手太阴，还有手部阳明经，其在内脏肝与肺，其在虫类介羽虫，在物皮壳和筋络，若是此时有病变，气喘有声呼吸难。若逢火气司天年，若遇金运太为过，因火克金得其平，所以上徵正商同。金气此时被抑制，木气不受克制中，生气正常来行令，病变咳嗽会发生。若是金运太过年，剧变暴虐在人间，各种树木受影响，不能发荣现象现，草类脆弱皆焦头，继之火气来复原，犹如夏气来相救，又会流行炎热天，蔓草烧灼渐槁枯，邪伤肺脏为病变。

十五来说流衍年，称呼其名为封藏。天地严寒又阴凝，万物变化寒气掌，闭藏之气行权力，生长火气难发扬。其在化时为凛冽，其在气时则坚凝，其在权力为安静，表现灌注与流动，其在活动或漂浮，下泻或是灌溉中，或为外溢要知情，性能阴凝又惨淡，还有雾气与寒冷，气候冰雪与霜雹，其在谷类是豆稷，其在果类是栗枣，其在畜类是牛猪，颜色朱红黑与黄，化生五味咸甘苦，其在象征为冬天，在人经脉足少阴，还有足部太阳经，应于内脏心与肾，化生虫类鳞倮虫，在物汁液与肌肉，发生病变是胀肿。若逢水气来司天，水运更是太为过，二水相合火更衰，所以流衍上羽逢，生长火气难作用。若是水行为太过，土气来复化气动，大雨不时来下降，以致地气向上升，病变邪伤肾脏中。

以上讨论太过年，其所行使之权力，正常性能若失去，暴虐横施正其时，欺侮被我所胜者，有胜我者报复之，行使政令若平和，合乎正常之规律，即使所胜亦同化。此间道理已明晰。

黄帝问：天气不足于西北，北方为寒西方凉；地气不满于东南，南方为热东方温。是何原因再讲讲？

岐伯说：天气之中有阴阳，地势之中有高低，其中皆有太为过，亦有不及之差异。东南方向属于阳；此时阳气为有余，阳精自上向下降，南方为热东方温。西北方向属于阴；此时阴气为有余，阴精自下向上奉，北方为寒西方凉。地势自有高与低，气候自有温与凉，地势低时气温热，地势高时气寒凉。西北寒凉多胀病，东南温热多疮疡。下法胀病胀可消，汗法疮疡可复康。此为气候与地理，人体腠理同开闭，无非太过和不及。

黄帝道：天气寒热与地势，对人寿夭何关系？

岐伯说：若在阴精上承处，此时阳气最坚固，其人长寿要记住；若在阳精下降处，阳气发泄而衰薄，其人多夭要记住。

黄帝说：好。若是此时有病变，如何处理说清楚？

岐伯说：西北天气为寒冷，病多外寒与里热，此时应散是外寒，还要再凉其里热；东南天气为温热，阳气外泄生内寒，应敛外泄之阳气，还要温暖其内寒。此为同病来异治，同病治法又相异。气候寒凉多内热，寒凉药物来疗治，汤液浸法亦可以。气候温湿多内寒，温热药物来疗治，内部阳气加固时。治法气候要相同，使之平调才可能，相反情况须明辨，西北病有假热寒，东南病有假寒热，相反方法要记得。

黄帝道：好。有人地处同一州，生化寿夭各不同，请你说说其理由？

岐伯道：有人虽处同一州，地势高下有不同，生化寿夭各有异，此因地势所造成。地势高处阴气治，地势低处阳气治。阳盛气候为温热，生化先于四时成，阴盛气候为寒冷，生化后于四时成，此为地理之常规，生化迟早影响中。

黄帝道：寿夭分别可有无？

岐伯说：地势高处阴气治，所以其人能长寿；地势低处阳气泄，所以其人多夭折。高下相差程度异，若是相差程度小，寿夭差别亦较小，若是相差程度大，寿夭差别也较大，所以治病要先知，先知天道与地理，阴阳相胜人夭寿，气候先后生化时，然后可知人身体，内外形气病变时。

黄帝道：很对！岁中应病而不病，脏气应应而不应，应起作用不发生，是何道理请说明？

岐伯说：此因受天制约人，人身脏气皆顺从，顺从天气而造成。

黄帝道：请你详细来说明。

岐伯说：少阳相火思天年，火气下临于大地，肺脏之气上从天，燥金之气起用事，地上草木受灾害，正是火热烧灼时，金气变革被消耗，火气太过暑热行，人们病变如咳嗽，喷嚏鼻涕衄血中，鼻塞不利口疮见，还有寒热与浮肿；少阳司天厥阴泉，风气流行于大地，此时沙尘皆飞扬，发生病变心痛时，胸膈不通胃脘痛，变化急速人厥逆。

若是阳明司天年，燥气下临于大地，肝脏之气上从天，风木之气起用事，此时脾土受灾害，常见凄沧清冷气，草木被克而枯萎，病为胁痛与目赤，眩晕战栗又摇动，筋萎人身难久立。阳明司天少阴泉，暴热流行于大地，此时地气蒸暑热，阳气郁内发病时，小便亦是难正常，寒热往来如疟疾，甚至心痛要牢记。火气流行于冬令，冬令草木枯槁时，气候不寒而流水，流水不得来结冰，外见不藏是蛰虫。

若是太阳司天年，寒水之气临大地，心脏之气上从天，火热之气起用事，火气照耀来显明，肺金必然受伤时，寒冷之气时而现，寒气太过水成冰，火气被迫从天气，心热烦闷为疾病，咽喉干燥常口渴，鼻涕喷嚏响不停，易于悲哀常呵欠，热气妄走向上行，寒气报复于下面，寒霜不时下降中，寒复神气受伤害，善忘甚至人心痛；太阳司天太阴泉，土能制水君要知，水流丰盛土气润，寒水客气临三气，水湿相合从阴化，湿土之气临终气，万物寒湿因变化，发病水饮内蓄积，难以饮食腹胀满，此时皮肤为麻痹，肌肉不仁甚浮肿，筋脉不利背痛时。

若是厥阴司天年，风木之气临大地，脾脏之气上从天，湿土之气起用事，土气兴起而隆盛，水气必是受损时，土从木化受克制，功用亦为变容易，人若发病身体重，肌肉枯萎减饮食，此时口败无滋味，风气行于宇宙间，云气万物皆摇动，病为耳鸣与目眩，厥阴司天少阳泉，此时风火来相扇，所以火气正横行，地气变为暑热兼，大热消烁人津液，血水下流记心间，因为气候为温热，蛰虫不藏而常见，流水难以结成冰，发病急速要知全。

若是少阴司天年，火热之气临大地，肺脏之气上从天，燥金之气起用事，草木必然会受损，发病气喘呕吐时，寒热喷嚏与衄血，鼻塞不通流鼻涕，此时暑热会流行，甚发高热与疮疡，此时暑热如火焰，有如熔化金石状；少阴司天阳明泉，地气干燥而清净，寒凉之气时常至，病为叹息又胁痛，肃杀之气来行令，草木变化会发生。

若是太阴司天年，湿气下临于大地，肺脏之气上从天，寒水之气起用事，火气必然受损害，病为不爽在胸中，阳气大衰阴亦痿，难以振奋失作用，若是当土正旺时，则感腰臀有疼痛，厥逆或是难转动；太阴司天太阳泉，地气因凝而闭藏，此时大寒时已至，蛰虫很早亦伏藏，病为心下痞塞痛，寒气太过若来行，土地冻裂冰坚硬，病发是为少腹痛，饮食时常被妨害，水气上乘肺金中，此时寒水向外化，所以少腹会止痛，若是水气为增多，口味觉咸要记清，必使水气向外泄，方可减退要知情。

黄帝道：若是同在一年中，有些动物能繁殖，有些难以来生育，此为何气而造成？

岐伯说：六气五类动物间，相胜制约皆相关。若与五行相类同，生育能力就强盛，若与五行不相同，生育能力衰退中。此为自然之规律，生化常规君要明。厥阴风木逢司天，毛虫不损亦不育，若是友阴来司天，少阳相火在于泉，此时羽虫同其气，火能克金多生育，所以介虫生育难；厥阴——在于泉，此时毛虫同其气，木能克土多生育，所以倮虫受损耗，羽虫静而不生育。少阴君火逢司天，此时羽虫同其气，所以羽虫不生育，亦是不能耗损时，若是少阴来司天，阳明燥金在于泉，此时介虫同其气，金能克木多生育，所以毛虫生育难；若是少阴在于泉，此时羽虫同其气，火能克金多生育，介虫受损生育难。太阴湿土逢司天，此时倮虫同其气，倮虫不损亦不育；若是太阴来司天，太阳寒水在于泉，此时鳞虫同其气，水能克火多生育，羽虫受损生育难；若是太阴在于泉，此时倮虫同其气，土能克水多生育，鳞虫受损生育难。少阳相火来司天，此时羽虫同其气，羽虫不损亦不育，若是少阳来司天，厥阴风木在于泉，此时毛虫同其气，木能克土多生育，鳞虫受损生育难；若是少阳在于泉，此时羽虫同其气，火能克金多生育，此时介虫受损耗，毛虫静而生育难。阳明燥金逢司天，此时介虫同其气，介虫静而生育难，若是阳明来司天，少阴君火在于泉，此时羽虫同其气，火能克金多生育，介虫受损生育难；若是阳明在于泉，此时介虫同其气，金能克木多生育，此时毛虫受损耗，羽虫受损生育难。太阳寒水逢司天，此时鳞虫同天化，鳞虫静而生育难，若是太阳来司天，太阴湿土在于泉，此时倮虫同其气，倮虫生育就容易；若是太阳在于泉；此时鳞虫同其气，水能克火多生育，此时羽虫受损耗，倮虫静而生育难。六气所乘五运时，被克之年所应虫，更是不能来孕育。六气所主司天泉，各有制约之作用，岁运在中自甲合，秉承五行立其中，万物皆有所生化，在泉之气来制约，它来制约我所胜，司天之气来制约，制约岁气把我胜，司天之气制约色，在泉之气制约形，五类动物衰与盛，天地六气随不同，随之不同而相应。胎孕不育有分别，生化情况亦不同，运气常度要记清，称为中根为其名。中根外面之六气，施化亦是据五行，万物生化有五气，五味五色五类名，皆随五运与六气，各得其宜自在行。

黄帝道：是何道理请说明？

岐伯说：根在其中名神机，主宰生化之作用，神去生机能亦止停；根在其外名气立，若无六气在于外，生化随而断绝开。所以运各有制约，各有相胜各有生，还有则是各有成。因此说：若是不知当时年，岁运六气来临加，六气岁运有同异，就不足以谈生化。此间意思要明白。

黄帝道：万物受气而生化，因为气散而有形，因气敷布而蕃殖，气中变化便发生，此种情况为一致，虽然万物有不同。然而五谷之资生，生化有薄亦有厚，成熟有多又有少，开始结果亦不同，是何原因请说明？

岐伯说：在泉之气所控制，若无地气则不长，若无天气则不生。

黄帝又道：其中道理讲来听。

岐伯说：寒热燥湿为四气，气化作用各不同。少阳相火在于泉，寒毒之物生不能，由于火能克制金，辛物被克而不生，所主之味酸与苦，谷类属青和火红。阳明燥金在于泉，湿毒之物生不能，所主味为辛甘苦，味酸属生皆不生，谷类属素与火红。太阳寒水在于泉，热毒之物生不能，所主味为咸与淡，味苦之物皆不生，谷类土黄黑色明。厥阴风木在于泉，消毒之物生不能，所主味为酸与苦，甘味之物皆不生，谷类属青和色红；若是厥阴在于泉，则是少阳来司天，上阳下阴木火合，所以气化是为专，其味纯正要记全。少阴君火在于泉，寒毒之物生不能，所主味为辛甘苦，味辛之物皆不生，谷类属白与火红。太阴湿土在于泉，燥毒之物生不能，所主味为甘与咸，咸味热物皆不生，谷类土黄黑色明；若是太阴在于泉，此时土居于地位，所以气化为淳厚，此时足以来制水，所以咸味能内守，其气专精而生金，辛味得以来生化，湿土同治记在心。所以说：天泉之气若不及，若是不及病不足，补法当用顺其气，若因太过病有余，治疗时当逆其气，寒热盛衰据调治。所以说：上下内外从取治，致病原因探求之。能耐毒药体强者，味厚药物来给予，难耐毒药体弱者，味薄药物来给予。说的即是此道理。病气若是为相反，如病在上治其下；如病在下治其上；如病在中治四旁。治疗热病用寒药，温服方法记心上；治疗寒病用热药，凉服方法记心上；治疗温病用凉药，冷服方法记心上；清冷病治用温药，热服方法记心上。所以消法通积滞，所以削法攻坚积，吐法来治上部实，补法治虚泻治实，无论久病或新病，上述原则皆可用。

黄帝道：若是疾病在内里，不是为实亦不硬，有时聚来而有形，有时散去而无形，如何治疗请说明？

岐伯说：您问可是真仔细！此病若是无积滞，应从内脏去探求，若虚就来用补法，有邪驱邪记心头，然后饮食来调养，水渍方法调内外，疾病痊愈来得快。

黄帝道：毒药或是无毒药，是否服用有规则，请你详细来说明？

岐伯说：疾病有新还有久，处方有大又有小，药物有毒与无毒，服时规则岂能少。凡是用过大毒药，若是病去十分六，不可再服要知晓；凡是用过中毒药，若是病去十分七，不可再服要知晓；凡是用过小毒药，若是病去十分八，不可再服要知晓；即使用过无毒药，若是病去十分九，亦不再服要知晓。再用谷类与肉类，蔬菜果类来调养，邪去正复病痊愈，莫要用药太过度，以免正气受损伤伤。若是邪气去未尽，再用药时法如上。必须首先要知道，该年气候之情况，天人相应莫相抗。实证若补其实重，虚症若下其虚重，否则夭折人性命。误补可使邪更盛，误泄可损人正气，容易断送人性命！

黄帝道；时时遇见久病人，气机虽然已调好，未见身体来康复，病去形体依然弱，如何处理请明了？

岐伯说：您问可是真精细！天地气化要知晓，不可人力来代替，四时运行之规律，违反亦是不可以。若是经络已畅通，血气已经为和顺，若要恢复人正气，使与无异平常人，必须注意勤保养，协调阴阳记在心，耐心等待天利时，守护真气要谨慎，莫使真气被消耗，形体壮实来时近，生气可以被长养，圣王法度亦遵循。所以大要曾经说：莫以人力代天地，四时规律莫违逆，协调阴阳善调养，等待恢复人真气。说的即是此意思。

黄帝道：您可讲得真精细。

六元正纪大论

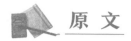 **原文**

黄帝问曰：六化六变，胜复淫治，甘苦辛咸酸淡先后，余知之矣。夫五运之化，或从五气，或逆天气，或从天气而逆地气，或从地气而逆天气，或相得，或不相得，余未能明其事。欲通天之纪，从地之理，和其运，调其化，使上下合德，无相夺伦，天地升降，不失其宜，五运宣行，勿乖其政，调之正味，从逆奈何？

岐伯稽首再拜对曰：昭乎哉问也，此天地之纲纪，变化之渊源，非圣帝孰能穷其至理欤！臣虽不敏，请陈其道，令终不灭，久而不易。

帝曰：愿夫子推而次之，从其类序，分其部主，别其宗司，昭其气数，明其正化，可得闻乎？

岐伯曰：先立其年，以明其气，金木水火土运行之数，寒暑燥湿风火临御之化，则天道可见，民气可调，阴阳卷舒，近而无惑，数之可数者，请遂言之。

帝曰：太阳之政奈何？

岐伯曰：辰戌之纪也。太阳、太角、太阴、壬辰、壬戌，其运风，其化鸣紊启拆，其变振拉摧拔，其病眩掉目瞑。太角初正、少徵、太宫、少商、太羽终，太阳、太徵、太阴、戊辰、戊戌同正徵，其运热，其化暄暑郁燠，其变炎烈沸腾，其病热郁。太徵、少宫、太商、少羽终、少角初，太阳、太宫、太阴、甲辰岁会同天符、甲戌岁会同天符，其运阴埃，其化柔润重泽，其变震惊飘骤，其病湿下重。太宫、少商、太羽终、太角初、少徵，太阳、太商、太阴、庚辰、庚戌，其运凉，其化雾露萧瑟，其变肃杀凋零，其病燥，背瞀胸满。太商、少羽终、少角正、太徵、少宫，太阳、太羽、太阴、丙辰天符、丙戌天符，其运寒，其化凝惨凓冽，其变冰雪霜雹，其病大寒留于溪谷。太羽终、太角初、少徵、太宫、少商。凡此太阳司天之政，气化运行先天，天气肃，地气静，寒临太虚，阳气不令，水土合德，上应辰星镇星。其谷玄黅，其政肃，其令徐。寒政大举，泽无阳焰，则火发待时。少阳中治，时雨乃涯，止极雨散，还于太阴，云朝北极，湿化乃布，泽流万物，寒敷于上，雷动于下，寒湿之气，持于气交。民病寒湿，发肌肉萎，足痿不收，濡泻血溢。初之气，地气迁，气乃大温，草乃早荣，民乃厉，温病乃作，身热头痛呕吐，肌腠疮疡。二之气，大凉反至，民乃惨，草乃遇寒，火气遂抑，民病气郁中满，寒乃始。三之气，天政布，寒气行，雨乃降。民病寒，反热中，痈疽注下，心热瞀闷，不治者死。四之气，风湿交争，风化为雨，乃长乃化乃成。民病大热少气，肌肉萎，足痿，注下赤白。五之气，阳复化，草乃长乃化乃成，民乃舒。终之气，地气正，湿令行，阴凝太虚，埃昏郊野，民乃惨凄，寒风以至，反者孕乃死。故岁宜苦以燥之温之，必折其郁气，先资其化源，抑其运气，扶其不胜，无使暴过而生其疾，食岁谷以全其真，避虚邪以安其正。适气同异，多少制之，同寒湿者燥热化，异寒湿者燥湿化，故同者多之，异者少之，用寒远寒，用凉远凉，用温远温，用热远热，食宜同法。有假者反常，反是者病，所谓时也。

帝曰：善。阳明之政奈何？

岐伯曰：卯酉之纪也。阳明、少角、少阴，清热胜复同，同正商。丁卯岁会丁酉，其运风清热。少角初正、太徵、少宫、太商、少羽终，阳明、少徵、少阴、寒雨胜复同，同正商。癸卯同岁会、癸酉同岁会，其运热寒雨。少徵、太宫、少商、太羽终、太角初，阳明、少宫、少阴，风凉胜复同。己卯、己酉，其运雨风凉。少宫、太商、少羽终、少角初、太徵，阳明、少商、少阴、热寒胜复同，同正商。乙卯天符，乙酉岁会，太一天符。其运凉热寒。少商、太羽终、太角初、少徵、太宫，阳明、少羽、少阴，雨风胜复同，同少宫。辛卯、辛酉，其运寒雨风。少羽终、少角初、太徵、少宫、太商。凡此阳明司天之政，气化运行后天，天气急，地气明，阳专其令，炎暑大行，物燥以坚，淳风乃治，风燥横运，流于气交，多阳少阴，云趋雨府，湿化乃敷。燥极而泽，其谷白丹，间谷命太者，其耗白甲品羽，金火合德，上应太白、荧惑。其政切，其令暴，蛰虫乃见，流水不冰，民病咳嗌塞，寒热发暴，振溧癃闷，清先而劲，毛虫乃死，热后而暴，介虫乃殃，其发躁，胜复之作，扰而大乱，清热之气，持于气交。初之气，地气迁，阴始凝，气始肃，水乃冰，寒雨化。其病中热胀，面目浮肿，善眠，鼽衄嚏欠呕，小便黄赤，甚则淋。二之气，阳乃布，民乃舒，物乃生荣。厉大至，民善暴死。三之气，天政布，凉乃行，燥热交合，燥极而泽，民病寒热。四之气，寒雨降。病暴仆，振栗谵妄，少气嗌干引饮，及为心痛、痈肿疮疡、疟寒之疾，骨痿血便。五之气，春令反行，草乃生荣，民气和。终之气，阳气布，候反温，蛰虫来见，流水不冰，民乃康平，其病温。故食岁谷以安其气，食间谷以去其邪，岁宜以咸以苦以辛，汗之清之散之，安其运气，无使受邪，折其郁气，资其化源。以寒热轻重少多其制，同热者多天化，同清者多地化，用凉远凉，用热远热，用寒远寒，用温远温，食宜同法。有假者反之，此其道也。反是者，乱天地之经，扰阴阳之纪也。

帝曰：善。少阳之政奈何？

岐伯曰：寅申之纪也。少阳、太角、厥阴、壬寅同天符、壬申同天符，其运风鼓，其化鸣紊启坼，其变振拉摧拔，其病掉眩支胁惊骇。太角初正、少徵、太宫、少商、太羽终，少阳、太徵、厥阴、戊寅天符、戊申天符，其运暑，其化暄嚣郁燠，其变炎烈沸腾，其病上热郁，血溢血泄心痛。太徵、少宫、太商、少羽终、少角初，少阳、太宫、厥阴、甲寅、甲申，其运阴雨，其化柔润重泽，其变震惊飘骤，其病体重胕肿痞饮。太宫、少商、太羽终、太角初、少徵、少阳、太商、厥阴、庚寅、庚申同正商。其运凉，其化雾露清切，其变肃杀凋零，其病肩背胸中。太商、少羽终、少角初、太徵、少宫、少阳、太羽、厥阴、丙寅、丙申，其运寒肃，其化凝惨凓冽，其变冰雪霜雹，其病寒浮肿。太羽终、太角初、少徵、太宫、少商，凡此少阳司天之政，气化运行先天，天气正，地气扰，风乃暴举，木偃沙飞，炎火乃流，阴行阳化，雨乃时应，火木同德，上应荧惑、岁星。其谷丹苍，其政严，其令扰。故风热参布，云物沸腾，太阴横流，寒乃时至，凉雨并起。民病寒中，外发疮疡，内为泄满。故圣人遇之，和而不争。往复之作，民病寒热疟泄，聋瞑呕吐，上怫肿色变。初之气，地气迁，风胜乃摇，寒乃去，候乃大温，草木早荣。寒来不杀，温病乃起，其病气怫于上，血溢目赤，咳逆头痛，血崩胁满，肤腠中疮。二之气，火反郁，白埃四起，云趋雨府，风不胜湿，雨乃零，民乃康。其病热郁于上，咳逆呕吐，疮发于中，胸嗌不利，头痛身热，昏愦脓疮。三之气，天政布，炎暑至，少阳临上，雨乃涯。民病热中，聋瞑血溢，脓疮咳呕，鼽衄渴嚏欠，喉痹目赤，善暴死。四之气，凉乃至，炎暑间化，白露降，民气和平，其病满身重。五之气，阳乃去，寒乃来，雨乃降，气门乃闭。刚木早凋，民避寒邪，君子周密。终之气，地气正，风乃至，万物反生，霿雾以行。其病关闭不禁，心痛，阳气不藏而咳。抑其运气，赞所不胜，必折其郁气，先取化源，暴过不生，苛疾不起。故岁宜咸辛宜酸，渗之泄之，渍之发之，观气寒温以调其过，同风热者多寒化，异风热者少寒化，用热远热，用温远温，用寒远寒，用凉远凉，食宜同法。此其道也。有假者反之，反是者病之阶也。

帝曰：善。太阴之政奈何？

岐伯曰：丑未之纪也。太阴、少角、太阳，清热胜复同，同正宫。丁丑、丁未其运风清热。少角初正、太徵、少宫、太商、少羽终、太阴、少徵、太阳，寒雨胜复同，癸丑、癸未，其运热寒雨。少徵、太宫、少商、太羽终、太角、太阴、少宫、太阳，风清胜复同。同正宫。己丑太一天符己未太一天符，其运雨风清。少宫、太商、少羽终、少角初、太徵、太阴、少商、太阳，热寒胜复同。乙丑、乙未，其运凉热寒。少商、太羽终、太角初、少徵、太宫、太阴、少羽、太阳，雨风胜复同，同正宫。辛丑同岁会辛未同岁会，其运寒雨风。少羽终、少角初、太徵、少宫、太商，凡此太阴司天之政，气化运行后天，阴专其政，阳气退辟，大风时起，天气下降，地气上腾，原野昏霧，白埃四起，云奔南极，寒雨数至，物成于差夏。民病寒湿，腹满身膹愤，胕肿痞逆，寒厥拘急。湿寒合德，黄黑埃昏，流行气交，上应镇星辰星。其政肃，其令寂，其谷黅玄。故阴凝于上，寒积于下，寒水胜火，则为冰雹，阳有不治，杀气乃行。故有余宜高，不及宜下，故余宜晚，不及宜早，土之利，气之化也，民气亦从之，间谷命其太也。初之气，地气迁，寒乃去，春气正，风乃来，生布万物以荣，民气条舒，风湿相薄，雨乃后。民病血溢，筋络拘强，关切不利，身重筋痿。二之气，大火正，物承化，民乃和，其病温厉大行，远近咸若，湿蒸相薄，雨乃时降。三之气，天政布，湿气降，地气腾，雨乃时降，寒乃随之。感于寒湿，则民病身重胕肿，胸腹满。四之气，畏火临，溽蒸化，地气腾，天气否隔，寒风晓暮，蒸热相薄，草木凝烟，湿化不流，则白露阴布，以成秋令。民病腠理热，血暴溢疟，心腹满热胪胀，甚则胕肿。五之气，惨令已行，寒露下，霜乃早降，草木黄落，寒气及体，君子周密，民病皮腠。终之气，寒大举，湿大化，霜乃积，阴乃凝，水坚冰，阳光不治。感于寒，则病人关节禁固，腰脽痛，寒湿推于气交而为疾也。必折其郁气，而取化源，益其岁气，无使邪胜，食岁谷以全其真，食间谷以保其精。故岁宜以苦燥之温之，甚者发之泄之。不发不泄，则湿气外溢，肉溃皮拆而水血交流。必? 其阳火，令御甚寒，从气异同，少多其判也，同寒者以热化，同湿者以燥化，异者少之，同者多之，用凉远凉，用寒远寒，用温远温，用热远热，食宜同法。假者反之，此其道也。反是者病也。

帝曰：善。少阴之政奈何？

岐伯曰：子午之纪也。少阴、太角、阳明、壬子、壬午，其运风鼓，其化鸣紊启拆，其变振拉摧拔，其病支满。太角初正、少徵、太宫、少商、太羽终、少阴、太徵、阳明、戊子天符、戊午太一天符，其运炎暑，其化暄曜郁燠，其变炎烈沸腾，其病上热血溢。太徵、少宫、太商、少羽终、少角初、少阴、太宫、阳明、甲子、甲午，其运阴雨，其化柔润时雨，其变震惊飘骤，其病中满身重。太宫、少商、太羽终、太角初、少徵、少阴、太商、阳明、庚子同天符，庚午同天符，同正商其运凉劲，其化雾露萧瑟，其变肃杀凋零，其病下清。太商、少羽终、少角初、太徵、少宫、少阴、太羽、阳明，丙子岁会丙午其运寒，其化凝惨溧冽，其变冰雪霜雹，其病寒下。太羽终、太角初、少徵、太宫、少商，凡此少阴司天之政，气化运行先天，地气肃，天气明，寒交暑，热加燥，云驰雨府，湿化乃行，时雨乃降，金火合德，上应荧惑太白。其政明，其令切，其谷丹白。水火寒热持于气交而为病始也，热病生于上，清病生于下，寒热凌犯而争于中，民病咳喘，血溢血泄鼽嚏，目赤眦疡，寒厥入胃，心痛腰痛，腹大嗌干肿上。初之气，地气迁，燥将去，寒乃始，蛰复藏，水乃冰，霜复降，风乃至，阳气郁，民反周密，关节禁固，腰脽痛，炎暑将起，中外疮疡。二之气，阳气布，风乃行，春气以正，万物应荣，寒气时至，民乃和。其病淋，目暝目赤，气郁于上而热。三之气，天政布，大火行，庶类番鲜，寒气时至。民病气厥心痛，寒热更作，咳喘目赤。四之气，溽暑至，大雨时行，寒热互至。民病寒热，嗌干黄瘅，鼽衄饮发。五之气，畏火临，暑反至，阳乃化，万物乃生乃长荣，民乃康，其病温。终之气，燥令行，余火内格，肿于上，咳喘，甚则血溢。寒气数举，则霿雾翳，病生皮腠，内舍于胁，下连少腹而作寒中，地将易也。必抑其运气，资其岁胜，折其郁发，无取化源，无使暴过而生其病也。食岁谷以全真气，食间谷以辟虚邪。岁宜咸以软之，而调其上，甚则以苦发之；以酸收之，而安其下，甚则以苦泄之。适气同异而多少之，同天气者以寒清化，同地气者以温热化，用热远热，用凉远凉，用温远温，用寒远寒，食宜同法。有假则反，此其道也，反是者病作矣。

帝曰：善。厥阴之政奈何？

岐伯曰：巳亥之纪也。厥阴、少角、少阳，清热胜复同，同正角。丁巳天府、丁亥天府，其运风清热。少角初正、太徵、少宫、太商、少羽终、厥阴、少徵、少阳，寒雨胜复同。癸巳同岁会、癸亥同岁会，其运热寒雨。少徵、太宫、少商、太羽终、太角初、厥阴、少宫、少阳，风清胜复同，同正角。己巳、己亥，其运雨风清。少宫、太商、少羽终、少角初、太徵、厥阴、少商、少阳，热寒胜复同，同正角。乙巳、乙亥，其运凉热寒。少商、太羽终、太角初、少徵、太宫、厥阴、少羽、少阳，雨风胜复同。辛巳、辛亥，其运寒雨风。少羽终、少角初、太徵、少宫、太商，凡此厥阴司天之政，气化运行后天，诸同正岁，气化运行同天，天气扰，地气正，风生高远，炎热从之，云趋雨府，湿化乃行，风火同德，上应岁星荧惑。其政挠，其令速，其谷苍丹，间谷言太者，其耗文角品羽。风燥火热，胜复更作，蛰虫来见，流水不冰，热病行于下，风病行于上，风燥胜复形于中。初之气，寒始肃，杀气方至，民病寒于右之下。二之气，寒不去，华雪水冰，杀气施化，霜乃降，名草上焦，寒雨数至，阳复化，民病热于中。三之气。天政布，风乃时举，民病泣出耳鸣掉眩。四之气，溽暑湿热相薄，争于左之上，民病黄瘅而为胕肿。五之气，燥湿更胜，沉阴乃布，寒气及体，风雨乃行。终之气，畏火司令，阳乃大化，蛰虫出见，流水不冰，地气大发，草乃生，人乃舒，其病温厉。必折其郁气，资其化源，赞其运气，无使邪胜。岁宜以辛调上，以咸调下，畏火之气，无妄犯之。用温远温，用热远热，用凉远凉，用寒远寒，食宜同法。有假反常，此之道也。反是者病。

帝曰：善。夫子之言可谓悉矣，然何以明其应乎？

岐伯曰：昭乎哉问也！夫六气者，行有次，止有位，故常以正月朔日平旦视之，者见其位而知其所在矣。运有余，其至先，运不及，其至后，此天之道，气之常也。运非有余非不足，是谓正岁，其至当其时也。

帝曰：胜复之气，其常在也，灾眚时至，候也奈何？

岐伯曰：非气化者，是谓灾也。

帝曰：天地之数，终始奈何？

岐伯曰：悉乎哉问也！是明道也。数之始，起于上而终于下，岁半之前，天气主之，岁半之后，地气主之，上下交互，气交主之，岁纪毕矣。故曰：位明气月可知乎，所谓气也。

帝曰：余司其事，则而行之，不合其数何也？

岐伯曰：气用有多少，化治有盛衰，衰盛多少，同其化也。

帝曰：愿闻同化何如？

岐伯曰：风温春化同，热曛昏火夏化同，胜与复同，燥清烟露秋化同，云雨昏暝埃长夏化同，寒气霜雪冰冬化同，此天地五运六气之化，更用盛衰之常也。

帝曰：五运行同天化者，命曰天符，余知之矣。愿闻同地化者何谓也？

岐伯曰：太过而同天化者三，不及而同天化者亦三，太过而同地化者三，不及而同地化者亦三，此凡二十四岁也。

帝曰：愿闻其所谓也。

岐伯曰：甲辰甲戌太宫下加太阴，壬寅壬申太角下加厥阴，庚子庚午太商下加阳明，如是者三。癸巳癸亥少徵下加少阳，辛丑辛未少羽下加太阳，癸卯癸酉少徵下加少阴，如是者三。戊子戊午太徵上临少阴，戊寅戊申太徵上临少阳，丙辰丙戌太羽上临太阳，如是者三，丁巳丁亥少角上临厥阴，乙卯乙酉少商上临阳明，己丑己未少宫上临太阴，如是者三。除此二十四岁，则不加不临也。

帝曰：加者何谓？

岐伯曰：太过而加同天符，不及而加同岁会也。

帝曰：临者何谓？

岐伯曰：太过不及，皆曰天符，而变行有多少，病形有微甚，生死有早晏耳。

帝曰：夫子言用寒远寒，用热远热，余未知其然也，愿闻何谓远？

岐伯曰：热无犯热，寒无犯寒，从者和，逆者病，不可不敬畏而远之，所谓时兴六位也。

帝曰：温凉何如？

岐伯曰：司气以热，用热无犯，司气以寒，用寒无犯，司气以凉，用凉无犯，司气以温，用温无犯，间气同其主无犯，异其主则小犯之，是谓四畏，必谨察之。

帝曰：善。其犯者何如？

岐伯曰：天气反时，则可依时，及胜其主则可犯，以平为期，而不可过，是谓邪气反胜者。故曰：无失天信，无逆气宜，无翼其胜，无？其复，是谓至治。

帝曰：善。五运气行主岁之纪，其有常数乎？

岐伯曰：臣请次之。甲子、甲午岁，上少阴火、中太宫土运、下阳明金、热化二，雨化五，燥化四，所谓正化日也。其化上咸寒，中苦热，下酸热，所谓药食宜也。乙丑、乙未岁，上太阴土、中少商金运、下太阳水，热化寒化胜复同，所谓邪气化日也。灾七宫。湿化五，清化四，寒化六，所谓正化日也。其化上苦热，中酸和，下甘热，所谓药食宜也。丙寅、丙申岁、上少阳相火、中太羽水运、下厥阴木、火化二，寒化六，风化三，所谓正化日也。其化上咸寒，中咸温，下辛温，所谓药食宜也。丁卯岁会、丁酉岁、上阳明金、中少角木运、下少阴火、清化热化复同，所谓邪气化日也。灾三宫。燥化九，风化三，热化七，所谓正化日也。其化上苦小温，中辛和，下咸寒，所谓药食宜也。戊辰、戊戌岁、上太阳水、中太徵火运，下太阴土，寒化六，热化七，湿化五，所谓正化日也。其化上苦温，中甘和，下甘温，所谓药食宜也。己巳、己亥岁、上厥阴木、中少宫土运、下少阳相火，风化清化胜复同，所谓邪气化日也。灾五宫。风化三，湿化五，火化七，所谓正化日也。其化上辛凉，中甘和，下咸寒，所谓药食宜也。庚午同天符、庚子岁同天符、上少阴火、中太商金运、下阳明金、热化七，清化九，燥化九，所谓正化日也。其化上咸寒，中辛温，下酸温，所谓药食宜也。辛未同岁会、辛丑岁同岁会、上太阴土、中少羽水运、下太阳水、雨化风化胜复同，所谓邪气化日也。灾一宫。雨化五，寒化一，所谓正化日也。其化上苦热，中苦和，下苦热，所谓药食宜

也。壬申同天符、壬寅岁同天符、上少阳相火、中太角木运、下厥阴木、火化二，风化八，所谓正化日也。其化上咸寒，中酸和，下辛凉，所谓药食宜也。癸酉同岁会、癸卯岁同岁会、上阳明金、中少徵火运、下少阴火、寒化雨化胜复同，所谓邪气化日也。灾九宫。燥化九，热化二，所谓正化日也。其化上苦小温，中咸温，下咸寒，所谓药食宜也。甲戌岁会同天符、甲辰岁岁会同天符、上太阳水、中太宫土运、下太阴土，寒化六，湿化五，正化日也。其化上苦热，中苦温，下苦温，药食宜也。乙亥、乙巳岁、上厥阴木，中少商金运，下少阳相火，热化寒化胜复同，邪气化日也。灾七宫。风化八，清化四，火化二，正化度也。其化上辛凉，中酸和，下咸寒，药食宜也。丙子岁会、丙午岁、上少阴火、中太羽水运、下阳明金，热化二，寒化六，清化四，正化度也。其化上咸寒，中咸热，下酸温，药食宜也。丁丑、丁未岁、上太阴土、中少角木运、下太阳水，清化热化胜复同，邪气化度也。灾三宫。雨化五，风化三，寒化一，正化度也。其化上苦温，中辛温，下甘热，药食宜也。戊寅、戊申岁天符、上少

阳相火、中太徵火运、下厥阴木，火化七，风化三，正化度也。其化上咸寒，中甘和，下辛凉，药食宜也。己卯、己酉岁、上阳明金、中少宫土运、下少阴火、风化清化胜复同，邪气化度也。灾五宫。清化九，雨化五，热化七，正化度也。其化上苦小温，中甘和，下咸寒，药食宜也。庚辰、庚戌岁、上太阳水、中太商金运、下太阴土、寒化一，清化九，雨化五，正化度也。其化上苦热，中辛温，下甘热，药食宜也。辛巳、辛亥岁、上厥阴木、中少羽水运、下少阳相火、雨化风化胜复同，邪气化度也。灾一宫。风化三，寒化一，火化七，正化度也。其化上辛凉，中苦和，下咸寒，药食宜也。壬午、壬子岁、上少阴火、中太角木运、下明阳金，热化二，风化八，清化四，正化度也。其化上咸寒，中酸凉，下酸温，药食宜也。癸未、癸丑岁、上太阴土、中少徵火运、下太阳水，寒化雨化胜复同，邪气化度也。灾九宫。雨化五，火化二，寒化一，正化度也。其化上苦温，中咸温，下甘热，药食宜也。甲申、甲寅岁、上少阳相火、中太宫土运、下厥阴木，火化二，雨化五，风化八，正化度也。其化上咸寒，中咸和，下辛凉，药食宜也。乙酉太一天符、乙卯岁天符，上阳明金、中少商金运、下少阴火，热化寒化胜复同，邪气化度也。灾七宫。燥化四，清化四，热化二，正化度也。其化上苦小温，中苦和，下咸寒，药食宜也。丙戌天符、丙辰岁天符，上太阳水、中太羽水运、下太阴土，寒化六，雨化五，正化度也。其化上苦热，中咸温，下甘热，药食宜也。丁亥天符、丁巳岁天符，上厥阴木、中少角木运、下少阳相，火清化热化胜复同，邪气化度也。灾三宫。风化三，火化七，正化度也。其化上辛凉，中辛和，下咸寒，药食宜也。戊子天符、戊午岁太一天符、上少阴火、中太徵火运、下阳明金，热化七，清化九，正化度也。其化上咸寒，中甘寒，下酸温，药食宜也。己丑太一天符、己未岁太一天符，上太阴土、中少宫土运、下太阳水，风化清化胜复同，邪气化度也。灾五宫。雨化五，寒化一，正化度也。其化上苦热，中甘和，下甘热，药食宜也。庚寅、庚申岁，上少阳相火、中太商金运、下厥阴木，火化七，清化九，风化三，正化度也。其化上咸寒，中辛温，下辛凉，药食宜也。辛卯、辛酉岁，上阳明金、中少羽水运、下少阴火，雨化风化胜复同，邪气化度也。灾一宫。清化九，寒化一，热化七，正化度也。其化上苦小温，中苦和，下咸寒，药食宜也。壬辰、壬戌岁，上太阳水、中太角木运、下太阴土，寒化六，风化八，雨化五，正化度也。其化上苦温，中酸和，下甘温，药食宜也。癸巳同岁会、癸亥同岁会，上厥阴木、中少徵火运、下少阳相火，寒化雨化胜复同，邪气化度也。灾九宫。风化八，火化二，正化度也。其化上辛凉，中咸和，下咸寒，药食宜也。凡此定期之纪，胜复正化，皆有常数，不可不察。故知其要者，一言而终，不知其要，流散无穷，此之谓也。

帝曰：善。五运之气，亦复岁乎？

岐伯曰：郁极乃发，待时而作也。

帝曰：请问其所谓也？

岐伯曰：五常之气，太过不及，其发异也。

帝曰：愿卒闻之。

岐伯曰：太过者暴，不及者徐，暴者为病甚，徐者为病持。

帝曰：太过不及，其数何如？

岐伯曰：太过者其数成，不及者其数生，土常以生也。

帝曰：其发也何如？

岐伯曰：土郁之发，岩谷震惊，雷殷气交，埃昏黄黑，化为白气，飘骤高深，击石飞空，洪水乃从，川流漫衍，田牧土驹。化气乃敷，善为时雨，始生始长，始化始成。故民病心腹胀，肠鸣而为数后，甚则心痛胁䐜，呕吐霍乱，饮发注下，胕肿身重。云奔雨府，霞拥朝阳，山泽埃昏，其乃发也。以其四气。云横天山，浮游生灭，怫之先兆。金郁之发，天洁地明，风清气切，大凉乃举，草树浮烟，燥气以行，霜雾数起，杀气来至，草木苍干，金乃有声。故民病咳逆，心胁满引少腹，善暴痛，不可反侧，嗌干面尘色恶。山泽焦枯，土凝霜卤，怫乃发也，其气五。夜零白露，森莽声凄，怫之兆也。水郁之发，阳气乃辟，阴气暴举，大寒乃至，川泽严凝，寒雾结为霜雪，甚则黄黑昏翳，流行气交，乃为霜杀，水乃见祥。故民病寒客心痛，腰脽痛，大关节不利，屈伸不便，善厥逆，痞坚腹满。阳光不治，空积沉阴，白埃昏暝，而乃发也，其气二火前后。太虚深玄，气犹麻散，微见而隐，色黑微黄，怫之先兆也。木郁之发，太虚埃昏，云物以扰，大风乃至，屋发折木，木有变。故民病胃脘当心而痛，上支两胁，膈咽不通，食饮不下，甚则耳鸣眩转，目不识人，善暴僵仆。太虚苍埃，天山一色，或气浊色，黄黑郁若，横云不起雨，而乃发也，其气无常。长川草偃，柔叶呈阴，松吟高山，虎啸岩岫，怫之先兆也。火郁之发，太虚肿〔据下文"火发而曛昧"及上文"热曛昏火夏化同"，当作"曛"。《五运行大论》南方生热王注作"昏"〕翳，大明不彰，炎火行，大暑至，山泽燔燎，材木流津，广厦腾烟，土浮霜卤，止水乃减，蔓草焦黄，风行惑言，湿化乃后。故民病少气，疮疡痈肿，胁腹胸背，面首四肢，䐜愤胕胀，疡痱呕逆，瘛疭骨痛，节乃有动，注下温疟，腹中暴痛，血溢流注，精液乃少，目赤心热，甚则瞀闷懊侬，善暴死。刻终大温，汗濡玄府，其乃发也，其气四。动复则静，阳极反阴，湿令乃化乃成。华发水凝，山川冰雪，焰阳午泽，怫之先兆也。有怫之应而后报也，皆观其极而乃发也，木发无时，水随火也。谨候其时，病可与期，失时反岁，五气不行，生化收藏，政无恒也。

帝曰：水发而雹雪，土发而飘骤，木发而毁折，金发而清明，火发而曛昧，何气使然？

岐伯曰：气有多少，发有微甚，微者当其气，甚者兼其下，徵其下气而见可知也。

帝曰：善。五气之发，不当位者何也？

岐伯曰：命其差。

帝曰：差有数乎？

岐伯曰：后皆三十度而有奇也。

帝曰：气至而先后者何？

岐伯曰：运太过则其至先，运不及则其至后，此候之常也。

帝曰：当时而至者何也？

岐伯曰：非太过非不及，则至当时，非是者眚也。

帝曰：善。气有非时而化者何也？

岐伯曰：太过者当其时，不及者归其己胜也。

帝曰：四时之气，至有早晏高下左右，其候何如？

岐伯曰：行有逆顺，至有迟速，故太过者化先天，不及者化后天。

帝曰：愿闻其行何谓也？

岐伯曰：春气西行，夏气北行，秋气东行，冬气南行。故春气始于下，秋气始于上，夏气始于中，冬气始于标。春气始于左，秋气始于右，冬气始于后，夏气始于前。此四时正化之常。故至高之地，冬气常在，至下之地，春气常在，必谨察之。

帝曰：善。

黄帝问曰：五运六气之应见，六化之正，六变之纪何如？

岐伯对曰：夫六气正纪，有化有变，有胜有复，有用有病，不同其候，帝欲何乎？

帝曰：愿尽闻之。

岐伯曰：请遂言之。夫气之所至也，厥阴所至为和平，少阴所至为暄，太阴所至为埃溽，少阳所至为炎暑，阳明所至为清劲，太阳所至为寒雾，时化之常也。厥阴所至为风府，为璺启；少阴所至为火府，为舒荣；太阴所至为雨府，为员盈；少阳所至为热府，为行出；阳明所至为司杀府，为庚苍；太阳所致寒府，为归藏，司化之常也。厥阴所致为生，为风摇；少阴所至为荣，为形见；太阴所至为化，为云雨；少阳所至为长，为蕃鲜；阳明所至为收，为雾露；太阳所至为藏，为周密，气化之常也。厥阴所至为风生，终为肃；少阴所至为热生，中为寒；太阴所至为湿生，终为注雨；少阳所至为火生，终为蒸溽；阳明所至为燥生，终为凉；太阳所至为寒生，中为温。德化之常也。厥阴所为毛化，少阴所至为羽化，太阴所至为倮化，少阳所至为羽化，阳明所至为介化，太阳所至为鳞化，德化之常也。厥阴所至为生化，少阴所至为荣化，太阴所至为濡化，少阳所至为茂化，阳明所至为坚化，太阳所至为藏化，布政之常也。厥阴所至为飘怒大凉，少阴所至为大暄寒，太阴所至为雷霆骤注烈风，少阳所至为飘风燔燎霜凝，阳明所至为散落温，太阳所至为寒雪冰雹白埃，气变之常也。厥阴所至为挠动为迎随，少阴所至为高明焰为曛，太阴所至为沉阴为白埃为晦暝，少阳所至为光显为彤云为曛，阳明所至为烟埃为霜为劲切为凄鸣，太阳所至为刚固为坚芒为立，令行之常也。厥阴所至为里急，少阴所至为疡胗身热，太阴所至为积饮否隔，少阳所至为嚏呕为疮疡，阳明所至为浮虚，太阳所至为屈伸不利，病之常也。厥阴所至为支痛，少阴所至为惊惑、恶寒战栗、谵妄，太阴所至为稸满，少阳所至为惊躁、瞀昧、暴病，阳明所至为鼽，尻阴股膝髀腨胻足病，太阳所至为腰痛，病之常也。厥阴所至为软戾，少阴所至为悲妄、衄蔑，太阴所至为中满、霍乱吐下，少阳所至为喉痹、耳鸣、呕涌，阳明所至为皴揭，太阳所至为寝汗、痉，病之常也。厥阴所至为胁痛呕泄，少阴所至为语笑，太阴所至为重、胕肿，少阳所至为暴注、瞤瘛暴死，阳明所至为鼽嚏，太阳所至为流泄禁止，病之常也。凡此十二变者，报德以德，报化以化，报政以政，报令以令，气高则高，气下则下，气后则后，气前则前，气中则中，气外则外，位之常也。故风胜则动，热胜则肿，燥胜则干，寒胜则浮，湿胜则濡泄，甚则水闭胕肿，随气所在，以言其变耳。

帝曰：愿闻其用也。

岐伯曰：夫六气之用，各归不胜而为化，故太阴雨化，施于太阳；太阳寒化，施于少阴；少阴热化，施于阳明；阳明燥化，施于厥阴；厥阴风化，施于太阴。各命其所在以徵之也。

帝曰：自得其位何如？

岐伯曰：自得其位，常化也。

帝曰：愿闻所在也。

岐伯曰：命其位而方月可知也。

帝曰：六位之气盈虚何如？

岐伯曰：太少异也，太者之至徐而常，少者暴而亡。

帝曰：天地之气，盈虚何如？

岐伯曰：天气不足，地气随之，地气不足，天气从之，运居其中而常先也。恶所不胜，归所同和，随运归从而生其病也。故上胜则天气降而下，下胜则地气迁而上，多少而差其分，微者下差，甚者大差，甚则位易气交易，则大变生而病作矣。《大要》曰：甚纪五分，微纪七分，其差可见。此之谓也。

帝曰：善。论言热无犯热，寒无犯寒。余欲不远寒，不远热奈何？

岐伯曰：悉乎哉问也！发表不远热，攻里不远寒。

帝曰：不发不攻而犯寒犯热何如？

岐伯曰：寒热内贼，其病益甚。

帝曰：愿闻无病者何如？

岐伯曰：无者生之，有者甚之。

帝曰：生者何如？

岐伯曰：不远热则热至，不远寒则寒至，寒至则坚否腹满，痛急下利之病生矣，热至则身热，吐下霍乱，痈疽疮疡，瞀郁注下，䐜瘈肿胀，呕鼽衄头痛，骨节变肉痛，血溢血泄，淋閟之病生矣。

帝曰：治之奈何？

岐伯曰：时必顺之，犯者治以胜也。

黄帝问曰：妇人重身，毒之何如？

岐伯曰：有故无殒，亦无殒也。

帝曰：愿闻其故何谓也？

岐伯曰：大积大聚，其可犯也，衰其太半而止，过者死。

帝曰：善。郁之甚者治之奈何？

岐伯曰：木郁达之，火郁发之，土郁夺之，金郁泄之，水郁折之，然调其气，过者折之，以其畏也，所谓泻之。

帝曰：假者何如？

岐伯曰：有假其气，则无禁也。所谓主气不足，客气胜也。

帝曰：至哉圣人之道！天地大化运行之节，临御之纪，阴阳之政，寒暑之令，非夫子孰能通之！请藏之灵兰之室，署曰《六元正纪》，非斋戒不敢示，慎传也。

诗青译文

黄帝问道：六气生化与变化，还有淫气而致病，甘苦酸辛咸与淡，化生先后我已明。还有五运之气化，司天之气相顺时，司天之气相逆时，有时相顺司天气，但是相逆在泉气，有时相顺在泉气，但是相逆司天气，中运司天气相生，中运司天气相制。我还不明其道理，想知司天气规律，想知在泉气道理，调和五运之气化，相互协调使上下，不要相互有损伤，不破天地升与降，可使五运之运转，莫违职能使正常。运用五味调逆顺，若要进行该怎样？

岐伯叩头连续跪拜两次回答说：您问可是真清楚！天地变化之纲领，运气变化之本源，假若不是为圣帝，穷尽至理又何然？虽然不是太敏感，其中道理我谈谈，使它永远不灭绝，长期向好而不变。

黄帝问道：请你进步来推演，使它更加有条理，天干地支和次序，六气司天在泉位，分出每年主岁气，还有每年各步气，明确司天与中运，所属气数及正化，能否进步谈一谈？

岐伯回答说：一年干支先确立，用以明确主岁气，还有五行运行数，主从变化之六气，规律体现较清楚，按此规律调气机，如此阴阳之消长，浅近易知而不迷，气运之数可推算，请让我来说详细！

黄帝问道：太阳司天之年份，运气情况怎么样？

岐伯回答说：太阳司天辰戌年。太阳寒水司于天，太阴湿土在于泉，中运太过为木运，便是壬辰壬戌年。

须知木运是主风，正常气化为风鸣，还有物体开拆中；异常暴风与振撼，拔掉树木折枝断；其病头晕与目眩，视物不明人振颤。由于木运来主岁，所以主客运相同，须知初运为太角，须知二运为少徵，须知三运为太宫，须知四运为少商，须知太羽为运终。

太阳寒水司于天，太阴湿土在于泉，中运太过为火运，便是戊辰戊戌年，是与正徵相同间。

须知火运为主热，两年虽是火运过，司天寒水有制约，火热之气重不多，正常气化气候温，或是熏蒸有暑热，异常变化暑沸腾，其中病变为郁热。

太过火运来主岁，所以客运要记清，须知初运为太徵，须知二运为少宫，须知三运为太商，须知四运为少羽，须知太角为运终；

太过火运来主岁，所以主运要记清，须知初运为少角，须知二运为太徵，须知三运为少宫，须知四运为太商，须知少羽为运终。

太阳寒水司于天，太阴湿土在于泉，中运太过为土运，便是甲辰甲戌年，两年既是为"岁会"，同天符又记心间。

须知土运来主湿，正常气化润柔和，异常变化风雷震，暴雨骤临立成河，病变下部湿重多。

太过土运来主岁，所以客运要记清，须知初运为太宫，须知二运少商中，须知三运为太羽，须知四运少角行，须知终运为太徵；

太过土运来主岁，所以主运要记清，须知初运为太角，须知二运为少徵，须知三运为太宫，须知四运少商中，须知太羽为运终。

太阳寒水司于天，太阴湿土在于泉，中运太过为金运，便是庚辰庚戌年，金运清凉主燥烦。

正常气化散雾露，秋风萧瑟要记住，异常变化金气杀，草木凋零光秃秃，胸背满闷病燥枯。太过金运来主岁，所以客运要记清，须知初运为太商，须知二运为少羽，须知三运为太角，须知四运为少徵，须知太宫为运终；太过金运来主岁，所以主运要记清，须知初运为少角，须知二运为太徵，须知三运为少宫，须知四运为太商，须知少羽为运终。

太阳寒水司于天，太阴湿土在于泉，中运太过为水运，便是丙辰丙戌年，两年均为天符年。其运寒冷主水间，

正常气化寒气凛，万物凄惨敛冷凝，异常变化雹霜雪，病变严寒有滞留，滞留肌肉缝隙中。太过水运来主岁，所以客运要记清，须知初运为太羽，须知二运为少角，须知三运为太徵，须知四运为少宫，须知太

商为运终。太过水运来主岁，所以主运要记清，

须知初运为太角，须知二运为少征，须知三运为太宫，须知四运为少商，须知太羽为运终。

太阳寒水司于天，此时已是辰戌年，其气已经是太过，六气气化何五运，运行而至天时先。天气清肃地气静，寒气满布在太空，正常作用阳气失，寒水湿土合主事，辰星镇星与相应，生长谷物多黑黄，它的作用为缓慢，严肃是为其征象，

此时大兴寒冷气，阳热火焰无升起，火气待发等时机。若到少阳主令时，应时雨水而不下，到达极点云雨散，太阴当令又回家，

云向北部来移动，土湿之气化布达，雨水润泽益万物，少阴雷火动于下，寒气此时布于上，寒湿相持气交夹。

此时多患寒湿病，肌肉萎缩发展中，双脚痿弱难收持，水泻失血等病证。

辰戌纪年若相逢，下面客气要记清，

初气少阳为相火，此时地气迁移中，气候已是极温暖，草木提前变繁荣。容易感受疫疠气，温热疾病会流行，身体发热和呕吐，肌肤疮疡与头痛。

二气阳明燥金令，大凉之气来临行，人们感觉很凄惨，草木寒凉侵袭中，火热寒凉被遏郁，易患气郁要了明，还有腹部是胀满，寒气就此而形成。

三气司天之太阳，太阳寒水来当令，寒气流行雨水降。人们易患外寒证，体内郁热有下痢，心中烦热现疽痛，甚至神昏与抽搐，不疗开起死亡行。

四气厥阴风木令，太阴湿土在于泉，风湿交争气交中，主司是在下半年，风湿化作为雨水，万物长养变熟间。容易高热和气少，肌肉萎缩足不前，下痢红白液体粘。

五气少阴君火令，阳气重新起作用，少阴君火与在泉，太阴湿土合化中，草木开始又生长，变化渐渐有收成。感觉舒畅而无病。

终气在泉之太阴，太阴湿土来当令，地气作用正发挥，湿气开始有流行，阴气天空凝而聚，尘埃昏蒙郊野中，人觉凄惨而不乐，此时来临是寒风，妇人虽然能怀孕，但是多数会胎损。

病人在被治疗时，若想减轻被郁气，首先资助生化源，抑制太过之

运气，扶助不胜之脏气。

莫让气运为太过，从而产生有疾病，食用岁气相合色，青色黄色谷物等，从而保全人真气，避开致病之邪气，安定人体之正气，本年之内多用苦，苦味药来能燥湿，甘温药来能温里。

气运所主气异同，多少原则来确定，若是气运为寒湿，燥热药用化寒湿，若是寒湿为不同，燥湿药物治疗行。

气运同用燥热药，气运异用燥湿药。寒凉药物若用时，避开寒气主令时，凉性药物若用时，避开凉气主令时，温性药物若用时，避开温气主令时，热性药物若用时，避开热气主令时。饮食亦遵此原则。气候若是有反常，不必拘泥此原则。但若不遵此规则，产生疾病机会多，必须依照四时气，具体情况来定夺。

黄帝说：很好！阳明司天之年份，运气情况是怎样？岐伯回答说：阳明司天卯酉年。阳明燥金司于天，少阴君火在于泉，中运不及为木运，便是丁卯丁酉年，两年相胜之清气，来复热气与相同，上商正商与相同。此时其运是为风，相胜之气为清气，此时复气为热气。不及木运来主岁，客运主运两相同，须知初运为少角，须知二运为太征，须知三运为少宫，须知四运为太商，须知少羽为运终。

阳明燥金司于天，少阴君火在于泉，中运不及为火运，便是癸卯癸酉年，两年相胜之寒气，来复雨气土相同，亦是正商与相同。此时其运为热气，相胜之气为寒气，此时复气为雨气。

不及火运来主岁，所以客运要记清，须知初运为少征，须知二运为太宫，须知三运为少商，须知四运为太羽，须知少角为运终。不及火运来主岁，所以主运要记清，须知初运为少商，须知二运为少征，须知三运为太宫，须知四运为太角，须知太羽为运终。

阳明燥金司于天，少阴君火在于泉，中运不及为土运，便是巳卯巳酉年，两年相胜之风气，来复凉气与相同。此时其运为雨气，相胜之气为风气，此时复气为凉。不及土运来主岁，所以客运要记清，须知初运为少宫，须知二运为太商，须知三运为少羽，须知四运为太角，须知少征为运终。不及土运来主岁，所以主运要记清，须知初运为少角，须知二运为太征，须知三运为少宫，须知四运为太商，须知少羽为运终。阳明燥金司于天，少阴君火在于泉，

中运不及为金运，便是乙卯乙酉年，乙卯年是为天符，乙酉年既是

337

岁会，又是太一为天符。两年相胜之热气，来复寒气与相同，此时正商亦相同。此时其运为凉气，相胜之气为热气，来复之气为寒气。

不及金运来主岁，所以客运要记清，须知初运为少商，须知二运为太羽，须知三运为少角，须知四运为太徵，须知少宫为运终。

不及金运来主岁，所以主运要记清，须知初运为太角，须知二运为少徵，须知三运为太宫，须知四运为少商，须知太羽为运终。

阳明燥金司于天，少阴君火在于泉，中运不及为水运，便是辛卯辛酉年，两年相胜之雨气，来复风气与相同，辛卯年与少宫同。此时其运为寒气，相胜之气为雨气，来复之气为风气。不及水运来主岁，所以客运要记清，须知初运为少羽，须知二运为太角，须知三运为少徵，须知四运为太宫，须知少商为运终。不及水运来主岁，所以主运要记清，须知初运为少角，须知二运为太徵，须知三运为少宫，须知四运为太商，须知少羽为运终。

阳明燥金司于天，若是凡是卯酉年，此时其气有不及，六气气化与五运，运行均晚天时至。天气劲急地气清，阳气独擅其事行，流行炎热与酷暑，万物干燥且坚硬，只有和淳风来到，燥热缓和才可能。风燥之气逆岁运，流行在于气交中，阳气为多阴气少。

云气趋向于南极，土湿之气化敷布，干燥达到是极点，于是转而润泽出。相应谷类白红色，运化不及则谷类过盛间气而成熟。白色甲虫和羽虫，皆受损伤要知情，金火协同来作用，太白荧星与相应。它之征象是急切，猝暴是为其作用。蛰藏虫类会出现，流水不能结成冰。咽喉阻塞多咳嗽，恶寒发热急暴中，振栗小便而不通。

司天若是上半年，阳明燥金来主令，清凉之气先来劲，多数死亡是毛虫。司天若是下半年，在泉君火来主令，此时急暴而且热，受灾殃及是介虫。胜气复气发急暴，正常气候被乱扰，清凉之气与热气，相持在于是气交。

卯酉纪年若来到，所以客气要知晓，

初气太阴与湿土，地气迁移阴始凝，天气开始有肃杀，水结为冰寒雨生，多患腹中热胀满，喜睡面目有浮肿，鼻血喷嚏打呵欠，呕吐小便黄赤中，甚至淋沥而疼痛。

二气少阳相火令，阳气布达心舒通，万物生长是繁荣，突然死亡疫流行。三气阳明燥金令，清凉之气会运行，燥热二气相交合，燥气到达为极点，湿气到来润泽中。人们多患寒热病。

四气太阳寒水令，寒雨时降记在胸，突然仆倒与颤抖，少气胡言乱语中，咽喉干燥渴欲饮，疮疡寒疟与心痛，骨软便血与痈肿。五气厥阴风木令，秋季反现春季中，人们气机能调和，草木生长是繁荣。

终气少阴君火令，阳气此时为布达，气候温和而适中，蛰虫不能被潜藏，流水不能结成冰。人们安康与泰平，只是易患为温病。白红谷物应常吃，人之正气才安定，间气相应谷应吃，驱除邪气才能行，在用药物治疗时，咸苦辛药来应用，

汗法清法和散法，以便安扶其运气，不使受到邪气袭，以便折损郁结气，资助生化之源气。

寒热轻重少与多，确定制方之原则，若是运气同为热，清凉之品治疗多，若是运气同寒凉，温热之品治疗多。凉性药物若用时，避开凉气主令时；热性药物若用时，避开热气主令时；寒性药物若用时，避开寒气主令时；温性药物若用时，避开温气主令时，饮食亦遵此原则。气候若是有反常，不必拘泥此原则。但若不遵此规则，产生疾病机会多，必须依照四时气，具体情况来定夺。

黄帝说：很好！少阳司天之年份，运气情况是怎样？

岐伯回答说：少阳司天寅申年。少阳相火司于天，厥阴风木在于泉，

中运太过为木运，便是壬寅壬申年。其运风气为鼓动，正常风鸣与紊乱，物体开拆始其间；异常暴风有振撼，拔树折木树枝断；病变振颤与动摇，惊恐头目有眩晕，胁肋支撑在其间。

太过木运来主岁，客运主运是相同，须知初运为太角，须知二运为少征，须知三运为太宫，须知四运为少商，须知太羽为运终-。

少阳相火司于天，厥阴风木在于泉，中运太过为火运，便是戊寅戊申年，两年均是为天符。此时其运为热暑，正常火盛有热郁，异常沸腾因炎暑，病变热郁为在上，血泄心痛血溢出。太过火运来主岁，所以客运要记清，须知初运为太征，须知二运为少宫，须知三运为太商，须知四运为少羽，须知太角为运终。太过火运来主岁，所以主运要记清，

须知初运为少角，须知二运为太征，须知三运为少宫，须知四运为太商，须知少羽为运终。少阳相火司于天，厥阴风木在于泉，

中运太过为土运，便是甲寅甲申年。此时其运为阴雨，正常柔和润泽间，异常风雷为震惊，暴雨骤临顿时现，病变身体沉与重，浮肿水饮

和痞满。

太过土运来主岁，所以客运要记清，

须知初运为太宫，须知二运为少商，须知三运为太羽，须知四运为少角，须知太征为运终。

太过土运来主岁，所以主运要记清，须知初运为太角，须知二运为少征，须知三运为太宫，须知四运为少商，须知太羽为运终。

少阳相火司于天，厥阴风木在于泉，中运太过为金运，便是庚寅庚申年，正商相同记心间。正常布散有雾露，秋风萧瑟要记住，异常金气有肃杀，草木凋零光秃秃，病变肩背和胸部。

太过金运来主岁，所以客运要记清，须知初运为太商，须知二运为少羽，须知三运为太角，须知四运为少征，须知太宫为运终。

太过金运来主岁，所以主运要记清，须知初运为少角，须知二运为太征，须知三运为少宫，须知四运为太商，须知少羽为运终。

少阳相火司于天，厥阴风木在于泉，中运太过为水运，便是丙寅丙申年。此时其运为寒冷，正常寒气为冽凛，万物凄惨收敛凝，异常冰雹兼霜雪，病变寒证与浮肿。

太过水运来主岁，所以客运要记清，须知初运为太羽，须知二运为少角，须知三运为太征，须知四运为少宫，须知太商为运终。

太过水运来主岁，所以主运要记清，须知初运为太角，须知二运为少征，须知三运为太宫，须知四运为少商，须知太羽为运终。

少阳相火司于天，若是凡是寅申年，此时其气为太过，六气气化与五运，运行均先于天时。天地之正得当时，

厥阴风木在于泉，大风突起地气动，飞砂走石草木倒，火热之气正流行，阴气运行阳施化，雨应时来木火生，发挥作用为协调，荧惑岁星与相应。

谷物多为青红色，严厉是为其象征，它之作用是扰动，风热之气布达中，此时云飞雾又腾，太阴湿土为逆行，逆行是在气交中，寒气时常有降临，寒凉雨气降落中。此时病多内寒证，体外疮疡常发生，内有泄泻常胀满，明达之人若遇到，主动调和以适应，寒热之气复发生，常患寒热与疟疾，泄泻耳聋看不清，呕吐颜色已改变，上部郁滞与胀肿。

寅申纪年若遇到，所以客气要明了，初气少阴君火令，地气迁移风气胜，草木摇动而不宁，寒气消散气候暖，草木提前就繁荣，既使寒潮

又来到，很难损伤其姿容。此时常发温热病，上部气郁兼出血，咳嗽气逆与头痛，胁肋胀满与目赤，肌肤生疮和血崩。

二气太阴湿土令，主气君火湿土郁，白色尘埃四处起，云气趋向在南极，风气难胜湿土气，细雨零落而来至，此时人们为安康，热气郁结在于上。咳嗽气逆与呕吐，咽喉不利胸生疮，身体发热与头痛，或是神昏有脓疮。

三气少阳相火合，此间正是暑热时，主客之气均是为，少阳相火来主事，雨水亦是不降时。人们易患里热证，耳聋出血目不明，肌肤脓疮与咳嗽，呕吐鼻血口渴中，目赤喷嚏和呵欠，喉中痹阻人易终。

四气阳明燥金令，此时凉气初来临，时有暑热气相间，白露下降记在心。人们平安无事扰，腹满身重病来勤。

五气太阳寒水令，寒气降临阳气散，此时汗孔皆收闭，树木凋零野外边。人们纷纷避寒气，富人居于密室间。

终气厥阴风木令，地气此时居位正，风气来临万物生，雾气开始为流行。人们易患应关闭，反难禁止之病证，阳气不藏有咳嗽，还有病人心里痛。抑制太过之运气，资助人体不及气，郁结之气要折损，扶助生化之源气，运气太过难发生，各类疾病难形成。

本年适宜何味药，咸辛酸味来治疗，应用浴渍与渗泄，还有发散效果好，气有寒温看情况，以免调治太过了。

中运岁气风热同，此时多用寒凉药，中运岁气风热异，此时少用寒凉药。若是要用热性药，避开热气主令时；若是要用温性药，避开温气主令时；若是要用寒性药，避开寒气主令时；若是要用凉性药，避开凉气主令时，饮食亦遵此原则。气候若是有反常，不必拘泥此原则。但若不遵此规则，产生疾病机会多，必须依照四时气，具体情况来定夺。

黄帝说：很好！太阴司天之年份，运气情况是怎样？

岐伯回答说：太阴司天丑未年。太阴湿土司于天，太阳寒水在于泉，

中运不及为木运，便是丁丑丁未年，两年相胜之清气，来复热气与相同，正宫亦是与相同。此时其运为风气，相胜之气为清气，此时复气为热气。

不及木运来主岁，所以客主运相同，须知初运为少角，须知二运为太征，须知三运为少宫，须知四运为太商，须知少羽为运终。

太阴湿土司于天，太阳寒水在于泉，中运不及为火运，便是癸丑癸

末年，两年相胜之寒气，来复雨气土相同。此时其运为热气，相胜之气为寒气，此时复气为雨气。

不及火运来主岁，所以客运要记清，须知初运为少征，须知二运为太宫，须知三运为少商，须知四运为太羽，须知少角为运终。不及火运来主岁，所以主运要记清，

须知初运为太角，须知二运为少征，须知三运为太宫，须知四运为少商，须知太羽为运终。

太阴湿土司于天，太阳寒水在于泉，

中运不及为土运，便是己丑己未年，太一天符皆为是，此时相胜之风气，还有来复之清气，皆与正宫相同意。此时其运为雨气，此时相胜为风气，此时来复为清气。

不及来土运主岁，所以客运要记清，须知初运为少宫，须知二运为太商，须知三运为少羽，须知四运为太角，须知少征为运终。

不及来土运主岁，所以主运要记清，须知初运为少角，须知二运为太征，须知三运为少宫，须知四运为太商，须知少羽为运终。

太阴湿土司于天，太阳寒水在于泉，

中运不及为金运，便是乙丑乙未年，两年相胜火热气，来复寒气相同与。此时其运为凉气，此时相胜火热气，此时复气为寒气。

不及金运来主岁，所以客运要记清，须知初运为少商，须知二运为太羽，须知三运为少角，须知四运为太征，须知少宫为运终。不及金运来主岁，所以主运要记清，须知初运为太角，须知二运为少征，须知三运为太宫，须知四运为少商，须知太羽为运终。

太阴湿土司于天，太阳寒水在于泉，中运不及为水运，便是辛丑辛未年，两年均为同岁会，此时相胜之风气，还有来复之清气，皆与正宫相同意。

此时其运为寒气，相胜之气为雨气，此时复气为风气。

不及水运来主岁，所以客运要记清，

须知初运为少羽，须知二运为太角，须知三运为少征，须知四运为太宫，须知少商为运终。不及水运来主岁，所以主运要记清，须知初运为少角，须知二运为太征，须知三运为少宫，须知四运为太商，须知少羽为运终。

太阴湿土司于天，凡是若是丑未年，此时其气为不及，六气气化与

五运，运行均晚天时至。阴气独擅行其事，阳气此时要退避，大风时常而兴起，天气下降降于地，地气上腾腾于天，大地昏蒙白尘起，云气飞奔向南极，天空经常落寒雨，万物是在立秋后，才能进入成熟期。

人们易患病寒湿，腹部胀满肿肢体，疰寒气逆身浮肿，寒厥筋脉有拘急。

此时司天之湿气，在泉寒气相协同，黄黑尘埃充天空，昏暗流动气交中。镇星辰星相适应。它之征象是严肃，它之作用主寂静。谷物多为黄黑色，阴湿之气上结凝，水寒之气积留下，寒水之气比火胜，冰雹出现人不惊，阳气难发其作用，阴寒肃杀气流行。

在运太过之年份，宜在高处种作物，在运不及之年份，宜在低处种作物；若在有余之年份，适宜晚时种作物，若在不及之年份，适宜早时种作物。

因而若在种植时，考虑土地之利弊，以及气候之化育。体内之气亦如此，间谷借助是间气，间气太过而成熟。

丑未纪年若来到，所以客气要明了，初气厥阴风木令，地气迁移寒散中，春气到来风和畅，生气四布万物荣，此时人心为舒畅，风湿相博且相争，雨水不能及时降，多患出血身体重，筋脉拘急而强直，筋骨痿弱关不利。

二气少阴君火令，火得正化此时中，万物得以为化育，人们详安与和平。容易出现是温热，以及疫疠大流行，各处患者病相同。湿热蒸腾与相迫，才能降雨需认清。三气太阴湿土令，湿气下降地气腾，雨水应时而来下，寒气随之来临中。由于感受寒湿气，多患身体是沉重，胸腹胀满与浮肿。

四气少阳相火令，湿热熏蒸地气升，地气天气疰塞阻，早晚寒风来吹动，蒸腾湿热气相迫，草木之上烟雾凝，不能流动水湿气，白露暗暗四布中，秋季气候便形成。

多患体表有发热，心腹发热突出血，胀满甚至是浮肿。

五气阳明燥金令，凄惨寒凉气流行，此时寒露为下降，大霜提前降临中，草木枯落渐凋零，寒气侵袭至人体，达人居于密室中。易患皮肤肌腠病。

终气太阳寒水令，寒气大起要记清，湿气大化严霜聚，阴气凝结水结冰，阳气难发其作用。

易患关节为强硬，还有腰椎疼痛病，寒湿邪气停留在，气交形成之疾病。

必须先损郁积气，培养人体不胜气，增益不足之岁气，不使太过是邪气，食用岁气之谷物，用以保全人真气，食用间气之谷物，用以保养人精气。

用药当用苦味药，燥法温法来治疗，病重可用发汗法，还有就是渗泄法，若是两法皆不用，湿气流溢在外面，肌肉溃烂皮肤损，血水外流不间断。应当扶助其阳气，抵抗寒邪来侵犯。

根据运气之异同，方法药量再确定，若是运气同属寒，热药治疗才能行，若是运气同属湿，燥药治疗才能用。若是不同就少用，若是相同就多用。

凉性药物若用时，避开凉气主令时；寒性药物若用时，避开寒气主令时；温性药物若用时，避开温气主令时，热性药物若用时，避开热气主令时。饮食亦遵此原则。气候若是有反常，不必拘泥此原则。但若不遵此规则，产生疾病机会多，必须依照四时气，具体情况来定夺。

黄帝说：很好！少阴司天之年份，运气情况是怎样？

岐伯回答说：若是少阴司于天，此时子年和午年。少阴君火司于天，阳明燥金在于泉，

中运太过为木运，便是壬子壬午年。其运风气有鼓动，正常萦乱与风鸣，物体开折此时行，异常暴风很振撼，拔树折木枝裂断，病变胸部撑胀满。

太过木运来主岁，客运主运两相同，须知初运为太角，须知二运为少征，须知三运为太宫，须知四运为少商，须知太羽为运终。

少阴君火司于天，阳明燥金在于泉，中运太过为火运，便是戊子戊午年，戊子年是为天符，太一天符戊午年。此时其运为暑热，正常光亮热郁炎，异常炎暑与沸腾，上热是为其病变，外溢吐衄血连连。

太过火运来主岁，所以客运要记清，须知初运为太征，须知二运为少宫，须知三运为太商，须知四运为少羽，须知太角为运终。

太过火运来主岁，所以主运要记清，须知初运为少角，须知二运为少征，须知三运为太宫，须知四运为少商，须知太羽为运终。

少阴君火司于天，阳明燥金在于泉，中运太过为土运，便是甲子甲午年。此时其运为阴雨，正常柔和与泽润，异常震惊有风雷，还有暴雨

骤然临，病变腹中有胀满，身体沉重记在心。

太过土运来主岁，所以客运要记清，须知初运为太宫，须知二运为少商，须知三运为太羽，须知四运为少角，须知太征为运终。

太过土运来主岁，所以主运要记清，须知初运为太角，须知二运为少征，须知三运为太宫，须知四运为少商，须知太羽为运终。

少阴君火司于天，阳明燥金在于泉，中运太过为金运，便是庚子庚午年。两年均为同天符，亦与正商两相同。此时其运清凉劲，正常雾露萧瑟中，异常金气有肃杀，此时草木已凋零，其病下部为清冷。

太过金运来主岁，所以客运要记清，须知初运为太商，须知二运为少羽，须知三运为太角，须知四运为少征，须知太宫为运终。

太过金运来主岁，所以主运要记清，须知初运为少角，须知二运为太征，须知三运为少宫，须知四运为太商，须知少羽为运终。少阴君火司于天，阳明燥金在于泉，

中运太过为水运，便是丙子丙午年，丙子之年为岁会。此时其运为冷寒，正常气化寒凛冽，万物凄惨而凝敛，异常冰雹与霜雪，病变下部有证寒。

太过水运来主岁，所以客运要记清，

须知初运为太羽，须知二运为少角，须知三运为太征，须知四运为少宫，须知太商为运终。

太过水运来主岁，所以主运要记清，须知初运为太角，须知二运为少征，须知三运为太宫，须知四运为少商，须知太羽为运终。少阴君火司于天，此时若是子午年，正是其气太过时，六气气化及五运，运行先于天时至。

地气清肃天朗明，寒暑相交燥热中，金气火气用协调，荧惑太白星与相应。特征光亮与明曜，此时急切其作用，谷物多为红白色，水火寒热相持中，相持气交而为病。

开始热病在上部，寒病发生在下部，寒热二气相凌犯，两者争持在中部。咳嗽气喘与吐血，衄血便血和赤目，鼻塞喷嚏眼角疮，寒气厥逆入胃处，心痛腰痛腹部胀，咽喉干燥肿上部。

丑未纪年若来到，所以客气要明了，初气太阳为水寒，地气迁移燥气散，此时寒气生开始，蛰虫又复潜藏完，水结为冰寒霜降，风生春阳被郁寒，人们居在周密处，房中避寒此时闲。病多关节为强硬，臀部及

腰疼痛兼，若是炎热来临时，里外疮疡不忍看。

二气厥阴风木令，阳气布达风气行，春气得以来施化，万物相应有繁荣，时常来临是寒气，人们居安与和平。此时若是有疾病，多为小便沥涩痛，两目红赤视不清，气郁结上发热中。

三气少阴君火令，火热之气会流行，万物繁茂和艳丽，寒邪侵袭时常中。易患心痛和气逆，寒热交替发作行，咳嗽喘气目为红。

四气太阴为湿土，暑湿来临雨如注，交互产生是寒热。多患寒热要记住，咽喉干燥与黄疸，鼻衄饮病病突出。

五气少阳相火令，少阳相火加临行，阳气化生万物复，暑气反而会产生，万物生长有繁荣。安康若病温热病。

终气阳明燥金令，此时燥气会流行，余热格拒在于内，于是上部见到肿，此时咳嗽与气喘，甚至吐血衄血中。寒气经常会兴起，云雾昏暗漫迷蒙。病多皮肤与肌腠，向内停留胁肋中，向下连于少腹部，形成内部寒性病。

若是到了终气末，在泉之气要变更。

若是疾病治疗时，抑制太过之运气，资助岁气所胜气，折损其中郁结气，开发其中不胜气。莫使突然为太过，从而形成人病疾，食用岁气相应谷，用以保全其真气，食用间气相应谷，用以驱除其邪气。咸药软坚调其上，苦味药用以发泄，酸药收敛安其下，苦味药用来涌泄。根据运气之属性，用药多少再来定。

中运司天气同热，寒凉药来可清化；中运在泉气同凉，温药用以来热化。热性药物若用时，避开热气主令时；凉性药物若用时，避开凉气主令时；温性药物若用时，避开温气主令时；寒性药物若用时，避开寒气主令时，饮食亦遵此原则。气候若是有反常，不必拘泥此原则。但若不遵此规则，产生疾病机会多，必须依照四时气，具体情况来定夺。

黄帝说：很好！厥阴司天之年份，运气情况是怎样？

岐伯回答说：厥阴司天巳亥年。厥阴风木司于天，少阳相火在于泉，中运不及为木运，便是丁巳丁亥年，两年皆是为天符，此时相胜之清气，来复热气与相同，两者正角亦相同。此时其运是为风，相胜之气为清气，此时复气为热气。

不及木运来主岁，客运主运两相同，须知初运为少角，须知二运为太征，须知三运为少宫，须知四运为太商，须知少羽为运终。

厥阴风木司于天，少阳相火在于泉，中运不及为火运，便是癸巳癸亥年，两年皆是为岁会，此时相胜之寒气，来复雨气与相同。此时其运是为热，相胜之气为寒气，此时复气为雨气。

不及火运来主岁，所以客运要记清，须知初运为少征，须知二运为太宫，须知三运为少商，须知四运为太羽，须知少角为运终。

不及火运来主岁，所以主运要记清，须知初运为太角，须知二运为少征，须知三运为太宫，须知四运为少商，须知太羽为运终。

厥阴风木司于天，少阳相火在于泉，中运不及为土运，便是己巳己亥年，两年相胜之风气，来复清气与相同，两者正角与相同。

此时其运为雨气，相胜之气为风气，此时复气为清气。

不及土运来主岁，所以客运要记清，须知初运为少宫，须知二运为太商，须知三运为少羽，须知四运为太角，须知少征为运终。不及土运来主岁，所以主运要记清，

须知初运为少角，须知二运为太征，须知三运为少宫，须知四运为太商，须知少羽为运终。厥阴风木司于天，少阳相火在于泉，中运不及为金运，便是乙巳乙亥年，两年相胜之热气，来复寒气与相同，两者正角与相同。此时其运是为凉，相胜之气为热气，此时复气为寒气。

不及金运来主岁，所以客运要记清，须知初运为少商，须知二运为太羽，须知三运为少角，须知四运为太征，须知少宫为运终。

不及金运来主岁，所以主运要记清，须知初运为太角，须知二运为少征，须知三运为太宫，须知四运为少商，须知太羽为运终。厥阴风木司于天，少阳相火在于泉，中运不及为水运，便是辛巳辛亥年，两年相胜之雨气，来复风气与相同。此时其运是为寒，相胜之气为雨气，此时复气为风气。不及水运来主岁，所以客运要记清，须知初运为少羽，须知二运为太角，须知三运为少征，须知四运为太宫，须知少商为运终。

不及水运来主岁，所以主运要记清，须知初运为少角，须知二运为太征，须知三运为少宫，须知四运为太商，须知少羽为运终。厥阴风木司于天，此时若是巳亥年，此时其气是不及，六气气化及五运，运行皆晚天时至。

凡是属于平气年，气化运行天时同。司天之气有扰动，在泉之气正化中，司天风气高远上，在泉热气随天气，湿气敷布会流行，有云趋向于南极。风火协同是为用，荧惑岁星两相宜。此时征象为扰动，此时作

用是速急。谷物是为青红色，间谷为何而成熟，得到太过之间气。风燥火热为四气，胜复出现有交替，此时蛰虫不潜藏，流水不是结冰时。热病出现在下部，风病出现在上部。风气燥气互胜复，皆是出现在中部。巳亥纪年若来到，所以客气要明了，

初气阳明燥金令，此时寒气为劲切，肃杀之气方来行，人们易患右胁下，右胁下面寒冷病。

二气太阳寒水令，寒气不散雪飞行，此时有水结为冰，肃杀之气来用事，草木上部焦枯中，寒雨严霜屡下行。此时若是阳气复，人们易患里热证。

三气厥阴风木令，风气时起记心中，人们迎风而流泪，头目眩晕和耳鸣。

四气少阴君火令，此时暑湿初来行，湿热此时两相迫，长夏之时相交争，易患黄疸与浮肿。

五气太阴湿土令，燥气湿气互负胜，阴沉之气有布化，寒邪伤及人体中，此时风雨正流行。终气少阳相火令，此时阳气为施化，蛰虫不能来潜藏，流水不能结成冰，地气升发草木萌，人们感觉舒适中。多患瘟病疫疠病。必须折损郁结气，必须资助不足气，扶助不足之运气，莫使邪气为过盛。辛味药物调上部，咸味药物调下部，相火还是要守护。温性药物若用时，避开温气主令时；热性药物若用时，避开热气主令时；凉性药物若用时，避开凉气主令时；寒性药物若用时，避开寒气主令时。饮食亦遵此原则。气候若是有反常，不必拘泥此原则。但若不遵此规则，产生疾病机会多，必须依照四时气，具体情况来定夺。

黄帝说：很好！先生已经详细谈，是否相应怎判断？

岐伯说：您可问得真清楚。再说六气之运行，次序方位有固定，正月初一去察看，看其气位之所在，可知是应是不应。若是中运有太过，其气先于时令至，若是中运有不及，其气后于时令至，六气方能正常行，自然规律人要明。

中运既非为太过，中运又非为不及，这里所说是正岁，气来恰与时令宜。

黄帝问道：胜气复气常存在，灾害如何预测来？

岐伯回答说：不是正常之气化，此时就是为灾害。

黄帝问道：司天在泉之气数，终止情况说清楚？

岐伯回答说：您问可是真全面！搞清道理并不难。司天在泉之气数，始于司天终在泉。司天主气上半年，在泉主气下半年，司天在泉相交处，气交所主莫须谈，一年气化之规律，就是如此记心间。

司天在泉位置明，每气主月能说清，此为所说气始终。

黄帝问道：此项工作我来主，按照原则去推行，时与实际不相符，这是为何你说明？

岐伯回答说：六气作用有多少，六气五运有盛衰，多少盛衰有差异，所以同化会存在。

黄帝问道：同化是何请说明？

岐伯回答说：风温春天气化同，炎热夏天气化同，胜气复气亦相同，干燥清凉烟露气，秋天气化与相同，昏暗尘埃和云雨，长夏气化与相同，寒气冰雹与霜雪，冬季气化与相同。五运六气之气化，相互为用之胜衰，一般规律在此中。

黄帝问道：司天之气与中运，相互一致为天符，这些我已很明了，在泉之气与五运，何为同化说清楚？

岐伯回答说：中运太过司天气，同化亦是有三年，中运不及司天气，同化亦是有三年；中运太过在泉运，同化亦是有三年，中运不及在泉气，同化亦是有三年，总共二十有四年。

黄帝说：请问这是有何意，希望听您再谈谈？

岐伯回答说：甲辰甲戌这两年，此时土运为太过，下加太阴湿土泉；壬寅壬申这两年，此时木运为太过，下加厥阴风木泉；庚子庚午这两年，此时金运为太过，下加阳明燥金泉。此种情况是有三。

癸巳癸亥这两年，此时火运为不及，下加少阳相火泉；辛丑辛未这两年，此时水运为不及，下加太阳寒水泉；癸卯癸酉这两年，此时火运为不及，下加少阴君火泉。此种情况是有三。戊子戊午这两年，此时火运为太过，上临少阴君之火；戊寅戊申这两年，此时火运为太过，上临少阳相之火；丙辰丙戌这两年，此时水运为太过，上临太阳寒水多，此种情况有三个。

丁巳丁亥这两年，此时木运为不及，上临厥阴风木时；乙卯乙酉这两年，此时金运为不及，上临阳明燥金时；己丑己未这两年，此时土运为不及，上临太阴湿土时。此种情况有三个。除去此间二十四年，司天之气与中运，在泉之气与中运，不临不加之年份。

349

黄帝问道：在泉之气与中运，相加何名说来听？

岐伯回答说：若是太过之中运，在泉之气与相加，同天符名记在心，若是不及之中运，在泉之气与相加，同岁会名记在心。

黄帝又问道：司天之气与中运，相临何名说来听？

岐伯回答说：太过不及之中运，司天之气与相临，均称天符记在心。运气变化有多少，病情变化有轻重，生死早晚有不同。

黄帝又问道：先生所说用寒药，避开寒气主时令，先生所说用热药，避开热气主时令，此间不知有何意？怎算避开请说明？

岐伯回答说：热药莫犯热气候，寒药莫犯寒气候。顺从原则就平和，违背原则疾病多，所以若在治疗时，对于主时之六气，应当恭敬而远之，此为随着时序起，方位是为六步气。

黄帝又问道：温凉之性次寒热，运用又当是如何？

岐伯回答说：主时之气是热时，热药莫要触犯之；主时之气是寒时，寒药莫要触犯之；主时之气是凉时，凉药莫要触犯之；主时之气是温时，温药莫要触犯之；间气主气若相同，用药莫要触犯之；间气主气略不同，用药稍犯是可以。此为所说之四畏，慎重考察临证时。

黄帝说：讲的好！若是触犯又如何？

岐伯回答说：主气气候若不合，应以主气为准则。客气若胜主气时，此时可以来触犯，达到平衡为准则，不可太过要记得，针对邪胜主气说。自然时令，六气宜忌莫违逆，莫要帮助是胜气，莫要扶助是复气，最好治则要牢记。

黄帝说：很好！五运之气来运行，主岁之年有常数？

岐伯回答说：让我依次来回答！甲子甲午司天年，少阴君火记心间，太宫土运中太过，阳明燥金在于泉。

司天热化二为数，中土运雨化数五，在泉燥化为四数。两年胜复气皆无，正化日名要记住。

治疗气化引起病，司天热化所致者，宜用咸寒之药物；中土运雨为化者，宜用苦热之药物；若是在泉燥化者，宜用酸热之药物。此为甲子甲午年，药食性味要记住。

乙丑乙未司天年，太阴湿土记心间，少商金运中不及，太阳寒水在于泉。

两年热化之胜气，寒化复气与相同，因为出现胜复气，邪气化日为其名，灾害出现西七宫。司天湿化数为五，中金运清化数四，在泉寒化为六数，正化日名要记住。治疗气化引起病，司天温化所致者，宜用苦热之药物；中金运清化致者，宜用酸和之药物；在泉寒化所致者，宜用甘热之药物。此为乙丑乙未年，药食性味要记住。

丙寅丙申司天年，少阳相火记心间，太羽水运中太过，厥阴风木在于泉。司天火化数为二，中水运寒化数六，在泉风化数为三，正化日名记心间。治疗气化引起病，司天火化所致者，宜用咸寒之药物；中水运寒化致者，宜用咸温之药物；若是下风化致者，宜用辛凉之药物，此为丙寅丙申年，药食性味要记住。

丁卯丁酉司天年，阳明燥金记心间，少角木运中不及，少阴君火在于泉。两年清化之胜气，热化复气于相同，邪气化日为其名，灾害出现东三宫。司天燥化为九数，中木运风化数三，在泉热化为七数，正化日名要记住。治疗气化引起病，司天燥化所致者，宜用微温苦药物；中木运风化致者，宜用辛和之药物；在泉热化所致者，宜用咸寒之药物。此为丁卯丁酉年，药食性味要记住。

戊辰戊戌司天年，太阳寒水记心间，太征火运中太过，太阴湿土在于泉。司天寒化为六数，中火运热化数七，在泉湿化为数五，正化日名要记住。治疗气化引起病，

司天寒化所致者，宜用苦温之药物；中火运热化致者，宜用甘和之药物；在泉湿化所致者，宜用甘温之药物。此为戊辰戊戌年，药食性味要记住。己巳己亥司天年，厥阴风木记心间，少宫土运中不及，少阳相火在于泉。两年风化之胜气，清化复气于相同，邪气化日为其名，灾害出现中五宫。司天风化为三数，中土运湿化数五，在泉火化为七数，正化日名要记住。治疗气化引起病，司天风化所致者，宜用辛凉之药物；中土运湿化致者，宜用甘和之药物；在泉火化所致者，宜用咸寒之药物。此为己巳己亥年，药食性味要记住。

庚午庚子司天年，少阴君火记心间，太商金运中太过，阳明燥金在于泉。司天热化为七数，中金运清化数九，在泉燥化为九数，正化日名要记住。

治疗气化引起病，司天热化所致者，宜用咸寒之药物；中金运清化致者，宜用辛温之药物；在泉燥化所致者，宜用酸温之药物。此为庚午庚子年，药食性味要记住。

辛未辛丑司天年，太阴湿土记心间，少羽水运中不及，太阳寒水在于泉。两年雨化之胜气，风化复气于相同，邪气化日为其名，灾害出现北一宫。司天雨化数为五，中水运寒化一数，正化日名要记住。治疗气化引起病，司天雨化所致者，宜用苦热之药物；中水运寒化致者，宜用苦和之药物；在泉寒化所致者，宜用苦热之药物。

此为辛未辛丑年，药食性味要记住。壬申壬寅司天年，少阳相火记心间，太角木运中太过，厥阴风木在于泉。司天火化为二数，中木运风化八数，正化日名要记住。治疗气化引起病，司天火化所致者，宜用咸寒之药物；中木运风化致者，宜用酸和之药物；在泉风化所致者，宜用辛凉之药物。此为壬申壬寅年，药食性味要记住。

癸酉癸卯司天年，阳明燥金记心间，少征火运中不及，少阴君火在于泉。两年寒化之胜气，雨化复气与相同。邪气化日为其名，灾害出现南九宫。司天燥化为九数，中火运热化二数，正化日名要记住。治疗气化引起病，司天燥化所致者，宜用微温苦药物；中火运热化致者，宜用咸温之药物；在泉热化所致者，宜用咸寒之药物。此为癸酉癸卯年，药食性味要记住。

甲戌甲辰司天年，太阳寒水记心间，太宫土运中太过，太阴湿土在于泉。司天寒化为六数，中土湿化数为五，正化日名要记住。治疗气化引起病，司天寒化所致者，宜用苦热之药物；中土运湿化致者，宜用苦温之药物；在泉湿化所致者，宜用苦温之药物。此为甲戌甲辰年，药食性味要记住。乙亥乙巳司天年，厥阴风木记心间，少商金运中不及，少阳相火在于泉。两年热化之胜气，寒化复气与相同，邪气化日为其名，灾害出现西七宫，司天风化为八数，中金运清化四数，在泉火化为二数，正化日名要记住。治疗气化引起病，司天风化所致者，宜用辛凉之药物；中金运清化致者，宜用酸和之药物；在泉火化所致者，宜用咸寒之药物。此为乙亥乙巳年，药食性味要记住。丙子丙午司天年，少阴君火记心间，太羽水运中太过，阳明燥金在于泉。司天热化为二数，中水运寒化数六，在泉清化为四数，正化日名要记住。治疗气化引起病，司天热化所致者，宜用咸寒之药物；中水运寒化致者，宜用咸热之药物；在泉清化所致者，宜用酸温之药物。此为丙子丙午年，药食性味要记住。

丁丑丁未司天年，太阴湿土记心间，少角木运中不及，太阳寒水在于泉。两年清化之胜气，热化复气与相同，邪气化日为其名，灾害出现东三宫。司天雨化数为五，中木运风化三数，在泉寒化为一数，正化日名要记住。治疗气化引起病，司天雨化所致者，宜用苦温之药物；中木运风化致者，宜用辛温之药物；在泉寒化所致者，宜用甘热之药物，此为丁丑丁未年，药食性味要记住。戊寅戊申司天年，少阳相火记心间，太征火运中太过，厥阴风木在于泉。司天还有是中运，两者火化皆七数，在泉风化为三数，正化日名要记住。治疗气化引起病，司天火化所致者，宜用咸寒之药物；中火运火化致者，宜用甘和之药物；在泉风化所致者，宜用辛凉之药物。此为戊寅戊申年，药食性味要记住。

己卯己酉司天年，阳明燥金记心间，少宫土运中不及，少阴君火在于泉。两年风化之胜气，清化复气与相同，邪气化日为其名，灾害出现中五宫。司天清化为九数，中土运雨化数五，在泉热化为七数，正化日名要记住。治疗气化引起病，司天清化所致者，宜用苦微温之药物；中土运雨化致者，宜用甘和之药物；在泉热化所致者，宜用咸寒之药物，此为己卯己酉年，药食性味要记住。

庚辰庚戌司天年，太阳寒水记心间，太商金运中太过，太阴湿土在于泉。司天寒化为一数，中金运清化数九，在泉雨化数为五，正化日名要记住。治疗气化引起病，司天寒化所致者，宜用苦热之药物；中金运清化致者，宜用辛温之药物；在泉雨化所致者，宜用甘热之药物。此为庚辰庚戌年，药食性味要记住。辛巳辛亥司天年，厥阴风木记心间，少羽水运中不及，少阳相火在于泉。两年雨化之胜气，风化复气与相同，邪气化日为其名，灾害出现北一宫。

司天风化为三数，中火运寒化一数，在泉火化为七数，正化日名要记住。治疗气化引起病，司天风化所致者，宜用辛凉之药物；中水运寒化致者，宜用苦和之药物；在泉火化所致者，宜用咸味之药物，此为辛巳辛亥年，药食性味要记住。壬午壬子司天年，少阴君火记心间，太角木运中太过，阳明燥金在于泉。司天热化为二数，中木运风化八数，正化日名要记住。治疗气化引起病，司天热化所致者，宜用咸寒之药物；中木运风化致者，宜用酸凉之药物；在泉清化所致者，宜用酸温之药物，此为壬午壬子年，药食性味要记住。癸未癸丑司天年，太阴湿土记心间，中少征火运不及，太阳寒水在于泉。两年寒化之胜气，雨化复气与相同，邪气化日为其名，灾害出现南九宫。司天雨化数为五，中火运火化二数，在泉寒化为一数，正化日名要记住。治疗气化引起病，司天雨化所致者，宜用苦温之药物；中火运火化致者，宜用咸温之药物；在泉寒化所致者，宜用甘热之药物，此为癸未癸丑年，药食性味要记住。

甲申甲寅司天年，少阳相火记心间，中太宫土运太过，厥阴风木在泉。司天火化为二数，中土运雨化数五，在泉风化为八数，正化日名要记住。治疗气化引起病，司天火化所致者，宜用咸寒之药物；中土运雨化致者，宜用咸和之药物；在泉风化所致者，宜用辛凉之药物；此为甲申甲寅年，药食性味要记住。

乙酉乙卯司天年，阳明燥金记心间，中少商金运不及，少阴君火在于泉。两年热化之胜气，寒化复气与相同，邪气化日为其名，灾害出现西七宫。司天燥化为四数，中金运清化为四数，在泉热化为二数，正化日名要记住。治疗气化引起病，司天燥化所致者，宜用微温苦药物；中金运清化致者，宜用苦和之药物；在泉热化所致者，宜用咸寒之药物，此为乙酉乙卯年，药食性味要记住。丙戌丙辰司天年，太阳寒水记心间，中太羽水运太过，太阴湿土在于泉。司天寒化为六数，在泉雨化数为五，正化日名要记住。治疗气化引起病，司天寒化所致者，宜用苦热之药物；中水运寒化致者，宜用咸温之药物；在泉雨化所致者，宜用甘热之药物，此为丙戌丙辰年，药食性味要记住。丁亥丁巳司天年，厥阴风木记心间，中少角木运不及，少阳相火在于泉。两年清化之胜气，热化复气与相同，邪气化日为其名，灾害出现东三宫。司天风化为三数，在泉火化为七数，正化日名要记住。治疗气化引起病，司天风化所致者，宜用辛凉之药物；中木运风化致者，宜用辛和之药物；在泉火化所致者，宜用咸寒之药物，此为丁亥丁巳年，药食性味要记住。戊子戊午司天年，少阴君火记心间，中太征火运太过，阳明燥金在于泉。司天热化为七数，在泉清化为九数，正化日名要记住。治疗气化引起病，司天热化所致者，宜用咸寒之药物；中火运热化致者，宜用甘寒之药物；在泉清化所致者，宜用酸温之药物，此为戊子戊午年，药食性味要记住。

己丑己未司天年，太阴湿土记心间，中少宫土运不及，太阳寒水在于泉。两年风化之胜气，清化复气与相同，邪气化日为其名，灾害出现中五宫。司天雨化数为五，在泉寒化为一数，正化日名要记住。治疗气化引起病，

司天雨化所致者，宜用苦热之药物；中土运雨化致者，宜用甘和之药物；在泉寒化所致者，宜用甘热之药物，此为己丑己未年，药食性味

要记住。庚寅庚申司天年，少阳相火记心间，中太商金运太过，厥阴风木在于泉。司天火化为七数，中金运清化九数，在泉风化为三数，正化日名要记住。治疗气化引起病，司天火化所致者，宜用咸寒之药物，中金运清化致者，宜用辛温之药物；在泉风化所致者，宜用辛凉之药物，此为庚寅庚申年，药食性味要记住。辛卯辛酉司天年，阳明燥金记心间，中少羽水运不及，少阴君火在于泉。两年雨化之胜气，风化复气与相同，邪气化日为其名，灾害出现北一宫。司天清化为九数，中水运寒化一数，在泉热化为七数，正化日名要记住。治疗气化引起病，司天清化所致者，宜用微温苦药物；中水运寒化致者，宜用苦和之药物；在泉热化所致者，宜用咸寒之药物，此为辛卯辛酉年，药食性味要记住。壬辰壬戌司天年，太阳寒水记心间，中太角木运太过，太阴湿土在于泉。司天寒化为六数，中木运风化八数，在泉雨化数为五，正化日名要记住。治疗气化引起病，司天寒化所致者，宜用苦温之药物；中木运风化致者，宜用酸和之药物；在泉雨化所致者，宜用甘温之药物，此为壬辰壬戌年，药食性味要记住。癸巳癸亥司天年，厥阴风木记心间，中少征火运不及，少阳相火在于泉，两年寒化之胜气，雨化复气与相同，

邪气化日为其名，灾害出现南九宫。司天风化为八数，在泉火化九数，正化日名要记住。治疗气化引起病，司天风化所致者，宜用辛凉之药物；中火运火化致者，宜用咸和之药物；在泉火化所致者，宜用咸寒之药物，此为癸巳癸亥年，药食性味要记住。以上定期说纪年，胜化复化与正化，皆有一定之常规，必须认真来考察，若是掌握其要领，说清只须一句话，没有掌握其要领，漫无边际不着家。

黄帝说：很好！再来说说五运气，是否它亦有复气？

岐伯回答说：五运之气郁过久，复气就会有产生，一定时候若来到，复气过久发作中。

黄帝说：请问这是何道理？

岐伯回答说：五运不及与太过，复气暴发有早晚，

黄帝说：请您详细谈一谈。

岐伯回答说：五运太过发作暴，五运不及发作缓；发作急暴病严重，发作徐缓持续病。

黄帝问道：太过不及数如何？

岐伯回答说：太过须知为成数，不及须知为生数，土总是用生数。

黄帝问道：五气被郁来发作，情况又是怎么样？

岐伯回答说：若是土郁发作时，山谷震动与惊恐，隆隆雷声有震动，震动是在气交中，天地之间昏与黑，尘埃肆虐昏与蒙。水湿化成为白气，高山深谷暴雨至，洪水暴发溢川谷，天空之中飞碎石，待到大水退潮后，田野巨石多耸立，就象牧放之马匹。而后湿土气敷布，正是常常降雨时，生长与化和成熟，自然万物刚开始。易患腹胀和肠鸣，大便次多甚心痛，胁肋撑胀与呕吐，霍乱痰饮兼浮肿，还有水泻与身重。

此时有云奔南极，霞光壅遏早晨阳，尘埃昏蒙山泽间，土郁将要暴发样，发作多在四时气，浮云横于天山上，飘浮游动生或散，郁结将发记心房。

若是金郁发作时，天气清洁地气明，风清凉爽气急切，清凉因此而产生，草木烟雾有缭绕，雾气弥漫燥气行，肃杀之气来降临，草木焦枯鸣秋声，易患咳嗽与气逆，心胁胀满牵腹中，突然疼痛时常现，左右转身人不能，咽喉干燥尘蒙面，面色败坏泽枯中，白色盐卤似霜样，洒向人间地面凝，金郁将发其表明。

多发五气当令时，若是白露降夜间，金郁将发之先兆，森林发音声凄惨。

若是水郁发作时，阳气退避阴暴起，大寒此时来降临，川泽之水凝坚冰，寒雾结成霜与雪，黄黑昏暗之水气，气交之中会流行，水应时令而变化，霜杀之气就形成。多患伤寒之病证，心痛腰及臀部痛，屈伸不利节不活，常现四肢有逆冷，腹部坚硬而痞满，阳气难起其作用，空中积满阴霾气，白色尘埃昏暗中，水郁将发之现象，发作其气常出现，君相二火后或前。太空高深而色黑，气如散麻样混乱，色黑微黄隐约见，水郁将发之兆先。

若是木郁发作时，空中尘埃为昏暗，云物扰动大风起，掀开屋顶树折断，草木变异记心间。易患胃脘心疼痛，两胁向上有支撑，饮食物吞咽不下，咽喉阻塞不畅通。甚至出现有耳鸣，头目晕眩而转动，常常突然仆在地，此时看人认不清，空中尘埃有弥漫，天山一色辨不明。

秽浊之气混一团，颜色黄黑象云横，横垣太空不下雨。将发云气无常行，旷野草倒卧不起，柔叶翻转背向上，山谷松鸣闻虎啸，将发先兆此同样。

若是火郁发作时，空中昏朦看不清，阳光被遮掩盖住，暴暑来临炎热行，山泽如火来燎烤，树木流汁被烤蒸，大厦上升腾烟雾，地显白霜如盐卤，聚积之水逐渐少，蔓生藤草黄萎枯，风热妄行挺粗鲁。伤及心神言语乱，湿之气化随后见。多患少气疮痛肿，胁肋胸腹背头面，疮疡痱子与呕逆，四肢不适有胀满，筋脉抽搐和骨痛，泻下如注关抽动，腹中突痛兼温疟，精液减少血外行，还有目赤与心热，甚至心烦昏晕等，突然死亡易发生。

一日百刻将尽时，气温升高汗满面。发作多在四气时。动到极点转为静，阳极转阴湿乃成。山川出现冰与雪，花开水反凝成冰，中午湖泽现烟雾，火郁发作先兆行。

先有五气郁相应，报复之气后产生，必须仔细来观察，郁极复气才生成。木郁发作无定时，若问水郁发作时，君火相火来主时。发作时间勤观察，预测疾病何时发，时令岁气若失去，不按规律五行气，生化收藏常亦失。

黄帝问道：若是水郁发作时，冰雹霜雪会出现，若是土郁发作时，飘雨现象会出现，若是木郁发作时，树木折毁会出现，若是金郁发作时，明净清爽会出现，若是火郁发作时，黄赤昏暗会出现，这些现象由何气，是由何气而造成？

岐伯回答说：五行之气有多少，五郁发作有轻重，发作轻微当本气，发重不仅当本气，而且还兼下承气，下承之气要注意，发作轻重就可知。

357

黄帝说：很好！五气郁而有发作，不在所主之时令，请问这是为什么？

岐伯回答说：由于时间有差异。

黄帝问道：日数差异是一定？

岐伯回答说：三十来天多一点。

黄帝问道：主时之气来临时，为何先后不相同？

岐伯回答说：如果运气为太过，主气先于时令来，如果运气为不及，主气后于时令来，气候规律要知道。

黄帝又问道：正当时令气到来，这是为何说明白？

岐伯回答说：五运既不为太过，五运又不为不及，主气正当时令来，否则就会有灾害。

黄帝说：很好！有气不在其所主，所主时令而化生，这是为何请说明？

岐伯回答说：气过正当其时化，不及表现胜已气。

黄帝问道：四时之气若到来，早晚高低左右异，究竟如何来测知？

岐伯回答说：气之运行有顺逆，气来又有快与迟，气过先于天时来，后于天时是不及。

黄帝又问道：气之运行是如何？希望听您说一说？

岐伯回答说：春气由东向西行，夏气由南向北行，秋气由西向东行，冬气由北向南行。春气自下而上升，所以春气始于下，秋气自上而下降，所以秋气始于上，夏气自中布于外，所以夏气始于中，冬气自表而内藏，所以冬气始于标。

面南而立春气东，所以才说左始于，面南而立秋气西，所以才说右始于，面南而立冬气北，所以才说始于后，面南而立夏气南，所以才说始于前。

此为一年四季中，正常气化已说明。高陵气候为寒凉，冬季亦是较为长，低凹气候为温暖，春季亦是较为长，必须仔细来考量。

黄帝说：讲的好。

黄帝问道：五运六气有变化，变化呈现之物象，正常异常是怎样？

岐伯回答说：要说六气之正纪，正化变化和胜气，复气正常与病气，所有征象不统一，哪一方面你想知？

黄帝说：请你全面谈一谈。

岐伯回答说：让我详尽谈一谈！先说六气之来临，厥阴风木气和煦，少阴君火气温和，太阴湿土气湿润，少阳相火气炎热，阳明燥金气凉清，太阳寒水气寒冷，正常气化已说明。

厥阴气来为风聚，万物破土萌芽生；少阴气来为火聚，万物舒展已繁荣；太阴气来为雨聚，万物周全正满丰；少阳气来为热聚，气化行达于外中；阳明气来肃杀聚，万物更替废待兴；太阳气来寒气聚，万物归隐人藏弓。主化规律已说明。

厥阴来时万物萌，此时风摇而不定；少阴来时万物华，形体外现露芳容；太阴来时万物育，此时自当云雨生；少阳来时万物养，繁茂鲜艳闪登场；阳明来时万物收，雾露降临难远望；太阳来时万物藏，阳气固密不思量；气化常规已说明。

厥阴之气到来时，风气产生终肃静；少阴之气到来时，热气产生中寒冷；太阴之气到来时，湿气产生终雨降；少阳之气到来时，火气产生湿热终；阳明之气到来时，燥气产生终凉清；太阳之气到来时，寒气产生温热中。生化常规已说明。

厥阴之气到来时，化育是为毛类虫；少阴之气到来时，化育是为羽类虫；太阴之气到来时，化育是为倮类虫；少阳之气到来时，羽翼虫类薄透明；阳明之气到来时，化育是为介类虫；太阳之气到来时，化育是为鳞类虫。

六气化育为虫类，一般规律已说明。

厥阴之气到来时，此时万物初发生；少阴之气到来时，此时万物已向荣；太阴之气到来时，此时万物正湿润；少阳之气到来时，此时万物为繁盛；阳明之气到来时，此时万物坚实硬；太阳之气到来时，此时万物闭藏中。此为六气之作用，一般规律已说明。

厥阴之气到来时，暴风怒吼气大凉；少阴之气到来时，大热大寒两极狂；太阴之气到来时，雷霆大风暴雨降；少阳之气到来时，旋风炎热树结霜；阳明之气到来时，草木凋零暖洋洋；太阳之气到来时，寒雪冰雹裹银装。

此为六气之变化，一般规律已说明。

厥阴之气到来时，万物扰动随风摇；少阴之气到来时，红黄火焰明艳高；太阴之气到来时，阴沉白埃弥晦暗；少阳之气到来时，光辉显明红云烧；阳明之气到来时，尘霜凉风秋寂寥；太阳之气到来时，坚固锋利挺时骄。此为六气之行令，一般规律已说明。

厥阴之气到来时，筋脉拘急要记住，少阴之气到来时，痄疹身热此时出，太阴之气到来时，水饮积滞痞来阻，少阳之气到来时，喷嚏疮疡与呕吐，阳明之气到来时，气肿表现在肌肤，太阳之气到来时，关节不利难自如。此为六气之为病，一般规律已说明。

厥阴之气到来时，两胁支撑有疼痛，少阴之气到来时，疑惑恶寒胡话惊，太阴之气到来时，此时胀满腹部中；少阳之气到来时，病人惊恐与躁动，昏晕闷昧突然病，阳明之气到来时，鼻部坐骨和大腿，臀部膝部小腿肚，还有胫骨皆发病，太阳之气到来时，病人因此而腰痛，此亦六气之为病，一般规律已说明。

厥阴之气到来时，筋脉软弱与收缩，少阴之气到来时，喜悲妄言与衄血，太阴之气到来时，腹满霍乱吐下多，少阳之气到来时，喉痹耳鸣

呕成河，阳明之气到来时，皮肤干燥揭皱裂，太阳之气到来时，睡卧汗出人蹉跎，

还是六气之为病，一般规律已说明。

厥阴之气到来时，胁痛泄泻与呕吐，少阴之气到来时，病人善笑多言语，太阴之气到来时，病人身重有肿浮，少阳之气到来时，突然泄泻肌肉跳，病人筋脉有抽搐，阳明之气到来时，鼻塞喷嚏连连出，太阳之气到来时，二便皆有不舒服，

仍是六气之为病，一般规律已说明。六气变化十二种，六气若是为德化，万物以德会回报；六气若是为化化，万物以化会回报；六气若是为政化，万物以政会回报；六气若是为令化，万物以令会回报。六气若是位置高，疾病位置亦为高，六气若是位置低，疾病位置亦为低，六气若是位在后，疾病位置亦在后，六气若是位在前，疾病位置亦在前，六气若是位在中，疾病位置亦在中，六气若是位在外，疾病位置亦在外。

此为六气致病位，一般规律已说明。

风气过胜动病证，热气过胜病痛肿，燥气过胜干燥病，寒气过胜虚浮病，湿气过胜水泻病，水气闭阻而浮肿。

根据六气所在位，讨论变化记心中。

黄帝说：何为六气之作用？希望听您来说明，

岐伯回答说：须知六气之作用，归于胜气而气化。太阴湿土是加于，太阳寒水而为化，太阳寒水是加于，少阴君火而为化，少阴君火是加于，阳明燥金而为化，阳明燥金是加于，厥阴风木而为化，厥阴风木是加于，太阴湿土而为化。这要分别来根据，六气方位来预测。

黄帝问道：六气自得其本位，情况又是该如何？

岐伯回答说：六气自得其本位，正常气化不多说。

黄帝进一步问道：六气本位何所在？还要请您讲明白。

岐伯回答说：命名位次若确定，方位时间就能明。

黄帝问道：六步之气有虚盈，情况如何再说明？

岐伯回答说：六步之气有太过，还有不及之差异，何为六气有太过，气来急暴消散易，何为六气有不及，气来缓慢而久持。

黄帝又问道：司天之气在泉气，盈虚情况再说明？

岐伯回答说：司天之气若不足，在泉之气随上升，在泉之气若不足，司天之气随下降，运居天地气交中，在泉之气上升时，居中之运先

上升，司天之气下降时，居中之运先下降。

厌恶其所不胜气，归属其所同和气，跟随运之所归属，从而产生各病疾。司天之气若过盛，天气就会为下降，在泉之气若过盛，地气就或为上升。

根据气盛之多少，升降差距才决定，相胜微小差距小，相胜较甚差距大；

若是相胜很严重，就会出现位移动，气交亦现有移位，较大变动就产生，疾病因此而形成。

所以《大要》之上说，胜大年份差五分，微胜年份差七分，差别清楚亦可见，此理需要记在心。

黄帝说：很好！以前论中曾谈到，热药莫触热气候，寒药莫犯寒气候，既不避开热气候，又不避开寒气候，我该如何请说明？

岐伯回答说：您问可是真全面！发表不必避开热，攻里不必避开寒。

黄帝又问道：发表攻里皆不是，而是触犯主时寒，或是触犯主时热，又该怎样你谈谈？

岐伯回答说：寒热若是伤内脏，病情加重痊愈难。

黄帝又问道：不避寒热无病人，有何影响再谈谈？

岐伯回答说：用药若不避寒热，无病之人会生病，有病之人病加重。

黄帝进一步问道：究竟产生何疾病？

岐伯回答说：若不避开主时热，便会产生热性病，若不避开主时寒，便会产生寒性病。

下面先说热性病，身热吐下与疮疡，痈疽昏昧与霍乱，肌肉跳动和肿胀，抽搐泄泻兼呕吐，骨节变化与头痛，鼻衄吐血和便血，小便淋沥肌肉疼。

下面再说寒性病，痞阻胀满腹部硬，下利拘急和疼痛。

黄帝问道：如何治疗请说明？

岐伯回答说：四时之气须顺应，若范相胜药就用。

黄帝问道：若是妇人怀孕时，毒药怎样来应用？

岐伯回答说：若是孕妇患疾病，该用毒药来治疗，服后母体无伤损，胎儿无害要知道。

黄帝又说：其中道理说明了。

岐伯回答说：大积大聚之疾病，可以应用剧毒药，但当疾病好大半，此时停药要知晓，用药太过人亡掉。

黄帝说：很好！对于郁滞很重病，应当如何来治疗？

岐伯回答说：木若郁滞当条达，火若郁滞就当发，土若郁滞当劫夺，金若郁滞渗泄它，水若郁滞折损它。然而调理气机时，若是发现有太过，相胜药物来折损，所说为泻要记得。

黄帝问道：若是要有假借气，应当怎样再说说？

岐伯回答说：若是发现假借气，用寒远寒不遵循，用热远热亦不遵，所说主气若不足，客气相胜之原因。

黄帝说：圣人学说确精深！纵观天地之气化，五运运行之节律，六气加临之纲纪，还有阴阳之作用，寒暑变化之号令，除你有谁能搞通！你说内容请让我，藏于灵兰密室中，《六元正纪》并题名，若是不经有斋戒，不会随意拿来展示，传给后人亦慎重。

黄帝内经·素问

刺法论

原 文

黄帝问曰：升降不前，气交有变，即成暴郁，余已知之。何如预救生灵，可得却乎？

岐伯稽首再拜对曰：昭乎哉问！臣闻夫子言，既明天元，须穷《刺法》，可以折郁扶运，补弱全真，泻盛蠲余，令除斯苦。

帝曰：愿卒闻之。

岐伯曰：升之不前，即有期凶也。木欲升而天柱窒抑之，木欲发郁，亦须待时，当刺足厥阴之井。火欲升而天蓬窒抑之，火欲发郁，亦须待时，君火相火同刺包络之荥。土欲升而天冲窒抑之，土欲发郁，亦须待时，当刺足太阴之俞。金欲升而天英窒抑之，金欲发郁，亦须待时，当刺手太阴之经。水欲升而天芮窒抑之，水欲发郁，亦须待时，当刺足少阴之合。

帝曰：升之不前，可以预备，愿闻其降，可能先防。

岐伯曰：既明其升，必达其降也。升降之道，皆可先治也。木欲降而地晶窒抑之，降而不入，抑之郁发，散而可得位，降而郁发，暴如天间之待时也。降而不下，郁可速矣，降可折其所胜也，当刺手太阴之所出，刺手阳明之所入。火欲降，而地玄窒抑之，降而不入，抑之郁发，散而可矣。当折其所胜，可散其郁，当刺足少阴之所出，刺足太阳之所入。土欲降而地苍窒抑之，降而不下，抑之郁发，散而可入，当折其胜，可散其郁，当刺足厥阴之所出，刺足少阳之所入，金欲降而地彤窒抑之，降而不下，抑之郁发，散而可入，当折其胜，可散其郁，当刺心包络所出，刺手少阳所入也。水欲降而地阜窒抑之，降而不下，抑之郁发，散而可入，当折其土，可散其郁，当刺足太阴之所出，刺足阳明之所入。

帝曰：五运之至有前后，与升降往来，有所承抑之，可得闻乎刺法？

岐伯曰：当取其化源也。是故太过取之，不及资之，太过取之，次抑其郁，取其运之化源，令折郁气；不及扶资，以扶运气，以避虚邪也。资取之法，令出《密语》。

黄帝问曰：升降之刺，以知其要。愿闻司天未得迁正，使司化之失其常政，即万化之或其皆妄，然与民为病，可得先除，欲济群生，愿闻其说。

岐伯稽首再拜曰：悉乎哉问！言其至理，圣念慈悯，欲济群生，臣乃尽陈斯道，可申洞微。太阳复布，即厥阴不迁正，不迁正，气塞于上，当泻足厥阴之所流。厥阴复布，少阴不迁正，不迁正，即气塞于上，当刺心包络脉之所流。少阴复布，太阴不迁正，不迁正，即气留于上，当刺足太阴之所流。太阴复布，少阳不迁正，不迁正，则气塞未通，当刺手少阳之所流。少阳复布，则阳明不迁正，不迁正，则气未通上，当刺手太阴之所流。阳明复布，太阳迁正，不迁正，则复塞其气，当刺足少阴之所流。

帝曰：迁正不前，以通其要。愿闻不退，欲折其余，无令过失，可得明乎？

岐伯曰：气过有余，复作布政，是名不退位也。使地气不得后化，新司天未可迁正，故复布化令如故也。巳亥之岁，天数有余，故厥阴不退位也，风行于上，木化布天，当刺足厥阴之所入。子午之岁，天数有余，故少阴不退位也，热行于上，火余化布天，当刺手厥阴之所入。丑未之岁，天数有余，故太阴不退位也，湿行于上，雨化布天，当刺足太阴之所入。寅申之岁，天数有余，故少阳不退位也，热行于上，火化布天，当刺手少阳所入。卯酉之岁，天数有余，故阳明不退位也，金行于上，燥化布天，当刺手太阴之所入。辰戌之岁，天数有余，故太阳不退位也，寒行于上，凛水化布天，当刺足少阴之所入。故天地气逆，化成民病，以法刺之，预可平疴。

黄帝问曰：刚柔二干，失守其位，使天运之气皆虚乎？与民为病，可得平乎？

岐伯曰：深乎哉问！明其奥旨，天地迭移，三年化疫，是谓根之可见，必有逃门。

假令甲子刚柔失守，刚未正，柔孤而有亏，时序不令，即音律非从，如此三年，变大疫也。详其微甚。察其浅深，欲至而可刺，刺之当先补肾俞，次三日，可刺足太阴之所注。又有下位已卯不至，而甲子孤立者，次三年作土疠，其法补泻，一如甲子同法也。其刺以毕，又不须夜行及远行，令七日洁，清静斋戒，所有自来。肾有久病者，可以寅时面向南，净神不乱思，闭气不息七遍，以引颈咽气顺之，如咽甚硬物，如此七遍后，饵舌下津令无数。

假令丙寅刚柔失守，上刚干失守，下柔不可独主之，中水运非太过，不可执法而定之。布天有余，而失守上正，天地不合，即律吕音异，如此即天运失序，后三年变疫。详其微甚，差有大小，徐至即后三年，至甚即首三年，当先补心俞，次五日，可刺肾之所入。又有下位地甲子，辛巳柔不附刚，亦名失守，即地运皆虚，后三年变水疠，即刺法皆如此矣。其刺如毕，慎其大喜欲情于中，如不忌，即其气复散也，令静七日，心欲实，令少思。

假令庚辰刚柔失守，上位失守，下位无合，乙庚金运，故非相招，布天未退，中运胜来，上下相错，谓之失守，姑洗林钟，商音不应也。如此则天运化易，三年变大疫。详其天数，差有微甚，微即微，三年至，甚即甚，三年至，当先补肝俞，次三日，可刺肺之所行。刺毕，可静神七日，慎勿大怒，怒必真气却散之。又或在下地甲子乙未失守者，即乙柔干，即上庚独治之，亦名失守者，即天运孤主之，三年变疠，名曰金疠，其至待时也。详其地数之等差，亦推其微甚，可知迟速耳。诸位乙庚失守，刺法同。肝欲平，即勿怒。

假令壬午刚柔失守，上壬未迁正，下丁独然，即虽阳年，亏及不同，上下失守，相招其有期，差之微甚，各有其数也，律吕二角，失而不和，同音有日，微甚如见，三年大疫。当刺脾之俞，次三日，可刺肝之所出也。刺毕，静神七日，勿大醉歌乐，其气复散，又勿饱食，勿食生物，欲令脾实，气无滞饱，无久坐，食无太酸，无食一切生物，宜甘宜淡。又或地下甲子丁酉失守其位，未得中司，即气不当位，下不与壬奉合者，亦名失守，非名合德，故柔不附刚，即地运不合，三年变疠，其刺法亦如木疫之法。

假令戊申刚柔失守，戊癸虽火运，阳年不太过也，上失其刚，柔地独主，其气不正，故有邪干，迭移其位，差有浅深，欲至将合，音律先同，如此天运失时，三年之中，火疫至矣，当刺肺之俞。刺毕，静神七日，勿大悲伤也，悲伤即肺动，而其气复散也，人欲实肺者，要在息气也。又或地下甲子癸亥失守者，即柔失守位也，即上失其刚也。即亦名戊癸不相合德者也，即运与地虚，后三年变疠，即名火疠。

是故立地五年，以明失守，以穷法刺，于是疫之与疠，即是上下刚柔之名也，穷归一体也。即刺疫法，只有五法，即总其诸位失守，故只归五行而统之也。

黄帝曰：余闻五疫之至，皆相染易，无问大小，病状相似，不施救疗，如何可得不相移易者？

岐伯曰：不相染者，正气存内，邪不可干，避其毒气，天牝从来，复得其往，气出于脑，即不邪干。气出于脑，即室先想心如日，欲将入于疫室，先想青气自肝而出，左行于东，化作林木；次想白气自肺而出，右行于西，化作戈甲；次想赤气自心而出，南行于上，化作焰明；次想黑气自肾而出，北行于下，化作水；次想黄气自脾而出，存于中央，化作土。五气护身之毕，以想头上如北斗之煌煌，然后可入于疫室。又一法，于春分之日，日未出而吐之。又一法，于雨水日后，三浴以药泄汗。又一法，小金丹方：辰砂二两，水磨雄黄一两，叶子雌黄一两，紫金半两，同入合中，外固了，地一尺筑地实，不用炉，不须药制，用火二十斤煅之也；七日终，候冷七日取，次日出合子，埋药地中七日，取出，顺日研之三日，炼白沙蜜为丸，如梧桐子大，每日望东吸日华气一口，冰水一下丸，和气咽之，服十粒，无疫干也。

黄帝问曰：人虚即神游失守位，使鬼神外干，是致夭亡，何以全真？愿闻刺法。

岐伯稽首再拜曰：昭乎哉问！谓神移失守，虽在其体，然不致死，或有邪干，故令夭寿。只如厥阴失守，天以虚，人气肝虚，感天重虚。即魂游于上，邪干，厥大气，身温犹可刺之，制其足少阳之所过，次刺肝之俞。人病心虚，又遇群相二火司天失守，感而三虚，遇火不及，黑尸鬼犯之，令人暴亡，可刺手少阳之所过，复刺心俞。人脾病，又遇太阴司天失守，感而三虚，又遇土不及，青尸鬼邪，犯之于人，令人暴亡，可刺足阳明之所过，复刺脾之俞。人肺病，遇阳明司天失守，感而三虚，又遇金不及，有赤尸鬼犯人，令人暴亡，可刺手阳明之所过，复刺肺俞。人肾病，又遇太阳司天失守，感而三虚，又遇水运不及之年，有黄尸鬼，干犯人正气，吸人神魂，致暴亡，可刺足太阳之所过，复刺肾俞。

黄帝问曰：十二脏之相使，神失位，使神彩之不圆，恐邪干犯，治之可刺？愿闻其要。

岐伯稽首再拜曰：悉乎哉问！至理道真宗，此非圣帝，焉穷斯源，是谓气神合道，契符上天。心者，君主之官，神明出焉，可刺手少阴之源。肺者，相傅之官，治节出焉，可刺手太阴之源。肝者，将军之官，谋虑出焉，可刺足厥阴之源。胆者，中正之官，决断出焉，可刺足少阳之源。膻中者，臣使之官，喜乐出焉，可刺心包络所流。脾为谏议之官，知周出焉，可刺脾之源。胃为仓廪之官，五味出焉，可刺胃之源。大肠者，传道之官，变化出焉，可刺大肠之源。小肠者，受盛之官，化物出焉，可刺小肠之源。肾者，作强之官，伎巧出焉，刺其肾之源。三焦者，决渎之官，水道出焉，刺三焦之源。膀胱者，州都之官，津液藏焉，气化则能出矣，刺膀胱之源。凡此十二官者，不得相失也。是故《刺法》有全神养真之旨，亦法有修真之道，非治疾也。故要修养和神也，道贵常存，补神固根，精气不散，神守不分，然即神守而虽不去，亦能全真，人神不守，非达至真，至真之要，在乎天玄，神守天息，复入本元，命曰归宗。

诗青译文

　　黄帝问道：岁气左右之间气，不得升降已知晓，气交反常之变化，可成暴烈之邪气，道理我已很明了。究竟怎样来预防，挽救人类之疾患，退郁方法可找到？

　　岐伯拜了两拜回答说：你提问题很高明！以前曾听老师说，明白天地六元气，还须深知刺治法，折减郁气助运气，保全真气补虚弱，泻其盛气余邪去，消除痛苦为目的。

　　黄帝说：请你详尽来讲讲。

　　岐伯说：应升气时而不升，凶灾必定很严重。厥阴风木欲升为，升为司天之左间，若遇金气太过胜，天柱阻抑记心田，此时木气被抑郁，木之郁气若欲发，须待木气当位时，足厥阴井大敦穴，须刺此穴泻木郁。——火欲升为，升为司天之左间，若遇水气太过胜，天蓬阻抑记心田，此时火气被抑郁，火之郁气若欲发，须待火气当位时，不管君火与相火，心之包络手厥阴，荥劳宫穴来行刺，须刺此穴泻火郁。太阴湿土欲升为，升为司天之左间，若遇木气太过胜，天冲阻抑记心田，此时土气被抑郁，土之郁气若欲发，须待土气当位时，足太阴俞太白穴，须刺此穴泻土郁。阳明燥金欲升为，升为司天之左间，若遇火气太过胜，天应阻抑记心田，此时金气被抑郁，金之郁气若欲发，须待金气当位时，手太阴经经渠穴，须刺此穴泻金郁——水欲升为，升为司天之左间，若遇土气太过胜，天芮阻抑记心田，此时水气被抑郁，水之郁气若欲发，须待水气当位时，足少阴经合阴谷。须刺此穴泻水郁。

　　黄帝说：岁气应升而不升，我已知道可预防，岁气应降而不降，还要听你讲一讲。

　　岐伯说：既然明白气升理，必然通达气降理。升降不前致疾患，皆可预先来调治。厥阴风木欲降为，降为在泉之左间，若遇金气太过胜，地白阻抑记心田，木欲降而不得入，木被阻抑发郁气，待到郁气消散去，木降得位正其时，应降气而不得降，此时郁气来发作，剧烈程度是如何，应升不升同发作，应降气而不得降，很快就会成郁气，降则可减其胜气，手部太阴之井穴，少商合穴名曲池。———火欲降为，降为在泉之左间，若遇水气太过胜，地玄阻抑记心田，火欲降而不得入，火被阻抑发郁气，待到郁气消散去，火气可入正其时，应当折减其胜气，可以散去其郁气，井穴涌泉足少阴，合穴委中足太阳。太阴湿土欲降为，降为在泉之左间，若遇木气太过胜，地苍阻抑记心田，土欲降而不能下，土被阻抑发郁气，待到郁气消散去，土气可入正其时，应当折减其胜气，可以散去其郁气，井穴大敦足厥阴，合穴阳凌泉足少阳。阳明燥金欲降为，降为在泉之左间，若遇火气太过胜，地肜阻抑记心田，金欲降而不能下，金被阻抑发郁气，待到郁气消散去，金气可入正其时，应当折减其胜气，可以散去其郁气，井穴中冲手厥阴，合穴天井手少阳。太阳寒水欲降为，降为在泉之左间，若遇土气太过胜，地阜阻抑记心田，土欲降而不能下，水被阻抑发郁气，待到郁气消散去，水气可入正其时，应当折减其胜气，可以散去其郁气，井穴隐白足太阴，足部阳明足三里。

369

黄帝说：五运太过或不及，有先有后气来至，天气升降与往来，互有相承和相抑，针刺运用何法则，还要听你说仔细？

岐伯说：应取六气生化源。气若太过来取治，气若不足来资助。应据致郁之次第，可来阻抑其郁气，取治运气生化源，以此折减其郁气。资助运气之不足，避免人体虚邪气。

黄帝问道：六气升降而不前，致病刺法大概知，司天气未迁正位，还要听你说仔细？司天气化令失常，一切生化皆失常。可否预先被解除，而使百姓免遭殃，借以救济全人类，此间问题你讲讲。

岐伯拜了两拜回答说：你提问题很全面！谈到这些至理言，呈现仁慈怜悯心，拯救人类之疾患，我定详尽来陈述，申明微妙在期间。若是上年来司天，司天太阳之寒水，继续施布其政令，厥阴风木迁居难，难迁司天之正位，气郁塞上记心间，应泻足部厥阴脉，所流荥穴之行间。若是上年来司天，司天厥阴之风木，继续施布其政令，少阳君火迁居难，难迁司天之正位，气郁塞上记心间，应刺手部之厥阴，心包络流荥劳宫。若是上年来司天，司天少阴之君火，继续施布其政令，太阴湿土迁居难，难迁司天之正位，气留居上记心间，应刺足太阳阴脉，气流荥穴大都间。若是上年来司天，司天太阴之湿土，继续施布其政令，少阳相火迁居难，难迁司天之正位，气闭不通记心间，应刺手部少阳脉，气流荥穴液门间。若是上年来司天，司天少阳之相火，继续施布其政令，阳明燥金迁居难，难迁司天之正位，气闭不通记心间，应刺足部少阳脉，气流荥穴然谷间。

黄帝说：岁气应迁而不迁，我已通晓其要点，想听岁气不退位，有余之气要折减，不因太过而有失，还要请你来谈谈？

岐伯说：若是旧岁之岁气，岁气太过而有余，继续端居在正位，施政名叫不退位。此时会使在泉气，泉气不能向后退，而行间气之变化，此时新岁司天气，不能迁居于正位，风气运行在于上，木气布化在于天，厥阴合穴刺曲泉。若至子年与午年，司天气数有余时，及至丑年与未年，少阴君活退位难，热气运行在于上，火之余气布化天，应当针刺手厥阴，合穴曲泽记心间。若至丑年与未年，司天气数有余时，及至寅年与申年，太阴湿土退位难，湿气运行在于上，雨气化布在于天，应当针刺足太阴，此处合穴阴凌泉。若至卯年与酉年，司天气数有余时，及至辰年与戌年，阳明燥金退位难，金气运行在于上，燥气化布在于天，应当针刺手太阴，合穴尺泽记心间。若至丑年与未年，司天气数有余时，及至巳年与亥年，太阳寒水退位难，寒气运行在于上，凛冽水气布于天，应当针刺足少阴，穴阴谷位记心间。所以司天在泉气，出现异常变化时，导致人体生疾病，按照前法行针刺，可以预先来平定，将要发生之病疾。

黄帝说：再说刚干与柔干，失守司天在泉位，能使司天与中运，是否两气皆虚为？

岐伯说：你提问题很深奥！需要明白其奥妙，须知司天在泉气，逐年更迭有迁移，若是刚柔两失守，其气往往被阻抑，三年左右化为疫，认识根本之所在，疫病才能避开来。

若是到了甲子年，刚柔两者皆守失，司天刚气不迁正，柔气孤立又亏虚，此时四时之气候，正常秩序亦失去，响应音律难相从，三年左右为大疫。审察微甚与深浅，针刺将要发生时，土疫易伤人水脏，背部肾俞穴先取，间隔三日补肾水，再刺足部太阴脉，以此泻去人土气，所注穴位是太白。

在泉气卯不迁正，司天甲子阳刚气，此时孤立而无配，三年左右病土疬。若问补泻何方法，甲子司天相一致。针完不可远夜行，七日之内须洁净，素食养神要记清。

凡是肾脏原有息，吸而不呼连七次，伸直颈项用力咽，要象咽有硬东西，如此连续作七遍，吞咽津液数不拘。

若是到了丙寅年，刚柔两者皆守失，司天刚气不迁正，柔气不能独主令，水运不是为太过，不拘常法以论定。司天之气虽有余，其位不得来迁正，天地上下不配合，阳律阴吕音各异，天气运行失常序，三年左右变为疫。审察微甚和差异，徐缓三年后生病，严重生病三年时，水疫心火易被伤，将要发生可刺之，土疫水脏易被伤，先取背部心俞穴，以补心水记心上，待到间隔五日后，再刺人体阴谷穴，以泻肾水记心上。泉干支辛巳不迁正，附于上刚亦失守，在泉之气运皆虚，三年左右成水疫，若问补泻何方法，按照前法行针刺。

待到针刺完毕后，情动于中莫大喜，若不加以来控制，气会再度耗散去，使其安静有七日，无念还要心忠实。

若是到了庚辰年，刚柔两者皆守失，司天刚气不迁正，在泉之位无所配，由于乙庚为金运，上下不能相招会，上年阳明之燥金，司天之气还不退，在泉之火会来胜，来胜今年中运金，司天在泉位相错，叫做失守使太商，阳律之姑洗与，少商阴吕之林钟，不能相应，天运变化会失常，三年左右大疫病。

审察天运之规律，以及微甚之差异，差异若甚疫气甚，三年左右疫疬至，金疫易伤人肝木，肝俞穴取先背部，以此来把肝木补，待到间隔三日后，再刺人体经渠穴，以泻肺金要记住。待到针刺完毕后，安静神志养七日，此时不可有大怒，大怒真气会散失。又或在泉之干支，此时乙未曾失守，不得迁正即向下，亦是乙柔干不至，上庚刚干来独治，此时亦可叫失守。司天中运独治年，三年左右变金疬，审察在泉之变化，推断其疬气微甚，可知发病速或迟。乙庚刚柔凡失位，其中刺法皆无异，皆应保持人平和，不可发怒以伤气。

若是到了壬午年，刚柔两者皆守失，配司天壬不迁正，在泉之丁无所配，壬虽阳年不迁正，不得迁正则为亏，此时不同正常气，上下两者皆失守，一定时间来相应，差异微甚数为定，此时太角之阳律，还有少角之阴吕，两者相失难配合，待到上下得位时，律吕之音相同日，根据微甚之差异，三年左右生大疫，木疫易伤是脾土，先取背部脾俞穴，以此来补其脾土，三日后取大敦穴，肝足厥阴脉所出，以此来泻其肝木。

待到行刺完毕后，安静神志要七天，不可大醉与歌唱，以免真气再度散，不可过饱吃生物，不可滞塞太饱满，要使脾气为充实，食物不可吃太酸，不可久坐而不动，饮食之味应甘淡。

再说泉干支丁酉，不得迁正位失守，难应中运司天气，下位不能奉合上，不叫合德叫失守，柔不附刚记心房，亦可以说在泉气，此时中运不相合，三年便可为疫疠，针刺方法用何种，木疫刺法与相同。

若是到了戊申年，刚柔两者失守中，戊癸火运是阳年，司天之气不迁正，此时上失其刚劲，在泉之柔无相配，因为邪气来干扰，岁气不正记心间，司天在泉位更迭，其间差异有深浅，将欲应合刚柔位，阳律阴吕必应先，天运失去正常位，发生火疫在三年，火疫易伤人肺金，应取背部肺俞穴，待到针刺完毕后，安静神志要七天，而且不可太悲伤，以免真气再度散，要使肺气为充实，闭气养神法优先。

泉干支癸亥失守，此时不得来迁正，司天之刚气无配，不叫合德叫戊癸，运与在泉气皆虚，三年之后变疠气，此时名字叫火疠。

所以要用五运气，分立五年为周期，以明刚柔失守义，以此来用针刺法，可知是疫还是疠，上下刚柔据失守，以此定名要牢记，虽有两名但一体，再说疫疠刺方法，只有上述五方法，皆归五行而统一。

黄帝说：听说五疫若发病，皆可互相来传染，不论大人与小儿，症状相像挺直观，若是不用上法疗，你说应该怎么办？

岐伯说：无疫发病未感染，邪气不能来触犯，正气充实在于内，避其毒气要知全，邪自碧空而进入，又从鼻孔来出现，正气出自人头脑，邪气难以来侵犯。

所谓正气出于脑，集中神思屋内先，阳光一样心灿烂。

将要进入病室时，先想青气自肝出，向左运行于东方，化作繁荣之树木，诱导肝气记心上。

再想白气自肺出，向右运行于西方，化作干戈与金甲，诱导肺气记心上。

三想赤气自心出，向南运行于上方，化作火焰有光明，诱导心气记心上。四想黑气自肾出，向北运行于下方，化作冰冷寒之水，诱导肾气记心上。五想黄气自脾出，此时留存于中央，化作大地之黄土，诱导脾气记心上。待到脏气护身后，北斗星辉要相像，然后方可入病房。

黄帝问道：若是人体很虚弱，神志游离而无主，神志失去其常位，邪气干扰自外部，从而导致人死亡，真气如何才保住？针法请你讲清楚。

岐伯拜了两拜回答说：你提问题很高明！神志游离虽无主，神志失去其常位，但是并未离人体，要说死亡亦不会，若有邪气再侵犯，死亡时来命难违。

厥阴司天不迁正，失守其位天气虚，人体肝气若素虚，感受虚邪为重虚，神魂不藏游离上，邪气来犯气厥逆，若是身体还温暖，针刺救治尚可以，先刺足部少阳脉，所过原穴为丘墟，再刺背部之肝脏，肝脏俞穴为肝俞，以此来补本脏气。

人体素病心气弱，又来遇到君相火，君相司天不迁正，失守其位要记得，若是脏气再受伤，感受外邪谓三虚，若是遇火不及时，水疫之邪来侵犯，突然死亡会出现，先刺手部少阳脉。所过原穴名阳池，再刺背部心俞穴，心脏俞穴名心俞，以此来补本脏气。

人体素病脾气弱，又遇太阴来司天，太阴司天不迁正，失守其位记心间，若是脏气再受伤，感受外邪谓三虚，若是遇土不及时，木疫之邪来侵犯，突然死亡会出现，先刺足部阳明脉，所过原穴冲阳名，再刺背部脾俞穴，脾部俞穴脾俞名，以此来补本脏气。

人体素病肺气弱，又遇阳明来司天，阳明司天不迁正，失守其位记心间，若是脏气再受伤，感受外邪谓三虚，若是遇金不及时，火疫之邪来侵犯，突然死亡会出现，先刺手部阳明脉，所过原穴合谷名，再刺背部肺俞穴，肺部俞穴肺俞名，以此来补本脏气。

人体素病肾气弱，又遇太阳来司天，太阳司天不迁正，失守其位记心间，若是脏气再受伤，感受外邪谓三虚，若是遇水不及年，土疫之邪来侵犯，神魂被取伤正气，突然死亡会出现，先刺足部太阳脉，所过原穴京骨名，再刺背部肾俞穴，肾部俞穴肾俞名，以此来补本脏气。

黄帝问道：十二脏器互为用，脏腑神气失其位，会使宰彩难丰满，恐为邪气来侵犯，可用刺法来治疗，说说针法之要点。

岐伯拜了两拜回答说：你问可是真详尽！问及此些至要理，真正宗旨在其间，若非帝王是圣明，谁能深究此根源。正是所谓精气神，合乎规律顺自然，司天之气要知全。

心脏职能如君主，神明亦是由此出，可刺手部少阳脉，原穴神门要记住。

肺脏职能如相传，治理调节由此出，可刺手部太阴脉，原穴太渊要记住。

肝脏职能如将军，深谋远虑由此出，可刺足部厥阴脉，原穴太冲要记住。胆脏职能如中正，临事决断由此出，可刺部足少阳脉，原穴丘墟要记住。膻中职能如臣使，欢喜快乐由此出，可刺心包络脉处，荥穴劳宫要记住。

脾脏职能如谏议，智慧周密由此出，可刺足部太阴脉，原穴太白要记住。胃之职能如仓廪，饮食五味由此出，可刺足部阳明脉，原穴冲阳要记住。

大肠职能如传导，变化糟粕由此出，大肠手部阳明脉，原穴合谷要记住。

小肠职能如受盛，化生精微由此出，小肠手部太阳脉，原穴腕骨要记住。肾脏职能如作强，才能技巧由此出，可刺肾足少阴脉，原穴太溪要记住。三焦职能如诀渎，水液隧道由此出，可刺三焦少阳脉，原穴阳池要记住。

膀胱职能如州都，精液储藏在此处，通过气化才排出，膀胱足部太阳脉，原穴京骨要记住。十二脏器之职能，记得不能有缺失，刺法保全人神气，调养真元有意义，亦是修养人真气，并非单纯来疗疾，所以一定勤修养，还要调和人神气。

调养神气何为道，持之以恒要知晓，巩固根本养神气，精气不能离散掉，神气内守不分离，保全真气是必要，若是人神不相守，至真之理难达到，至真要领又何在，天玄之气要明白，神能守住在天息，复入本元之气来，名为归宗记心怀。

黄帝内经·素问

本病论

原 文

黄帝问曰：天元九室，余已知之，愿闻气交，何名失守？岐伯曰：谓其上下升降，迁正退位，各有经论，上下各有不前，故名失守也。是故气交失易位，气交乃变，变易非常，即四时失序，万化不安，变民病也。

帝曰：升降不前，愿闻其故，气交有变，何以明知？岐伯曰：昭乎哉问，明乎道矣？气交有变，是谓天地机，但欲降而不得降者，地室刑之。又有五运太过，而先天而至者，即交不前，但欲升而不得其升，中运抑之，但欲降而不得其降，中运抑之。于是有升之不前，降之不下者，有降之不下，升而至天者，有升降俱不前，作如此之分别，即气交之变。变之有异，常各各不同，灾有微甚者也。

帝曰：愿闻气交遇会胜抑之由，变成民病，轻重何如？岐伯曰：胜相会，抑伏使然。是故辰戌之岁，木气升之，主逢天柱，胜而不前；又遇庚戌，金运先天，中运胜之，忽然不前，木运升天，金乃抑之，升而不前，即清生风少，肃杀于春，露霜复降，草木乃萎。民病温疫早发，咽嗌乃干，四肢满，肢节皆痛；久而化郁，即大风摧拉，折陨鸣紊。民病卒中偏痹，手足不仁。

是故巳亥之岁，君火升天，主室天蓬，胜之不前；又厥阴未迁正，则少阴未得升天，水运以至其中者，君火欲升，而中水运抑之，升之不前，即清寒复作，冷生旦暮。民病伏阳，而内生烦热，心神惊悸，寒热间作；日久成郁，即暴热乃至，赤风肿翳，化疫，温疠暖作，赤气彰而化火疫，皆烦而燥渴，渴甚，治之以泄之可止。

是故子午之岁，太阴升天，主室天冲，胜之不前；又或遇壬子，木运先天而至者，中木运抑之也，升天不前，即风埃四起，时举埃昏，雨湿不化。民病风厥涎潮，偏痹不随，胀满；久而伏郁，即黄埃化疫也。民病夭亡，脸肢府，黄疸满闭。湿令弗布，雨化乃微。

是故丑未之年，少阳升天，主室天蓬，胜之不前；又或遇太阴未迁正者，即少阴未升天也，水运以至者，升天不前，即寒冰反布，凛冽如冬，水复涸，冰再结，暄暖乍作，冷夏布之，寒暄不时。民病伏阳在内，烦热生中，心神惊骇，寒热间争；以久成郁，即暴热乃生，赤风气肿翳，化成疫疠，乃化作伏热内烦，痹而生厥，甚则血溢。

是故寅申之年，阳明升天，主窒天英，胜之不前；又或遇戊申戊寅，火运先天而至；金欲升天，火运抑之，升之不前。即时雨不降，西风数举，咸卤燥生。民病上热，喘嗽血溢；久而化郁，即白埃翳雾，清生杀气，民病胁满，悲伤，寒鼽嚏，嗌干，手坼皮肤燥。

是故卯酉之年，太阳升天，主窒天芮，胜之不前；又遇阳明未迁正者，即太阳未升天也，土运以至，水欲升天，土运抑之，升之不前，即湿而热蒸，寒生两间。民病注下，食不及化；久而成郁，冷来客热，冰雹卒至。民病厥逆而哕，热生于内，气痹于外，足胫酸疼，反生心悸，懊热，暴烦而复厥。

黄帝曰：升之不前，余已尽知其旨，愿闻降之不下，可得明乎？岐伯曰：悉乎哉问也！是之谓天地微旨，可以尽陈斯道。所谓升已必降也，至天三年，次岁必降，降而入地，始为左间也。如此升降往来，命之六纪也。

是故丑未之岁，厥阴降地，主窒地晶，胜而不前；又或遇少阴未退位，即厥阴未降下，金运以至中，金运承之，降之未下，抑之变郁，木欲降下，金承之，降而不下，苍埃远见，白气承之，风举埃昏，清燥行杀，霜露复下，肃杀布令。久而不降，抑之化郁，即作风燥相伏，暄而反清，草木萌动，杀霜乃下，蛰虫未见，惧清伤脏。

是故寅申之岁，少阴降地，主窒地玄，胜之不入；又或遇丙申丙寅，水运太过，先天而至，君火欲降，水运承之，降而不下，即彤云才见，黑气反生，暄暖如舒，寒常布雪，凛冽复作，天云惨凄。久而不降，伏之化郁，寒胜复热，赤风化疫，民病面赤、心烦、头痛、目眩也，赤气彰而温病欲作也。

是故卯酉之岁，太阴降地，主窒地苍，胜之不入；又或少阳未退位者，即太阴未得降也；或木运以至，木运承之，降而不下，即黄云见而青霞彰，郁蒸作而大风，雾翳埃胜，折陨乃作。久而不降也，伏之化郁，天埃黄气，地布湿蒸。民病四肢不举、昏眩、肢节痛、腹满填臆。

是故辰戌之岁，少阳降地，主窒地玄，胜之不入；又或遇水运太过，先天而至也，水运承之，降而不下，即彤云才见，黑气反生，暄暖欲生，冷气卒至，甚则冰雹也。久而不降，伏之化郁，冰气复热，赤风化疫，民病面赤、心烦、头痛、目眩也，赤气彰而热病欲作也。

是故巳亥之岁，阳明降地，主窒地彤，用而不入；又或遇太阳未退位，即阳明未得降；即火运以至之，火运承之不下，即天清而肃，赤气乃彰，暄热反作。民皆昏倦，夜卧不安，咽干引饮，懊热内烦，天清朝暮，暄还复作；久而不降，伏之化郁，天清薄寒，远生白气。民病掉眩，手足直而不仁，两胁作痛，满目晄晄。

是故子午之年，太阳降地，主窒地阜胜之，降而不入；又或遇土运太过，先天而至，土运承之，降而不入，即天彰黑气，暝暗凄惨，才施黄埃而布湿，寒化令气，蒸湿复令。久而不降，伏之化郁，民病大厥，四肢重怠，阴痿少力，天布沉阴，蒸湿间作。

帝曰：升降不前，晰知其宗，愿闻迁正，可得明乎？岐伯曰：正司中位，是谓迁正位，司天不得其迁正者，即前司天，以过交司之日，即遇司天太过有余日也，即仍旧治天数，新司天未得迁正也。

厥阴不迁正，即风暄不时，花卉萎瘁。民病淋溲，目系转，转筋，喜怒，小便赤。风欲令而寒由不去，温暄不正，春正失时。

少阴不迁正，即冷气不退，春冷后寒，暄暖不时。民病寒热，四肢烦痛，腰脊强直。木气虽有余，而位不过于君火也。

太阴不迁正，即云雨失令，万物枯焦，当生不发。民病手足肢节肿满，大腹水肿，填臆不食，飧泄胁满，四肢不举。雨化欲令，热犹治之，温煦于气，亢而不泽。

少阳不迁正，即炎灼弗令，苗莠不荣，酷暑于秋，肃杀晚至，霜露不时。民病痎疟，骨热，心悸，惊骇；甚时血溢。

阳明不迁正，则暑化于前，肃杀于后，草木反荣。民病寒热，鼽嚏，皮毛折，爪甲枯焦；甚则喘嗽息高，悲伤不乐。热化乃布，燥化未令，即清劲未行，肺金复病。

阳明不迁正，即冬清反寒，易令于春，杀霜在前，寒冰于后，阳光复治，凛冽不作，民病温疠至，喉闭嗌干，烦躁而渴，喘息而有音也。寒化待燥，犹治天气，过失序，与民作灾。

帝曰：迁正早晚，以命其旨，愿闻退位，可得明哉？岐伯曰：所谓不退者，即天数未终，即天数有余，名曰复布政，故名曰再治天也。即天令如故，而不退位也。

厥阴不退位，即大风早举，时雨不降，湿令不化，民病温疫，疵废，风生，皆肢节痛，头目痛，伏热内烦，咽喉干引饮。

少阴不退位，即温生春冬，蛰虫早至，草木发生，民病膈热，咽干，血溢，惊骇，小便赤涩，丹瘤，疮疡留毒。

太阴不退位，而取寒暑不时，埃昏布作，湿令不去，民病四肢少力，食饮不下，泄注淋满，足胫寒，阴痿，闭塞，失溺，小便数。

少阳不退位，即热生于春，暑乃后化，冬温不冻，流水不冰，蛰虫出见，民病少气，寒热更作，便血，上热，小腹坚满，小便赤沃，甚则血溢。

阳明不退位，即春生清冷，草木晚荣，寒热间作。民病呕吐，暴注，食饮不下，大便干燥，四肢不举，目瞑掉眩。

太阳不退位，即春寒夏作，冷雹乃降，沉阴昏翳，二之气寒犹不去。民病痹厥，阴痿，失溺，腰膝皆痛，温疠晚发。

帝曰：天岁早晚，余已知之，愿闻地数，可得闻乎？岐伯曰：地下迁正、升天及退位不前之法，即地土产化，万物失时之化也。

诗青译文

黄帝说：天元之气有窒抑，这些我已明白了，气交变化我想听，何为失守你来道？岐伯说：司天在泉，迁正退位，左右间气有升降，司天在泉的迁正退位，各有经文已论述，左右间气有升降，不前反象叫失守。由于气交有失守，不能移易其时位，气交变化为异常，四时节令亦失常，万物生化难平安，人类就有疾病生。

黄帝说：升降不前何原因，气交变化怎知晓？岐伯说：你提问题很高明！其中道理必须明。气交所以有变化，天地运转机理成，气欲下降而不得，地之五气窒抑胜。又有五运气太过，先于天时而来至，气交升降不能前，亦受中运之阻抑，但是欲降而不得，亦受中运之阻抑。于是有升不向前，于是有降不下去，降之不下升至天，升降前进两皆难，所以这样来分别，气交各种变化中，异常变化各不同，灾害自然有轻重。

黄帝说：气交相遇和相会，还有相抑和相胜，是何原因我想听，发生变化为疾病，怎知病情重与轻？岐伯说：气交有胜气相会，抑伏而使气交变。因此若在辰戌年，厥阴风木应是从，上年在泉之右间，本年司天升左间，若遇天柱金过胜，木气升之而不前。又若遇到庚戌年，金运之气至先天，人体中运之胜气，木气忽然升不前。木气此时欲升天，金气抑制升不前，清凉之气则发生，风气反而减少中，肃杀之气行春季，露霜再次向下行，草木枯萎不发青。温疫早发人易患，两胁胀满咽喉干，肢节皆痛人体间。木气不升久郁化，郁生过久则会发，大风折损鸣声乱。人们易患病卒中，手足不仁半身麻。

因此若在巳亥年，少阴君火应是从，上年在泉之右间，本年司天升左间，若遇天蓬水过胜，君火升之而不前。厥阴司天若遇到，迁居正位未得到，少阴君火亦不能，升于司天之左间，水运中间有阻抑。欲升司天升不前，清凉寒冷再发作，冷气发生早与晚。阳气郁内人易患，心神惊悸和热烦，寒热交作病出现。君气不升久郁化，郁生过久则会发，人体暴热会发作，火热之风覆于上，化为疫气要记得，温疠逢暖时发作，火气暴露为疫火，心烦躁动与口渴，渴甚可以泻火热，诸症可止不多说。

因此若在子午年，太阴湿土应是从，上年在泉之右间，本年司天升左间，若遇天冲木过胜，土气升之而不前。又若遇到壬子年，木运之气至先天，人体中运之胜气，土气升天尘昏暗，雨湿之气布化难。风厥病症人易患，涎液上涌在喉间，半身麻痹而不随，人体腹部有胀满。土气不升久郁化，郁生过久则会发，土气尘埃变疫病，人会猝然死亡行，面部四肢与六腑，胀满闭塞黄疸病，湿气难以被布化，雨水就要减少中。

因此若在丑未年，少阳相火应是从，上年在泉之右间，本年司天升左间，若遇天蓬水过胜，少阳相火升不前。太阴司天若遇到，迁居正位未得到，少阴相火亦不能，升于司天之左间，水运中间有阻抑。欲升司天升不前，寒冷雾露反布化，气候凛冽似冬闲，冰冻再凝河干涸，温暖气候又突然，寒气布化紧接有，冷热发作无时间。阳气郁内人易患，心神惊骇热心烦，寒热交作病出现。相火不升久郁化，郁生过久则会发，人体暴热会发作，火热之风覆于上，化为疫气要记得，变为伏热而内烦，肢体麻痹而厥逆，甚时血液会外溢。

因此若在寅申年，阳明燥金应是从，上年在泉之右间，本年司天升左间，若遇天英火气胜，金气升之而不前。又遇戊申戊寅年，中运之火至先天，金气欲升升之为，升至司天之左间，中运之火能阻抑，金气升之而不前，应时之雨难降下，西风频作地卤咸。气喘咳嗽人易患，血液外溢病出现。燥气不升久郁化，郁生过久则会发，白色埃雾天空罩，气为清冷与肃杀，易患胁下胀满病，鼻塞喷嚏悲喜中，咽喉干燥手部裂，皮肤干燥等病症。

因此若在卯酉年，太阳寒水应是从上年在泉之右间，本年司天升左间，若遇天芮土过胜，太阳寒水升不前。阳明司天若遇到，迁居正位未得到，太阳寒水亦不能，升于司天之左间，土运应时得以至。寒水之气欲升为，升为司天之左间，受到土运来阻抑，寒气升之而不前，此时湿热两相蒸，寒气生于天地间。泄泻如注人易患，食谷不化病出现。寒水不升久郁化，郁生过久则会发，冷气胜过客热气，冰雹突然会降下。易患厥逆与呃逆，体外是有阳气痹，体内是有为热病，心悸烦热疼足胫，暴烦厥逆等疾病。

　　黄帝说：六气升之而不前，意义我已全明白。六气降之而不下，可否请你细道来？岐伯说：你的问题真全面！天地变化精妙意，全面讲述其道理。若是六气上升后，必然还要降下去。六气之中每一气，上升至天时三年，火年亦是第四年，必然下降再入地，地之左间成为后，在之又居时三年。升降往来共六年，此时名字叫六纪。

　　因此若在丑未年，厥阴风木应是从，上年司天之右间，本年在泉降左间，若遇地白金过胜，厥阴风木降地难。少阴司天若遇到，不得退位要知道，厥阴风木亦不能，降于在泉之左间，居中金运应时至。金运居于司天下，司天之下承其气，厥阴风木降不下，青色尘埃远见上，白气承之而干下，大风时起尘埃暗，清燥之气行令杀，霜露再次又降下，施布其令气肃杀。若是木气久不降，其气被抑郁气化，风气燥气郁发生，气才温暖反清冷，草木虽已萌芽长，又至严寒与霜冻，清凉之气伤脏气。难以出现是蛰虫。

　　因此若在寅申年，少阳君火应是从，上年在泉之右间，本年在泉降左间，若遇地玄火过胜，少阴君火降地难。又遇丙申丙寅年，水运太过天时先。少阴君火欲下降，水运居中承之间，君火欲降而不得，赤色云气始出现，黑色云气反而生，万物舒适气候暖，又有寒雪再下降，天云凄凉又严寒。少阴君火久不降，化为郁气久必发，所以寒气过胜后，又有热气变火发，火风化为是疫气，易患面赤与心烦，还有头痛与目眩，若是火气暴露后，温病发作迟早有。

　　因此若在卯酉年，太阴湿土应是从，上年司天之右间，本年在泉升左间，若遇地苍木过胜，太阴湿土降地难。少阳司天又遇到，不得退位要知道，太阴湿土亦不能，降于在泉之左间，木运应时而来至。木运居于司天下，司天之下承其气，太阴湿土降不下，黄云青色露云霞，云气郁蒸大风作，尘埃过胜雾蔽遮，草木为之被损折。太阴湿土久不降，伏而不布化郁气，天空黄气现尘埃，湿气郁蒸在于地，四肢不举头晕眩，肢节疼痛腹胀满。

因此若在辰戌年，少阳相火应是从，上年司天之右间，本年在泉降左间，若遇地玄火过胜，少阳相火降地难。水运太过又遇到，先于天时而来到。居中水运而承之，相火欲降降地难，黑色云气反发生，赤色云气始发现，温暖之气才欲生，冷气而至又突然，降下冰雹不奇谈。少阳相火久不降，伏而不布化郁气，冷气之后随生热，火风之气化疫气，易患心烦和面赤，还有头痛与目眩，若是火气暴露后，温病发作有来由。

因此若在巳亥年，阳明燥金应是从，上年司天之右间，本年在泉升左间，若遇地形火过胜，阳明燥金降地难。太阳司天又遇到，不得退位要知道，阳明燥金不得降，降入在泉之左间，或是火运应时至。火运居于司天下，所以能够承其气，阳明燥金降不得，天气清冷肃降多，火气显露发温热。人觉昏沉与困倦，夜卧不宁咽喉干，口渴欲饮人烦热，大凉之气早晚多，湿热之气又发作。阳明燥金久不降，伏而不布化郁气，天空清凉而寒冷，远处白气有发生。手足强直人眩晕，麻木不仁两胁痛，双目视物而不清。

因此若在子午年，太阳寒水应是从，上年司天之右间，本年在泉降左间，若遇阜土气过胜，太阳寒水降地难。土运太过又遇到，先于天时而来到。土运居中而承之，太阳寒水降地难，天露黑气凄昏暗，黄尘才有湿气漫，寒气若是布化后，湿热之令又出现。太阳寒水久不降，伏而不布化郁气，大厥四肢倦沉重，还有阴萎少无力，此时天气是阴沉，湿热之气互交替。

黄帝说；间气升降之问题，我已明白其意义。六气迁正你讲讲，使我明白其道理？岐伯说：若是值年之岁气，迁居一年之中位，此时叫做迁正位。司天之气不迁正，就是上年司天气，超过交司之日期。亦是司天气太过，值班之时有余日，本年司天仍治理，新来未有迁正日，风木温暖气难化，遍地枯萎草与花，易患淋病目系转，转筋善怒赤小便。风气欲令寒不退，温暖气候不正时，正常春令则失去。若是遇到子午年，上年厥阴不退位，本年少阴不得正，此时冷气不退位，春天先冷而后寒，暖气不能应时施。易患寒热肢烦痛，还有腰脊为强直。上年厥阴木气余，但是由于不退位，不能超过其主气，二气君火当令时。若是遇到丑未年，上年少阴不退位，本年太阴不得正，不能及时有雨水，万物枯焦生发难。手足肢节易肿满，大腹水肿满不食，四肢不举病胁满。雨气欲布施其令，少阴君火天位仍，所以温暖之气盛，雨泽缺少意料中。若是遇到寅申年，上年太阴不退位，本年少阳不得正，炎热气候难施令，植物苗莠难繁荣，少阳之气晚来治，酷暑多见在秋季，肃杀之气必晚来，霜露不得降应时。皮毛脆折易寒热，爪甲枯焦鼻喷嚏，甚则悲伤而不乐，还有喘咳与上气。热化之令继续施，清冷急切气不行，肺金又要患疾病。若是遇到辰戌年，上年阳明不退位，本年太阳不得正，致使冬季寒之令，反而改为春季行，肃杀霜冻气在前，严寒冰雪气在后，阳光之气若复治，凛冽之气发作难，雾待时机而出现。此时温疫易发作，喉闭咽干烦口渴，喘息有音疾病多。此时太阳寒化令，须待燥气经过后，司天主治才能行，燥气过期若不退，时令失常灾害回。

黄帝说：迁正早晚之问题，我已明白其意义。有关退位你讲讲，使我明白其道理？岐伯说：这里所说不退位，是指司天数未尽，亦是司天数有余，复布政名记在心，所以也叫再治天，由于司天数有余，不得退位理当然。厥阴风木不退时，时雨不下大风起，温令不能来施化，温暖斑疵风病发，四肢节痛头目痛，伏热在内心烦中，还有咽喉部干燥，口渴欲饮等疾病。少阴君火不退时，温暖生在春冬季，蛰虫早期会出现，草木发芽向前提，易患隔热而咽干，惊骇血液向外溢，还有小便为赤涩，丹瘤疮疡等病疾。太阴湿土不退时，寒冷暑热生春季，尘埃昏暗天空布，此时湿令未曾去，饮食不下泻如注，四肢易患少无力，小便淋沥腹部满，足胫寒冷大便闭，小便失禁有阴萎，小便频数等病疾。少阳相火不退时，炎热气候生春季，暑热后期才布化，冬季不冻有暖意，流水不冰蛰虫现，少气寒热发交替，上部发热有便血，小腹坚硬胀满时，还有小便色为赤，甚则血液向外溢。阳明燥金不退时，清冷之气生春季，寒气热气相间作，草木繁荣被推迟。暴发泄泻与呕吐，大便干燥难饮食，四肢举动亦不能，头目眩晕等病疾。太阳寒水不退时，寒冷气候生春季，天空冰雹皆降下，昏暗覆盖阴沉气，二之气时若来到，寒气尚未退下去，小便失禁与阴痿，易患寒痹和厥逆，腰部膝盖皆有痛，温疠发作较为迟。

黄帝说：岁气司天之问题，我已明白其意义。在泉之数你讲讲，使我明白其道理？岐伯说：地有三气君要知，每年迁正有一气，一气升天一退位，不前便应于土地，万物生化常令失。

黄帝内经 · 素问

至真要大论

原 文

黄帝问曰：五气交合，盈虚更作，余知之矣。六气分治，司天地者，其至何如？岐伯再拜对曰：明乎哉问也！天地之大纪，人神之通应也。帝曰：愿闻上合昭昭，下合冥冥奈何？岐伯曰：此道之所主，工之所疑也。

帝曰：愿闻其道也。岐伯曰：厥阴司天，其化以风；少阴司天，其化以热；太阴司天，其化以湿，少阳司天，其化以火；阳明司天，其化以燥；太阳司天，其化以寒。以所临脏位，命其病者也。

帝曰：地化奈何？岐伯曰：司天同候，间气皆然。帝曰：间气何谓？岐伯曰：司左右者，是谓间气也。帝曰：何以异之？岐伯曰：主岁者纪岁，间气者纪步也。帝曰：善。岁主奈何？岐伯曰：厥阴司天为风化，在泉为酸化，司气为苍化，间气为动化。少阴司天为热化，在泉为苦化，不司气化，居气为灼化。太阴司天为湿化，在泉为甘化，司气为黅化，间气为柔化。少阳司天为火化，在泉为苦化，司气为丹化，间气为明化。阳明司天为燥化，在泉为辛化，司气为素化，间气为清化。太阳司天为寒化，在泉为咸化，司气为玄化，间气为脏化。故治病者，必明六化分治，五味五色所生，五脏所宜，乃可以言盈虚病生之绪也。

帝曰：厥阴在泉而酸化，先余知之矣。风化之行也，何如？岐伯曰：风行于地，所谓本也，余气同法。本乎天者，天之气也，本乎地者，地之气也，天地合气，六节分而万物化生矣。故曰：谨候气宜，无失病机，此之谓也。

帝曰：其主病何如？岐伯曰：司岁备物，则无遗主矣。帝曰：先岁物何也？岐伯曰：天地之专精也。帝曰：司气者何如？岐伯曰：司气者主岁同，然有余不足也。帝曰：非司岁物何谓也。岐伯曰：散也，故质同而异等也，气味有薄厚，性用有躁静，治保有多少，力化有浅深，此之谓也。

帝曰：岁主脏害何谓？岐伯曰：以所不胜命之，则其要也。帝曰：治之奈何？岐伯曰：上淫于下，所胜平之，外淫于内，所胜治之。

帝曰：善。平气何如？岐伯曰：谨察阴阳所在而调之，以平为期，正者正治，反者反治。

帝曰：夫子言察阴阳所在而调之，论言人迎与寸口相应，若引绳小大齐等，命曰平，阴之所在寸口何如？岐伯曰：视岁南北，可知之矣。帝曰：愿卒闻之。岐伯曰：北政之岁，少阴在泉，则寸口不应；厥阴在泉，则右不应；太阴在泉，则左不应。南政之岁，少阴司天，则寸口不应；厥阴司天，则右不应；太阴司天，则左不应。诸不应者，反其诊则见矣。帝曰：尺候何如？岐伯曰：北政之岁，三阴在下，则寸不应；三阴在上，则尺不应。南政之岁，三阴在天，则寸不应；三阴在泉，则尺不应。左右同。故曰：知其要者，一言而终，不知其要，流散无穷，此之谓也。

帝曰：善。天地之气，内淫而病何如？岐伯曰：岁厥阴在泉，风淫所胜，则地气不明，平野昧，草乃早秀。民病洒洒振寒，善伸数欠，心痛支满，两胁里急，饮食不下，膈咽不通，食则呕，腹胀善噫，得后与气，则快然如衰，身体皆重。

岁少阴在泉，热淫所胜，则焰浮川泽，阴处反明。民病腹中常鸣，气上冲胸，喘不能久立，寒热皮肤痛，目瞑齿痛肿，恶寒发热如疟，少腹中痛，腹大，蛰虫不藏。

岁太阴在泉，草乃早荣，湿淫所胜，则埃昏岩谷，黄反见黑，至阴之交。民病饮积，心痛，耳聋，浑浑焞焞。嗌肿喉痹，阴病血见，少腹痛肿，不得小便，病冲头痛，目似脱，项似拔，腰似折，髀不可以回，腘如结，腨如别。

岁少阳在泉，火淫所胜，则焰明郊野，寒热更至。民病注泄赤白，少腹痛溺赤，甚则血便，少阴同候。

岁阳明在泉，燥淫所胜，则霿雾清瞑。民病喜呕，呕有苦，善大息，心胁痛不能反侧，甚则嗌干面尘，身无膏泽，足外反热。

岁太阳在泉，寒淫所胜，则凝肃惨栗。民病少腹控睪，引腰脊，上冲心痛，血见，嗌痛颔肿。

帝曰：善。治之奈何？岐伯曰：诸气在泉，风淫于内，治以辛凉，佐以苦，以甘缓之，以辛散之。热淫于内，治以咸寒，佐以甘苦，以酸收之，以苦发之。湿淫于内，治以苦热，佐以酸淡，以苦燥之，以淡泄之。火淫于内，治以咸冷，佐以苦辛，以酸收之，以苦发之。燥淫于内，治以苦温，佐以苦辛，以苦下之。寒淫于内，治以甘热，佐以苦辛，以咸泻之，以辛润之，以苦坚之。

帝曰：善。天气之变何如？岐伯曰：厥阴司天，风淫所胜，则太虚埃昏，云物以扰，寒生春气，流水不冰。民病胃脘当心而痛，上支两胁，膈咽不通，饮食不下，舌本强，食则呕，冷泄腹胀，溏泄，瘕水闭，蛰虫不去，病本于脾。冲阳绝，死不治。

少阴司天，热淫所胜，怫热至，火行其政。民病胸中烦热，嗌干，右胠满，皮肤痛，寒热咳喘，大雨且至，唾血血泄，鼽衄嚏呕，溺色变，甚则疮疡胕肿，肩背臂臑及缺盆中痛，心痛肺䐜，腹大满，膨膨而喘咳，病本于肺，尺泽绝，死不治。

太阴司天，湿淫所胜，则沉阴且布，雨变枯槁。胕肿骨痛阴痹，阴痹者按之不得，腰脊头项痛，时眩，大便难，阴气不用，饥不欲食，咳唾则有血，心如悬，病本于肾。太溪绝，死不治。

少阳司天，火淫所胜，则温气流行，金政不平。民病头痛，发热恶寒而疟，热上皮肤痛，色变黄赤，传而为水，身面胕肿，腹满仰息，泄注赤白，疮疡咳唾血，烦心胸中热，甚则鼽衄，病本于肺。天府绝，死不治。

阳明司天，燥淫所胜，则木乃晚荣，草乃晚生，筋骨内变。民病左胠胁痛，寒清于中，感而疟，大凉革候，咳，腹中鸣，注泻鹜溏，名木敛，生菀于下，草焦上首，心胁暴痛，不可反侧，嗌干面尘，腰痛，丈夫㿉疝，妇人少腹痛，目昧眦疡，疮痤痈，蛰虫来见，病本于肝。太冲绝，死不治。

太阳司天，寒淫所胜，则寒气反至，水且冰，血变于中，发为痈疡。民病厥心痛，呕血血泄，鼽衄善悲，时眩仆，胸腹满，手热肘挛腋肿，心澹澹大动，胸胁胃脘不安，面赤目黄，善噫，嗌干，甚则色炲，渴而欲饮，病本于心。神门绝，死不治。所谓动气，知其脏也。

帝曰：善。治之奈何？岐伯曰：司天之气，风淫所胜，平以辛凉，佐以苦甘，以甘缓之，以酸泻之。热淫所胜，平以咸寒，佐以苦甘，以酸收之。湿淫所胜，平以苦热，佐以酸辛，以苦燥之，以淡泄之。湿上甚而热，治以苦温，佐以甘辛，以汗为故而止。火淫所胜，平以酸冷，佐以苦甘，以酸收之，以苦发之，以酸复之，热淫同。燥淫所胜，平以苦温，佐以酸辛，以苦下之。寒淫所胜，平以辛热，佐以甘苦，以咸泻之。

帝曰：善。邪气反胜，治之奈何？岐伯曰：风司于地，清反胜之，治以酸温，佐以苦甘，以辛平之。热司于地，寒反胜之，治以甘热，佐以苦辛，以咸平之。湿司于地，热反胜之，治以苦冷，佐以咸甘，以苦平之。火司于地，寒反胜之，治以甘热，佐以苦辛，以成平之。燥司于地，热反胜之，治以平寒，佐以苦甘，以酸平之，以和为利。寒司于地，热反胜之，治以咸冷，佐以甘辛，以苦平之。

帝曰：其司天邪胜何如？岐伯曰：风化于天，清反胜之，治以酸温，佐以甘苦；热化于天，寒反胜之，治以甘温，佐以苦酸辛；湿化于天，热反胜之，治以苦寒，佐以苦酸；火化于天，寒反胜之，治以甘热，佐以苦辛；燥化于天，热反胜之，治以辛寒，佐以苦甘；寒化于天，热反胜之，治以咸冷，佐以苦辛。

帝曰：六气相胜奈何？岐伯曰：厥阴之胜，耳鸣头眩，愦愦欲吐，胃膈如寒，大风数举，倮虫不滋，胠胁气并，化而为热，小便黄赤，胃脘当心而痛，上支两胁，肠鸣飧泄，少腹痛，注下赤白，甚则呕吐，膈咽不通。

少阴之胜，心下热善饥，脐下反动，气游三焦，炎暑至，木乃津，草乃萎，呕逆躁烦，腹满痛，溏泄，传为赤沃。

太阴之胜，火气内郁，疮疡于中，流散于外，病在胠胁，甚则心痛热格，头痛喉痹项强，独胜则湿气内郁，寒迫下焦，痛留顶，互引眉间，胃满，雨数至，燥化乃见，少腹满，腰脽重强，内不便，善注泄，足下温，头重足胫胕肿，饮发于中，胕肿于上。

少阳之胜，热客于胃，烦心心痛，目赤欲呕，呕酸善饥，耳痛溺赤，善惊谵妄，暴热消烁，草萎水涸，介虫乃屈，少腹痛，下沃赤白。

阳明之胜，清发于中，左胠胁痛溏泄，内为嗌塞，外发疝，大凉肃杀，华英改容，毛虫乃殃，胸中不便，嗌塞而咳。

太阳之胜，凝凛且至，非时水冰，羽乃后化，痔疟发，寒厥入胃，则内生心痛，阴中乃疡，隐曲不利，互引阴股，筋肉拘苛，血脉凝泣，络满色变，或为血泄，皮肤否肿，腹满食减，热反上行，头项囟顶脑户中痛，目如脱，寒入下焦，传为濡泻。

帝曰：治之奈何？岐伯曰：厥阴之胜，治以甘清，佐以苦辛，以酸泻之。少阴之胜，治以辛寒，佐以苦咸，以甘泻之。太阴之胜，治以咸热，佐以辛甘，以苦泻之。少阳之胜，治以辛寒，佐以甘咸，以甘泻之。阳明之胜，治以酸温，佐以辛甘，以苦泄之。太阳之胜，治以甘热，佐以辛酸，以咸泻之。

帝曰：六气之复何如？岐伯曰：悉乎哉问也？厥阴之复，少腹坚满，里急暴痛，偃木飞沙，倮虫不荣，厥心痛，汗发呕吐，饮食不入，入而复出，筋骨掉眩，清厥，甚则入脾，食痹而吐。冲阳绝，死不治。

少阴之复，燠热内作，烦躁鼽嚏，少腹绞痛，火见燔炳，嗌燥，分注时止，气动于左，上行于右，咳，皮肤痛，暴喑心痛，郁冒不知人，乃洒

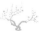

淅恶寒，振栗谵妄，寒已而热，渴而欲饮，少气骨痿，隔肠不便，外为浮肿，哕噫，赤气后化，流水不冰，热气大行，介虫不复，病痱胗疮疡，痈疽痤痔，甚则入肺，咳而鼻渊。天府绝，死不治。

太阴之复，温变乃举，体重中满，食饮不化，阴气上厥，胸中不便，饮发于中，咳喘有声。大雨时行，鳞见于陆，头顶痛重，而掉瘛尤甚，呕而密默，唾吐清液，甚则入肾，窍泻无度。太溪绝，死不治。

少阳之复，大热将至，枯燥燔爇，介虫乃耗，惊瘛咳衄，心热烦躁，便数憎风，厥气上行，面如浮埃，目乃瘛，火气内发，上为口糜，呕逆，血溢血泄，发而为疟，恶寒鼓栗，寒极反热，嗌络焦槁，渴引水浆，色变黄赤，少气脉萎，化而为水，传为胕肿，甚则入肺，咳而血泄。尺泽绝，死不治。

阳明之复，清气大举，森木苍干，毛虫乃厉。病生胠胁，气归于左，善太息，甚则心痛痞满，腹胀而泄，呕苦咳哕，烦心，病在膈中头痛，甚则入肝，惊骇筋挛。太冲绝，死不治。

太阳之复，厥气上行，水凝雨冰，羽虫乃死，心胃生寒，胸膈不利，心痛痞满，头痛善悲，时眩仆，食减，腰脽反痛，屈伸不便，地裂冰坚，阳光不治，少腹控睾，引腰脊，上冲心，唾出清水，及为哕噫，甚则入心，善忘善悲。神门绝，死不治。

帝曰：善。治之奈何？岐伯曰：厥阴之复，治以酸寒，佐以甘辛，以酸泻之，以甘缓之。少阴之复，治以咸寒，佐以苦辛，以甘泻之，以酸收之，辛苦发之，以咸软之。太阴之复，治以苦热，佐以酸辛，以苦泻之，燥之，泄之。少阳之复，治以咸冷，佐以苦辛，以咸软之，以酸收之，辛苦发之，发不远热，无犯温凉，少阴同法。阳明之复，治以辛温，佐以苦甘，以苦泄之，以苦下之，以酸补之。太阳之复，治以咸热，佐以甘辛，以苦坚之。治诸胜复，寒者热之，热者寒之，湿者清之，清者温之，散者收之，抑者散之，燥者润之，急者缓之，坚者软之，脆者坚之，衰者补之，强者泻之，各安其气，必清必静，则病气衰去，归其所宗，此治之大体也。

帝曰：善。气之上下，何谓也？岐伯曰：身半以上，其气三矣，天之分也，天气主之。身半以下，其气三矣，地之分也，地气主之。以名命气，以气命处，而言其病。半，所谓天枢也。故上胜而下俱病者，以地名之，下胜而上俱病者，以天名之。所谓胜至，报气屈伏而未发也。复至则不以天地异名，皆如复气为法也。帝曰：胜复之动，时有常乎？气有必乎？岐伯曰：时有常位，而气无必也。

帝曰：愿闻其道也。岐伯曰：初气终三气，天气主之，胜之常也。四气尽终气，地气主之，复之常也。有胜则复，无胜则否。帝曰：善。复已而胜何如？岐伯曰：胜至则复，无常数也，衰乃止耳。复已而胜，不复则害，此伤生也。帝曰：复而反病何也？岐伯曰：居非其位，不相得也。大复其胜则主胜之，故反病也。所谓火燥热也。

帝曰：治之何如？岐伯曰：夫气之胜也，微者随之，甚者制之。气之复也，和者平之，暴者夺之。皆随胜气，安其屈伏，无问其数，以平为期，此其道也。

帝曰：善。客主之胜复奈何？岐伯曰：客主之气，胜而无复也。帝曰：其逆从何如？岐伯曰：主胜逆，客胜从，天之道也。

帝曰：其生病何如？岐伯曰：厥阴司天，客胜则耳鸣掉眩，甚则咳；主胜则胸胁痛，舌难以言。少阴司天，客胜则鼽嚏，颈项强，肩背瞀热，头痛少气，发热耳聋目瞑，甚则胕肿血溢，疮疡咳喘；主胜则心热烦躁，甚则胁痛支满。太阴司天，客胜则首面胕肿，呼吸气喘；主胜则胸腹满，食已而瞀。少阳司天，客胜则丹胗外发，及为丹熛疮疡，呕逆喉痹，头痛嗌肿，耳聋血溢，内为瘛疭；主胜则胸满咳仰息，甚而有血，手热。阳明司天，清复内余。则咳衄嗌塞，心鬲中热，咳不止而白，血出者死。太阳司天，客胜则胸中不利，出清涕，感寒则咳；主胜则喉嗌中鸣。

厥阴在泉，客胜则大关节不利，内为痉强拘瘛，外为不便；主胜则筋骨繇并，腰腹时痛。少阴在泉，客胜则腰痛，尻股膝髀腨胻足病，瞀热以酸，胕肿不能久立，溲便变；主胜则厥气上行，心痛发热，鬲中众痹皆作，发于胠胁，魄汗不藏，四逆而起。太阴在泉，客胜则足痿下重，便溲不时，湿客下焦，发而濡泻，及为肿隐曲之疾；主胜则寒气逆满，食饮不下，甚则为疝。少阳在泉，客胜则腰腹痛而反恶寒，甚则下白溺白；主胜则热反上行而客于心，心痛发热，格中而呕。少阴同候。阳明在泉，客胜则清气动下，少腹坚满而数便泻；主胜则腰重腹痛，少腹生寒，下为鹜溏，则寒厥于肠，上冲胸中，甚则喘不能久立。太阳在泉，寒复内余，则腰尻痛，屈伸不利，股胫足膝中痛。

帝曰：善。治之奈何？岐伯曰：高者抑之，下者举之，有余折之，不足补之，佐以所利，和以所宜，必安其主客，适其寒温，同者逆之，异者从之。

帝曰：治寒以热，治热以寒，气相得者逆之，不相得者从之，余以知之矣。其于正味何如？岐伯曰：木位之主，其泻以酸，其补以辛。火位之主，其泻以甘，其补以咸。土位之主，其泻以苦，其补以甘。金位之主，其泻以辛，其补以酸。水位之主，其泻以咸，其补以苦。厥阴之客，以辛补之，以酸泻之，以甘缓之。少阴之客，以咸补之，以甘泻之，以咸收之。太阴之客，以甘补之，以苦泻之，以甘缓之。少阳之客，以咸补之，以甘泻之，以咸软之。阳明之客，以酸补之，以辛泻之，以苦泄之。太阳之客，以苦补之，以咸泻之，以苦坚之，以辛润之。开发腠理，致津液，通气也。

帝曰：善。愿闻阴阳之三也何谓？岐伯曰：气有多少，异用也。帝曰：阳明何谓也？岐伯曰：两阳合明也。帝曰：厥阴何也？岐伯曰：两阴交尽也。

帝曰：气有多少，病有盛衰，治有缓急，方有大小，愿闻其约奈何？岐伯曰：气有高下，病有远近，证有中外，治有轻重，适其至所为故也。大要曰：君一臣二，奇之制也；君二臣四，偶之制也；君二臣三，奇之制也；君二臣六，偶之制也。故曰：近者奇之，远者偶之，汗者不以奇，下者不以偶，补上治上制以缓，补下治下制以急，急则气味厚，缓则气味薄，适其至所，此之谓也。病所远而中道气味之者，食而过之，无越其制度也。是故平气之道，近而奇偶，制小其服也。远而奇偶，制大其服也。大则数少，小则数多。多则九之，少则二之。奇之不去则偶之，是谓重方。偶之不去，则反佐以取之，所谓寒热温凉，反从其病也。

帝曰：善。病生于本，余知之矣。生于标者，治之奈何？岐伯曰：病及其本，得标之病，治反其本，得标之方。

帝曰：善。六气之胜，何以候之？岐伯曰：乘其至也。清气大来，燥之胜也，风木受邪，肝病生焉。热气大来，火之胜也，金燥受邪，肺病生焉。寒气大来，水之胜也，火热受邪，心病生焉。湿气大来，土之胜也，寒水受邪，肾病生焉。风气大来，木之胜也，土湿受邪，脾病生焉。所谓感邪而生病也。乘年之虚，则邪甚也。失时之和，亦邪甚也。遇月之空，亦邪甚也。重感于邪，则病危矣。有胜之气，其必来复也。

帝曰：其脉至何如？岐伯曰：厥阴之至其脉弦，少阴之至其脉钩，太阴之至其脉沉，少阳之至大而浮，阳明之至短而涩，太阳之至大而长。至而和则平，至而甚则病，至而反者病，至而不至者病，未至而至者病，阴阳易者危。

帝曰：六气标本，所从不同，奈何？岐伯曰：气有从本者，有从标本者，有不从标本者也。

帝曰：愿卒闻之。岐伯曰：少阳太阴从本，少阴太阳从本从标，阳明厥阴，不从标本从乎中也。故从本者，化生于本，从标本者有标本之化，从中者以中气为化也。

帝曰：脉从而病反者，其诊何如？岐伯曰：脉至而从，按之不鼓，诸阳皆然。

帝曰：诸阴之反，其脉何如？岐伯曰：脉至而从，按之鼓甚而盛也。

是故百病之起，有生于本者，有生于标者，有生于中气者，有取本而得者，有取标而得者，有取中气而得者，有取标本而得者，有逆取而得者，有从取而得者。逆，正顺也；若顺，逆也。故曰：知标与本，用之不殆，明知逆顺，正行无问。此之谓也。不知是者，不足以言诊，足以乱经。故《大要》曰：粗工嘻嘻，以为可知，言热未已，寒病复始，同气异形，迷诊乱经。此之谓也。夫标本之道，要而博，小而大，可以言一而知百病之害，言标与本，易而勿损，察本与标，气可令调，明知胜复，为万民式，天之道毕矣。

帝曰：胜复之变，早晏何如？岐伯曰：夫所胜者，胜至已病，病已愠愠，而复已萌也。夫所复者，胜尽而起，得位而甚，胜有微甚，复有少多，胜和而和，胜虚而虚，天之常也。

帝曰：胜复之作，动不当位，或后时而至，其故何也？岐伯曰：夫气之生化，与其衰盛异也。寒暑温凉盛衰之用，其在四维。故阳之动，始于温，盛于暑；阴之动，始于清，盛于寒。春夏秋冬，各差其分。故《大要》曰：彼春之暖，为夏之暑，彼秋之忿，为冬之怒，谨按四维，斥候皆归，其终可见，其始可知。此之谓也。

帝曰：差有数乎？岐伯曰：又凡三十度也。

帝曰：其脉应皆何如？岐伯曰：差同正法，待时而去也。《脉要》曰：春不沉，夏不弦，冬不涩，秋不数，是谓四塞。沉甚曰病，弦甚曰病，涩甚曰病，数甚曰病，参见曰病，复见曰病，未去而去曰病，去而不去曰病，反者死。故曰：气之相守司也，如权衡之不得相失也。夫阴阳之气，清静则生化治，动则苛疾起，此之谓也。

帝曰：幽明何如？岐伯曰：两阴交尽故曰幽，两阳合明故曰明，幽明之配，寒暑之异也。帝曰：分至何如？岐伯曰：气至之谓至，气分之谓分，至则气同，分则气异，所谓天地之正纪也。

帝曰：夫子言春秋气始于前，冬夏气始于后，余已知之矣。然六气往复，主岁不常也，其补泻奈何？岐伯曰：上下所主，随其攸利，正其味，则其要也，左右同法。《大要》曰：少阳之主，先甘后咸；阳明之主，先辛后酸；太阳之主，先咸后苦；厥阴之主，先酸后辛；少阴之主，先甘后咸；太阴之主，先苦后甘。佐以所利，资以所生，是谓得气。

帝曰：善。夫百病之生也，皆生于风寒暑湿燥火，以之化之变也。经言盛者泻之，虚者补之，余锡以方士，而方士用之，尚未能十全，余欲令要道必行，桴鼓相应，犹拔刺雪污，工巧神圣，可得闻乎？岐伯曰：审察病机，无失气宜，此之谓也。帝曰：愿闻病机何如？岐伯曰：诸风掉眩，皆属于肝。诸寒收引，皆属于肾。诸气膹郁，皆属于肺。诸湿肿满，皆属于脾。诸热瞀瘛，皆属于火。诸痛痒疮，皆属于心。诸厥固泄，皆属于下。诸痿喘呕，皆属于上。诸禁鼓栗，如丧神守，皆属于火。诸痉项强，皆属于湿。诸逆冲上，皆属于火。诸胀腹大，皆属于热。诸躁狂越，皆属于火。诸暴强直，皆属于风。诸病有声，鼓之如鼓，皆属于热。诸病胕肿疼酸惊骇，皆属于火。诸转反戾，水液浑浊，皆属于热。诸病水液，澄澈清冷，皆属于寒。诸呕吐酸，暴注下迫，皆属于热。故《大要》曰：谨守病机，各司其属，有者求之，无者求之，盛者责之，虚者责之，必先五胜，疏其血气，令其调达，而致和平，此之谓也。

帝曰：善。五味阴阳之用何如？岐伯曰：辛甘发散为阳，酸苦涌泄为阴，咸味涌泄为阴，淡味渗泄为阳，六者或收或散，或缓或急，或燥或润，或软或坚，以所利而行之，调其气使其平也。

帝曰：非调气而得者，治之奈何？有毒无毒，何先何后？愿闻其道。岐伯曰：有毒无毒，所治为主，适大小为制也。

帝曰：请言其制。岐伯曰：君一臣二，制之小也；君一臣三佐五，制之中也；君一臣三佐九，制之大也。寒者热之，热者寒之，微者逆之，甚者从之，坚者削之，客者除之，劳者温之，结者散之，留者攻之，燥者濡之，急者缓之，散者收之，损者温之，逸者行之，惊者平之。上之下之，摩之浴之，薄之劫之，开之发之，适事为故。

帝曰：何谓逆从？岐伯曰：逆者正治，从者反治，从少从多，观其事也。帝曰：反治何谓？岐伯曰：热因寒用，寒因热用，塞因塞用，通因通用，必伏其所主，而先其所因，其始则同，其终则异，可使破积，可使溃坚，可使气和，可使必已。帝曰：善。气调而得者何如？岐伯曰：逆之从之，逆而从之，从而逆之，疏气令调，则其道也。

帝曰：善。病之中外何如？岐伯曰：从内之外者，调其内；从外之内者，治其外；从内之外而盛于外者，先调其内而后治其外；从外之内而盛于内者，先治其外而后调其内；中外不相及，则治主病。

帝曰：善。火热复，恶寒发热，有如疟状，或一日发，或间数日发，其故何也？岐伯曰：胜复之气，会遇之时，有多少也。阴气多而阳气少，则其发日远；阳气多而阴气少，则其发日近。此胜复相薄，盛衰之节，疟亦同法。

帝曰：论言治寒以热，治热以寒，而方士不能废绳墨而更其道也。有病热者寒之而热，有病寒者热之而寒，二者皆在，新病复起，奈何治？岐伯曰：诸寒之而热者取之阴，热之而寒者取之阳，所谓求其属也。帝曰：善。服寒而反热，服热而反寒，其故何也？岐伯曰：治其王气，是以反也。帝曰：不治王而然者何也？岐伯曰：悉乎哉问也！不治五味属也。夫五味入胃，各归所喜，故酸先入肝，苦先入心，甘先入脾，辛先入肺，咸先入肾，久而增气，物化之常也。气增而久，夭之由也。

帝曰：善。方制君臣何谓也？岐伯曰：主病之谓君，佐君之谓臣，应臣之谓使，非上下三品之谓也。帝曰：三品何谓？岐伯曰：所以明善恶之殊贯也。帝曰：善。病之中外何如？岐伯曰：调气之方，必别阴阳，定其中外，各守其乡，内者内治，外者外治，微者调之，其次平之，盛者夺之，汗之下之，寒热温凉，衰之以属，随其攸利，谨道如法，万举万全，气血正平，长有天命。帝曰：善。

诗青译文 🍀

黄帝问道：五运之气相交合，更替不及与太过，此理我已知道了。六气分时与主治，司天在泉气来时，所起变化又如何？岐伯行礼后回答说：您可问得真清楚！基本规律天地变，人体相应天地间。

黄帝道：昭明天道怎上合，玄远地气怎下合，其中道理你说说。岐伯说：此间主要之医理，常人经常会质疑。

黄帝道：我想听听其中理。岐伯说：厥阴司天气风化；少阴司天气热化；太阴司天气湿化；少阳司天气火化；阳明司天气燥化；太阳司天气寒化；皆为客气临脏位，决定疾病所称谓。

黄帝道：在泉之化是怎样！岐伯说：他与司天是同样，间气亦是如此样。

黄帝道：何气被称为间气？岐伯说：分管司天泉左右，此气就称为间气。

黄帝道：司天在泉何区别？岐伯说：司天在泉主岁气，一年气化他可主。间气六十气化主。

黄帝道：岁的主气是怎样？岐伯说：厥阴司天为风化，厥阴在泉为酸化，在司岁运为苍化，间气被称为动化；少阴司天为热化，少阴在泉为苦化，少阴不司岁运化，少阴居气为灼化；太阴司天为湿化，太阴在泉为甘化，在司岁运为黅化，间气被称为柔化；少阳司天为火化，少阳在泉为苦化，在司岁运为丹化，间气被称为明化；阳明司天为燥化，阳明在泉为辛化，在司岁运为素化，间气被称为清化；太阳司天为寒化，太阳在泉为咸化，在司岁运为玄化，间气被称为脏化。作为医生必须明，六气不同气化用，变化作用生色味，还有五脏喜恶行，才对气化虚与盈，以及疾病之发生，有些头绪梳理中。

黄帝道：厥阴在泉从酸化，此间道理我已明，风行之化再说清？岐伯说：自古风气行于地，本于地气为风化，其他五气亦如此。本属于天天之气，本属于地地之气，天地之气相结合，方能划分六节气，万物化生要牢记。所以说：气候变化特意察，莫错病情之变化，此间道理说到家。

黄帝道：疗疾药物怎么样？岐伯说：依据岁气备药物，用时不会纰漏出。

黄帝道：采备岁气生化药，是何原因说其妙？岐伯说：能得天地专精气，自然就是好疗效。

黄帝道：司运气药怎么样？岐伯说：司运气药同主岁，有余不足两相对。

黄帝道：不是司岁之药物，又该如何说其妙？岐伯说：其气能散不纯静。等次虽异本质同，厚薄不同有气味，静躁不同有性能，多少不同有疗效，深浅不同有力药，不是司岁之药物，以上几句说明了。

黄帝道：岁主之气伤五脏，是何原因你讲讲？岐伯说：从其不胜气

395

说明，此为关键要记清。

黄帝道：如何治疗你讲明？岐伯说：司天之气先来道，因其偏胜淫于下，以己所胜气来调；在泉之气后来道，因其偏胜淫于外，以己所胜气来疗。

黄帝道：讲得好！岁气平和而生病，又该如何来治疗？岐伯说：细察三阴与三阳，司天在泉在何方，加以调治复正常，正病就用正治法，反病就用反治法。

黄帝道：观察阴阳所在调，曾经有书如此说：人迎寸口脉象合，引绳一样像极多，大小相等称为平。阴之所处在寸口，应该如何你说清？岐伯说：先看主岁南北政，其中道理自然明。

黄帝道：我想彻底来了解。岐伯说：北政主岁少阴泉，寸口脉沉细而伏，不应于指记心间；北政主岁厥阴泉，右寸脉沉细而伏，不应于指记心间；北政主岁太阴泉，左寸脉沉细而伏，不应于指记心间。南政主岁少阴天，寸口脉沉细而伏，不应于指记心间；南政主岁厥阴天，右寸脉沉细而伏，不应于指记心间；南政主岁太阴天，左寸脉沉细而伏，不应于指记心间。凡是寸口脉不应，反其诊时就可明。

黄帝道：尺部脉候又如何？岐伯说：北政主岁三阴泉，寸口不应记心田；北政主岁三阴天，尺部不应记心田。南政主岁三阴天，寸口不应记心田；南政主岁三阴泉，尺部不应记心田。若是左右脉不应，同于上例记心中。因此若是懂要领，三言两语就说明，若是要领人不懂，就会漫无边际行，道理就在几句中。

黄帝道：天地之气侵人体，疾病如何来命名？岐伯说：厥阴在泉之份年，地气不明风气胜，平野处处为昏暗，草禾抽穗有提前。人多易患发冷病，呻吟不住打哈欠，感觉撑胀并心痛，两胁拘急不舒坦，咽隔不畅食不入，噫气腹胀食后吐，大便屁后觉轻快，全身乏力懒自在。少阴在泉之份年，热气偏胜升泽川，阴处反觉鲜明亮。腹鸣疾病人易患，逆气上冲至胸脘，不能久立人气喘，恶寒发热皮肤痛，牙痛项肿模糊眼，好像疟疾寒热争，少腹中痛腹胀大。亦不伏藏有蛰虫。太阴在泉之份年，百草早早花开艳，湿气偏胜谷暗浊，黄为土色反黑色，现象湿土气交合。饮邪积聚人易患，心痛耳聋闻不见，阴病见血咽喉痛，血淋便血少腹肿，不能小便冲头痛，眼睛好像要流出，颈部好像要拔除，像要折断人腰部，髀骨不能有回转，膝窝好像已凝住，又像僵直小腿肚。少阳在泉之份年，火气偏胜天地间，火光四射现凝热。天气冷热两相兼。大便泻溏人患易，赤白下便平常见，小便赤色少腹疼，严重就会血出现，少阴在泉余症现。阳明在泉之份年，燥气偏胜雾不见，此时正为寒薄天。呕吐之病人患易，呕吐苦水常息叹，心胁疼痛转身难；病若严重咽会干，肌肤不润为干枯，足外发热面尘土。太阳在泉之份年，寒气偏胜天地间，凝肃惨厉象出现。少腹疼病人患易，牵引腰脊与睾丸，上冲心脘有作痛，下巴颔肿血痛咽。

黄帝道：讲得好！如何治疗才可以？岐伯说：在泉之气法统一，风气太过伤内体，主药皆为辛凉药，苦味之药辅佐疗，再用甘味来缓解，辛味药来散风邪；热气太过伤内体，主药皆为咸寒药，甘苦之药辅佐疗，再用酸味敛阴气，苦药发散热邪去；湿气太过伤内体，主药皆为苦热药，酸淡之药辅佐疗，再用苦味来燥湿，淡味药来泄邪湿；火气太过伤内体，主药皆为咸冷药，苦辛之药辅佐疗，再用酸药敛阴气，苦药发散入邪去；燥气太过伤内体，主药皆为苦温药，甘辛之药辅佐疗，再用苦味来泄热；寒气太过伤内体，主药皆为甘热药，苦辛之药辅佐疗，再用咸味来泻泄，辛味之药温润之，苦味之药来坚实。

黄帝道：讲得好！天气变化会怎样？岐伯说：厥阴司天风气胜，天空尘浊而不明，云物风荡而纷乱，寒天而行春之令，流水冻冰亦不能。此时易患胃脘病，上撑两胁心处疼，膈咽阻塞食不下，食后就吐舌僵硬，冷泄腹胀和溏泄，小便不通瘕气结。蛰虫藏土而不去。此病根本在脏脾。若是冲阳已绝脉，那是胃气已溃败，不治死亡正走来。少阴司天热气胜，闷热大雨将至中，君火正行其政令。此时易患胸躁烦，咽干而热右胁满，皮肤疼痛寒热喘，火热甚而大雨至，唾血便血鼻出血，小便变色呕喷嚏，甚则疮疡和浮肿，肩背上臂缺盆疼，心痛肺胀腹大满，肺脏为根咳嗽喘。若是尺泽已绝脉，那是肺气已溃败，不治死亡正走来。太阴司天湿气胜，雨多阴气沉密布，反使草木为槁枯。此时易患浮肿病，骨痛阴痹经常行，阴痹按痛不知处。腰脊头项亦疼痛，大便困难常眩晕，阴气不能有化运，咳唾有血饥不充，心不安宁像悬空，此病根本在肾脏。若是太溪已绝脉，那是肾气已溃败，不治死亡正走来。

少阳司天火气胜，温热之气会流行，金已失其清肃气，所以不能当箭令。此时易患头痛病，发热恶寒疟疾生，热气在上痛肤皮，色变黄赤热传里，治节不行变水病，浮肿腹满与仰息，泄泻暴注赤白痢，疮疡唾血和心烦，胸中有热血流鼻，此病根本在肺脏。若是天府已绝脉，那是肺气已溃败，不治死亡正走来。阳明司天燥气胜，草木回春较晚行。此时筋骨生病变。易患左胁位疼痛，寒脏若再受外寒，发为疟疾就快来，大凉之气天反常，易患咳嗽腹鸣响，暴注泄泻便稀溏。大树枝梢枯已敛，生气郁伏在下面，草梢因此而焦干，易患心胁痛突然，不能转侧咽喉干，面如尘色有腰痛，妇少腹痛男子疝，眼角昏昧而不明，疮疡痤痈等各症，蛰虫反而会出现。此病根本在肝脏。若是太冲已绝脉，那是肝气已溃败，不治死亡正走来。太阳司天寒气胜，寒气出其不意来，此时水要结成冰。体内血液变发生，此时就会痈疡病，厥逆心痛与呕血，善悲下血鼻流血，时常眩晕仆倒街。

　　运气若遇戊癸火，就有暴雨与冰雹，易患手热胸腹满，肘急腋肿心不安，胸胁胃脘皆不舒，面赤目黄噫气善，口渴舌燥想喝水，面黑烟子又口干，此病根本在心脏。若是神门已绝脉，那是心气已溃败，不治死亡正走来。依据脉气之搏动，可知脏气存亡中。

　　黄帝道：怎样治疗说来听？岐伯说：司天之气所胜病，若是风淫为所胜，辛凉之药平胜气，甘味之药缓其急，苦甘之药以辅佐，酸味之药泄邪去；若是热淫为所胜，咸寒之药平胜气，咸甘之药以辅佐，酸味之药敛阴气；若是湿淫为所胜，苦热之药平胜气，酸辛之药以辅佐，苦味之药以燥湿，淡味之药泄湿邪；湿邪盛上而有热，苦味温性药来疗，甘辛之药以辅佐，汗法恢复常态止；若是火淫为所胜，酸味冷药平胜气，苦甘之药以辅佐，酸味之药敛阴气，苦味之药泄火邪，咸味之药复阴液，热淫所胜与此同；若是燥淫为所胜，苦味温药平胜气，酸辛之药以辅佐，苦味之药下燥结；若是寒淫为所胜，辛味热药平胜气，甘苦之药以辅佐，咸味之药泻寒邪。

　　黄帝道：邪气反胜所致病，怎样治疗说来听？岐伯说：若是风气来司地，清肃金气反胜乘。酸温之药当为用，苦甘之药辅佐以，辛味之药平正气；若是热气来司地，寒气反胜之而乘，甘味热药当为用，苦辛之药辅佐以，咸味之药平正气；若是湿气来司地，热气反胜之而乘，苦味冷药当为用，咸甘之药辅佐以，苦味之药平正气；若是火气来司地，寒气反胜之而乘，甘味热药当为用，苦辛之药辅佐以，咸味之药平正气；若是燥气来司地，热气反胜之而乘，平味寒药当为用，苦甘之药以辅佐，酸味之药平正气，凡是用药和为宜。若是寒气来司地，热气反胜之而乘，咸味冷药当为用，甘辛之药辅佐以，苦味之药平正气。

黄帝问：司天之气为不足，邪胜如何来治疗？岐伯说：若是风气来司天，清凉之气胜而乘，酸温之药，甘苦之药辅佐行；若是热气来司天，寒气反胜之而乘，甘温之药当为用，苦酸辛药辅佐行；若是湿气来司天，热气反胜之而乘，苦寒之药当为用，苦酸之药辅佐行；若是火气来司天，寒气反胜之而乘，甘热之药当为用，苦辛之药辅佐行；若是燥气来司天，热气反胜之而乘，辛寒之药当为用，苦甘之药辅佐行；若是寒气来司天，热气反胜之而乘，咸冷之药当为用，苦辛之药辅佐行。

黄帝道：六气相胜是怎样？岐伯说：厥阴风气若偏胜，就会头眩和耳鸣，心中烦乱人欲吐，胃脘之上横膈下，有寒时而起大风，倮虫滋生亦不能。易患胁气偏一旁，化而成热便赤黄，胃脘当心之处疼，上肢两胁皆胀满，肠鸣飧泄少腹痛，泄泻赤白吐严重，膈咽之间塞不通。少阴热气若偏胜，患心下热常饿中，热通三焦脐下痛，炎暑到来树流水，草类因此而枯萎。易患呕逆烦躁病，腹部胀满而有痛，大便溏泻尿血中。太阴湿气若偏胜，火气郁结人体中，流散在外疮疡成，病发胠胁甚心疼。热气阻隔在上部，头痛喉痹项强出。湿气独胜郁结里，迫于下焦湿寒气，囟痛牵扯眉间痛，胃中满闷是肯定。时常下雨燥化现，腰椎沉直少腹满，温蕴于内展不利，泄泻下注不常时，足下温暖头部重，水饮发内上浮肿。少阳火气若偏胜，热邪滞留于胃中，目赤欲呕心痛烦，耳痛常饥呕为酸，尿赤易恐人妄谵。暴热之气烁万物，草为萎黄水竭干，介虫屈伏不动弹；人会产生少腹疼，下痢赤白等疾病。阳明燥气若偏胜，清凉之气发于里，左胁疼痛兼泄泻，内则窒塞因咽嗌，外则阴囊肿大滴。大凉之气肃杀状，草木变为枯萎黄，有毛虫类已死亡。人体胸中有不舒，咽嗌窒塞且咳嗽。太阳寒气若偏胜，凛冽之气正来中，未结冰时已结冰，延迟生化羽类虫。发为痔疮与疟疾。寒气入胃气上冲，疮疡多生在阴部，小便不利有心痛，疼痛牵引股内侧，筋肉拘急牵引缩，络脉满而有色变，血脉凝滞有血便，水气郁积皮肤肿，饮食减少满腹中，热气上行头疼痛，眼珠疼痛如脱出，寒入下焦水泻除。

黄帝道：如何治疗你来说？岐伯说：厥阴风气所胜病，甘凉药物为主用，苦辛药物来辅佐，酸味药物泄其胜；少阴热气所胜病，辛寒药物为主用，苦咸药物来辅佐，甘味药物泄其胜；太阴湿气所胜病，咸热药物为主用，辛甘药物来辅佐，苦味药物泄其胜；少阳火气所胜病，辛寒药物为主用，甘咸药物来辅佐，甘味药物泄其胜；阳明燥气所胜病，酸温药物为主用，辛甘药物来辅佐，苦味药物泻其胜；太阳寒气所胜病，甘热药物为主用，辛酸药物来辅佐，咸味药物泄其胜。

黄帝道：六气报复致病何？岐伯说：您问可是真仔细！厥阴少腹部坚满，腹胁里急痛突然。树木偃伏土飞扬，保虫不能发育象。气厥心痛汗呕吐，饮食不入食又出，筋骨震颤和眩目，此时逆冷在手足。若重风邪会入脾，食后吐出症食痹。若是冲阳已绝脉，不治死亡正走来。少阴烦热心里生，烦躁喷嚏鼻血中，少腹绞痛火现外，身热如焚烧欲坏，咽嗌干燥便下止，气动左边逆行右，咳嗽肤痛突音失，心痛神昏不人事，继则洒浙和恶寒，寒战之时妄乱言，寒去接着又发烧，口渴骨萎有气少，肠道梗塞便不通，呃逆嗳气外浮肿。少阴火热气后化，流水不能结成冰，热气因之而大行，不能蛰藏为介虫。多患痱胗与疮疡，痈疽痤痔等外证，热邪过甚能入肺，咳嗽鼻渊会发为。若是天府已绝脉，不治死亡正走来。

太阴湿气病发生，胸满身体又沉重，饮食不化气上逆，人有不爽在胸中，水饮发内咳嗽声。如有大雨时常降，鱼类游在陆地上，人会头项痛而重，惊恐震动更加重，啐吐清水和呕吐，此时人就不愿动，甚则湿邪侵入肾，泄泻无节是为真。若是太溪脉绝脉，不治死亡正走来。少阳大热将来到，枯燥灼热介虫耗。多患惊恐与咳嗽，衄血心热和烦躁，小便频数怕风招。厥逆之气遂上行，面色蒙尘掣眼睛。火气内入上口干，或为血溢呕逆连，下行则是有血便。疟疾恶寒鼓栗现。寒极转热咽干燥，面色黄赤饮不少，此时少阳脉萎弱。气蒸热化为水病，转变而为人浮肿，甚则邪气侵入肺，咳而有血此时会。若是尺泽已绝脉，不治死亡正走来。阳明清肃气大行，树木苍枯干者众，兽类疫病多发生。多患疾病生肤胁，气偏左侧体不舒，人亦时时叹息中，甚则心痛和痞满，腹胀泄泻呕吐连，咳嗽呃逆和心烦。病在膈中有头痛，甚则邪气侵入肝，发生惊惧与痉挛。

若是太冲已绝脉，不治死亡正走来。太阳寒气上而行，天上下雪水结冰。禽类开始死亡中。多患心胃生寒气，心痛胸中不舒适，痞满头痛多伤惧，经常眩晕时仆倒，腰椎疼痛纳食少，屈伸不便人烦恼。若是地裂冰厚坚，阳光温暖不明显，少腹疼痛睾丸牵，腰脊亦会受痛连，此时逆气上冲心，呃逆唾出清水勤，甚则邪气侵入心，善忘善悲假亦真。若是神门已绝脉，不治死亡正走来。

黄帝道：讲得好！怎样治疗你说说？岐伯说：厥阴之复所致病，酸寒药物为主用，甘辛药物来辅佐，酸味药物泄其邪，甘味药物缓急中；少阴之复所致病，咸寒药物为主用，苦辛药物来辅佐，甘味药物泄其邪，酸味药物收敛行，辛苦药物为发散，咸味药物软其坚；太阴之复所致病，苦热药物为主用，酸辛药物来辅佐，苦味药物泄其邪，燥湿泄湿皆可行；少阳之复所致病，咸冷药物为主用，苦辛药物来辅佐，咸味药物软其坚，酸味药物收其敛，辛苦药物来发汗，汗药不必忌热天，温凉药物不用先。少阴之复所致病，发汗之药此法同；阳阴之复所致病，辛温药物为主用，苦甘药物来辅佐，苦味药物为渗泄，苦味药物来发散，酸味药物补虚能；太阳之复所致病，咸热药物为主用，甘辛药物来辅佐，苦味药物坚气多。胜复气致病各种，若属于寒用热药，若属于热用寒药，若属于温清凉药，若属于凉用温药，元气耗散药收敛，若气抑郁药疏散，气燥就用滋润药，气急就用缓和药，病邪坚实软坚药，若气脆弱固本药，若是衰弱用补药，若是亢盛用泄药，五脏之气各其所，清静无所扰乱无，病气自然会消减，其余各归其类属，无所偏胜人恢复。治疗方法上述如。

黄帝道：人体气有上下分，情况如何再谈谈？岐伯说：身半以上气有三，属于人身部应天，司天之气主持间；身半以下气有三，属于人身部应地，在泉之气主持间。上下指明胜复气，六气身位来指明，此时疾病能说清。身半意指天枢言。所以上部三气胜，下部三气都有病，地气名称称呼病；所以下部三气胜，上部三气都有病，天气名称称呼病。以上是指胜气来，复气屈伏未发言，若是复气到来时，不以司天在泉气，用来分别其病名，应据复气定病名。

401

黄帝道：胜气复气有变化，是否时间会一定？气来不来是一定？岐伯说：四时皆有定常位，胜复之气来不来，只是一种可能性。

黄帝道：其中原理说来听。岐伯说：人有初气到三气，是为天气所主持，常见时位是胜气；人有四气到终气，是为地气所主持，常见时位是复气。只有胜气才复气，若无胜气复气无。

黄帝道：复气已退胜又生，是何原因你说明？岐伯说：胜气到来有复气，一定规律本为无，直到气衰才止住。复气之后胜又生，若是胜后无复气，相应危害会发生，伤人生命亦可能。

黄帝道：有时复气若是来，复气本身反而病，是何原因你说明？岐伯说：此为复气来时节，而非时令正位来，其气其位不相得。复气若大复胜气，复气本身就为虚，主时之气又胜它，所以反自病复气，此说火燥热三气。

黄帝道：治疗方法怎么样？岐伯说：胜气若是造疾病，轻微就要顺着它，严重就要制止它；复气若是造疾病，若是和缓就平调，若是暴烈就削弱。原则随顺其胜气，安定那被抑伏气，用药次数管不必，最后终以和平止，治疗原则要牢记。

黄帝道：客气主气又如何？岐伯说：客气主气二者间，仅仅有胜复却无。

黄帝道：逆顺怎样来区别？岐伯说：主气胜逆客胜顺，天地规律要遵循。

黄帝道：发生病状是怎样？岐伯说：厥阴司天客气胜，就患眩晕与耳鸣，甚则咳嗽伴人行；厥阴司天主气胜，就患病胸胁疼痛，舌强说话难进行。少阴司天客气胜，就患瓩嚏强项颈，肩背发热和头痛，少气发热与耳聋，目昏甚则有浮肿，血溢疮疡咳喘中；少阴司天主气胜，就患心热烦躁病，甚至胀满与胁痛。太阴司天客气胜，就患头面有浮肿，呼吸气喘喘有声；太阴司天主气胜，就患胸腹胀满病，进食之后乱神精。少阳司天客气胜，就患丹疹发皮肤，可能疮疡与丹毒，呕逆喉痛头痛，血溢咽肿与耳聋，手足抽搐为内证；少阳司天主气胜，咳嗽仰息与满胸，甚至咳血手热中。阳明司天肃气余，咳嗽衄血与咽嗌，心膈中热有窒塞，咳嗽不止面色白，血出不停死者来。太阳司天客气胜，就患不快在胸中，感寒咳嗽流涕清；太阳司天主气胜，就患喉嗌鸣响中。厥阴在泉客气胜，就患关节有不利，在内抽搐挛僵直，在外动作不便灵；厥阴在泉主气胜，就患筋骨有摇动，强直腰腹常疼痛。少阴在泉客气胜，此时人就患腰痛，尻股膝髀腨胻足，各位皆有不舒服，灼热而酸无规律，浮肿不能持久立，二便变色肯定滴；少阴在泉主气胜，就患逆气而上冲，心中有痛滋热生，膈部诸痹皆可现，病发肤胁不藏汗，四肢因之致厥冷。太阴在泉客气胜，就患足痿为之病，二便不常下肢重，湿邪留滞下焦中，发为濡泻及浮肿，隐曲之疾在其中；太阴在泉主气胜，寒气上逆有痞满，饮食不多甚痛疝。

少阳在泉客气胜，就患恶寒腰腹痛，甚至二便色为白；少阳在泉主气胜，就会有热反上行，侵犯心部痛生热，呕吐兼有格拒中，他症少阴在泉同。阳明在泉客气胜，清凉之气下扰动，少腹坚满屡泻中；阳明在泉主气胜，就患腰重和腹痛，少腹部位生寒气，在下大便泻不停，寒气此时逆肠胃，逆行向上冲胸中，气喘久立亦不能。太阳在泉寒内余，就会腰尻皆疼痛，屈伸感到有不便，股胫足膝亦疼痛。

黄帝道：如何治疗说来听？岐伯说：上冲抑之使之下，陷下举之使之升，有余则要泄其实，不足则要补其虚，有利药物再辅佐，恰当饮食要调理，主客之气使平和，适合寒温方不错。客主同气胜气多，可使其逆使之折；若是客主不同气，视其强弱而调之。

黄帝道：治寒用热热用寒，主客气同用逆治，若是相反用从治，此间道理我已知。五行补泄有正味，又是怎样你说说？岐伯说：厥阴风木主气致，就用酸味以泄之，或用辛味以补之；少阴君火若是与，少阳相火两所致，就用甘味以泄之，或用咸味以补之；太阴湿土主气致，就用苦味以泄之，或用甘味以补之；阳明燥金主气致，就用辛味以泄之，或用酸味补之；太阳寒水主气致，就用咸味以泄之，或用苦味补之。若是厥阴客气病，补用辛味泄用酸，还有要缓用味甘；若是少阴客气病，补用咸味泄用甘，还有要收用味咸；若是太阴客气病，补用甘味泄用苦，还有要缓用味甘；若是少阳客气病，补用咸味泄用甘，还有软坚用味咸；若是阳明客气病，补用酸味泄用辛，还有泄下用味苦；若是太阳客气病，补用苦味泄用咸，坚用苦味润用辛。此为腠理能疏通，引致津液阳气通。

黄帝道：听说阴阳各有三，有何道理在其间？岐伯说：阴阳之气有多少，功用亦各不相同。

黄帝道：阳明何意你说清？岐伯说：太阳少阳二合明，所以名字叫阳明。

黄帝道：厥阴何意你说清？岐伯说：太阴少阴气交尽，所以名字叫厥阴。

黄帝道：气有多少之不同，病有盛衰之不同，治法缓急有不同，处方大小有不同，划分依据说来听。岐伯说：邪气高下有分别，疾病远近有别分，症状表现里外异，所以治法有不一，药达病所为准则。古有《大要》曾经说：君药一味臣二味，奇方之法应领会；君药二味臣四味，偶方之法应领会；君药二味臣三味，奇方之法应领会；君药二味臣六味，偶方之法应领会。病若在近用奇方，病若在远用偶方；发汗之剂不用奇，攻下之剂不用偶；补上治上方宜缓，补下治下方宜急；迅急药物味多厚，性缓药物味多薄，方制用药恰病处，指此而言要记住。若是病在有所远，在中道药气味乏，服药当虑食前后，使达病所药力够，这个规定莫违背。

平调病气规律是：若是病所在近处，奇方偶方小量服；若是病所在远处，奇方偶方大量服。方大药少而量重；方小药多而量轻。味数若多至九味，味数若少仅二味。奇方病留用偶方，此时名字叫重方；偶方病留仍不去，反佐药疗顺病序，寒热温凉药来疗，反用之法这属于。

黄帝道：病生于本已明了。病生于标怎治疗？岐伯说：本病相反是标病。不从本病来治疗，治标方法就明了。

黄帝道：六气胜气怎诊察？岐伯说：六气到来时观察。清肃之气若大来，燥气之胜来自在，燥胜风木邪易受，肝病此时要发生。热气大来火气胜，火胜金燥邪易受，肺病此时要发生。寒气大来水气胜，水胜火热邪易受，心病此时要发生。湿气大来土气胜，土胜寒水邪易受，肾病此时要发生。风气大来木气胜，木胜上湿邪易受，脾病此时要发生。此皆感邪而生病。正当岁气不足年，邪气更甚在其间；若是主时气不和，亦使邪气更甚多；遇月廓空更为过。以上情况有三种，若是邪气再感受，病将趋向危险中。只要人有胜气在，报复之气必定来。

黄帝道：六气来时脉如何？岐伯说：厥阴之气若到来，表现为弦应其脉；少阴之气若到来，表现为钩应其脉；太阴之气若到来，表现为沉应其脉；少阳之气若到来，表现大浮应其脉；阳明之气若到来，表现短涩应其脉；太阳之气若到来，表现大长应其脉。气至脉和为正常，气至脉盛为病态，气至脉相反亦是病，气至脉无亦是病，气未脉至亦是病，若是阴阳气易变，脉象交错将危险。

黄帝道：六气标本变化异，是何原因你说清？岐伯说：六气有从本化生，六气有从标本生，六气有不从标本。

黄帝道：此间道理你说明。岐伯说：少阳太阴本化生，少阴太阳本标成，阳明厥阴皆不从，而从有气在其中。从本因病生本气。标本因病从本标。从中因病基中气。

黄帝道：脉象与病若相反，究竟如何来诊断？岐伯说：脉象症状若一致，按之不鼓而无力，真正阳病就不是，阳证阳脉为统一。

　　黄帝道：凡是阴证而相反，脉象怎样你来谈？岐伯说：脉象症状若一致，按之鼓指而极盛，此亦不是正阴病。各种疾病有起始，生于本气和标气，还有发生于中气。治其本气有得愈；治其标气有得愈，治其中气有得愈，标本兼治有得愈。有逆其势而治愈，有从其情而治愈。逆是逆病之情绪，疗时正治与顺治。顺治表面虽似顺，顺治其实却是逆。若是知道标本在，临证就没有危害，逆治顺治道理明，无须询问疗法行，此间道理已说清。这些道理若不懂，谈论诊断就不能，扰乱经气倒是行。所以《大要》曾经说：庸医沾沾而自喜，以为病症他尽知，但与临证一结合，热证刚谈尚未终，寒病征象始显明，同气病变有不同，这个道理他不懂，心中迷惑诊不清，扰乱经气正常行。标本道理虽简要，应用极广要知晓，从小可以推其大，一例可明病变化。若是明白标本在，易疗不会有损害；观察属本还是标，病气调和就明了。明确六气胜复理，能作楷模为常医，天地变化之道理，已经完全记心里。

　　黄帝道：胜气复气有变动，有早有晚你说明？岐伯说：胜气来时人已病，病气蓄积复气萌。胜气终了复气起，得其时位会加剧。胜气或轻又或重，复气或少又或多，胜气平和复气和，胜气虚弱复气弱，天气变化有规则。

　　黄帝道：有时胜复若发作，与其时位不符合，有时后于时位来，什么原因说明白？岐伯说：六气变化若发生，衰盛皆为不相同。寒暑温凉与盛衰，四维表现经常在。所以阳气若发动，始于温暖暑极盛，所以阴气若发动，始于清凉寒极盛，春夏秋冬各气候，各有差别在里头。所以《大要》曾经说：春暖至夏为暑热，秋肃至冬为凛冽。四维变化谨遵循，气候回归需察侦，气终可以有见到，气始可以有知晓。

　　黄帝道：四时气候有变迁，常数差别在里边？岐伯说：光景大概三十天。

　　黄帝道：其脉相应皆为何？岐伯说：差分之脉见脉象，是为相同与正常，不过若在判断时，所差时数去掉已。古有《脉要》曾经说：春脉毫无沉脉象，夏脉毫无弦脉象，冬脉毫无涩脉象，秋脉毫无数脉象，此为四气闭塞样。沉而太过为病脉，弦而太过为病脉，涩而太过为病脉，数而太过为病脉，脉乱参差为病脉，气去脉复为病脉，气在脉去为病脉，气去脉在为病脉，脉气相反为死脉。四时之气相联系，各有其责在其职，秤砣秤杆不缺一。人体自有阴阳气，静时安宁生化成，变动就会病发生，说的就是此间意。

黄帝道：何为幽明说来听？岐伯说：两阴之气尽称幽；两阳之气合称明。若是幽明相配合，就有寒暑两不同。

黄帝道：分至究竟是何因？岐伯说：气来叫至去叫分，气至之时气相同，气分之时气不同，天地规律在其中。

黄帝道：春秋之气始于前，冬夏之气始于后，此些我已理解透。六气运动有往复，主岁之气变无常，补泄方法是怎样？岐伯说：若是司天在于泉，上下皆有所主间，随其所利用补泄，适宜药物是重点。治法相同左右间。古有《大要》曾经说：若是少阳来主岁，先用甘药后用咸；若是阳明来主岁，先用辛药后用酸；若是太阳来主岁，先用咸药后用苦；若是厥阴来主岁，先用酸药后用辛；若是少阴来主岁，先用甘药后用咸；若是太阴来主岁，先用苦药后用甘。有利药物为辅以，生化之机为资助，算是适应为六气。

黄帝道：大凡疾病有各种，风寒暑湿燥火生，六气变化在其中，盛就该泄虚该补。我把方法教医生，医生经过运用后，很好效果还没有。想此理论普遍用，效果桴鼓与相应，好像拔刺洗污浊，普医能达神圣多，今天听你来说说？岐伯说：疾病法则细观察，六气原则若调和，达到目的可以的。

黄帝道：您说病机是什么。岐伯说：凡是风病而发生，颤动眩晕皆属肝；凡是寒病而发生，筋脉拘急皆属肾；凡是气病而发生，烦满郁闷皆属肺；凡是湿病而发生，浮肿胀满皆属脾；凡是热病而发生，视昏抽搐皆属火；凡是疼痛与搔痒，还有疮疡皆属心；凡是厥逆便不通，或是失禁属下焦；凡是喘逆与呕吐，此时皆是属上焦；凡是口噤而不开，寒战齿击皆属火；颈项强急皆属湿；气逆上冲皆属火；胀满腹大皆属热；躁动不安人发狂，举动失常皆属火；突发强直属风邪；凡是有声如肠鸣，触诊鼓音皆属热；凡是浮肿与疼痛、酸楚惊骇皆属火；凡是转筋和挛急，水液浑浊皆属热；凡是排出有水液，清亮寒冷皆属寒；凡是呕吐有酸水，突泄窘迫皆属热。因此《大要》曾经说：注意病机要谨慎，了解各症有所属，若是五行之邪有，人要加以去推求，若是五行之气无，人亦加以去推求，若盛要看为什么，若虚要看为什么。下列情况先分析，五气何气为所胜，五脏何脏为受病，注意疏通其血气，使其调和能畅通，归于平和才能行，疾病机理已说明。

黄帝道：药物五味与阴阳，作用如何说来听？岐伯说：辛甘药性阳发散；酸苦药性阴涌泄；咸味药性阴涌泄；淡味药性阳渗泄；性味药物此六种，收敛发散与缓和，迅急干燥与濡润，还有柔软与坚实，根其不同来使用，调气使之归和平。

黄帝道：有病调气治不好，应该怎样来治疗？毒药无毒谁先用？此间道理说来听。岐伯说：毒与无毒药若用，治病原则为准绳，剂量大小依病情。

黄帝道：方制请你讲来听。岐伯说：君药一味臣二味，此是小剂为组成；君药一味臣三味，还有佐药是五味，此是中剂为组成；君药一味臣三味，还有佐药是九味，此是大剂为组成。病若属寒用热药；病若属热用寒药。病轻逆病来治疗；病重顺病来治疗；病邪坚实就减少；病邪留体就除掉；病属劳倦就温养；气血郁结就舒散；病邪滞留就攻击；病属枯燥就滋润；病属急剧就缓解；气血耗散就收敛；病属虚损就补益；安逸停滞就畅通；病属惊怯使平静。或升或降或按摩，迫邪外出或洗浴，截邪发作或开泄，还有或用是散发，适合病情为最佳。

黄帝道：逆从是何说来听？岐伯说：正治方法是为逆，反治方法是为从，从治药物用多少，观察病情来确定。

黄帝道：反治方法说来听？岐伯说：以热治热药宜凉，以寒治寒药宜温，补药治满攻药泄。若要制伏其主病，必先找出致病因。反治方法再来说，初始药性与病情，寒热似乎是相同，所得结果不一样，破除积滞法可用，消散坚块法亦行，可以用来调气血，可使疾病痊愈中。

黄帝道：六气调和而得病，怎样治疗才能行？岐伯说：或用逆治或从治，主药逆治佐药从，主药从治佐药逆，使之调和通气机，治疗正道需谨记。

黄帝道：说得好！病有内外互影响，怎样治疗你讲讲？岐伯说：病从内生后至外，应先调治其内在；病从外生后至内，应先调治其外对；病从内生传外部，而又偏重于外部，应先调治其内部，然后调治其外部；病从外生传内部，而又偏重于内部，应先调治其外部，然后调治其内部；既不从内又不外，内外没有联系在，治疗主要病症来。

黄帝道：讲得好！火热之气若来复，使人发热并寒恶，疟疾症状似若如，有时一天为一发，有时又隔数天发，此时又是何缘故？岐伯说：胜复之气相遇时，或多或少为缘故。阴气多而阳气少，发作间隔日数多；

阳气多而阴气少，发作间隔日数少。胜气复气相逼迫，盛衰互为有节制。疟疾原理亦如此。

黄帝道：寒病热药热寒药，规矩不废要记牢。热病寒药会更热，寒病热药会更寒，寒热两病皆俱在，反又引起新病来，怎样治疗说明白？岐伯说：凡用寒药而反热，此时应该滋阴多，凡用热药而反寒，此时应该补阳先，求其属类为疗法。

黄帝道：服用寒药而反热，服用热药而反寒，是何原因你谈谈？岐伯说：此为只治偏亢气，所以结果是相反。

黄帝道：不是只治偏亢气，此种情况亦出现，是何原因你谈谈？岐伯说：你可问得真细致，不治偏嗜五味类。若是五味进入胃，所喜脏器各为归，酸味入肝苦入心，甘味入脾辛入肺，还有咸味先入肾，若是积之日久长，便会增气入各脏，此为气化循规律。脏气增久成过胜，相反原因而致成。

黄帝道：制方分别有君臣，是何道理你说明？岐伯说：主治疾病药为君，辅佐君药即是臣，供应臣药即是使，不是上中下三品。

黄帝道：三品又是何意思？岐伯说：有无毒性为三品。

黄帝道：病有内外怎样疗？岐伯说：调治病气有方法，分别阴阳定内外，各按其病之所在，若是在内治其内，若是在外治其外，病轻就要去调理，较重就要去平治，病盛就要去攻取。或用汗法或下法，寒热温凉要分别，据病所属使消退，随其所利是为对。谨慎遵从此法则，称为万治万全策，气血平和在心间，世人确保有天年。

黄帝说：讲得好。

黄帝内经 · 素问

着至教论

原文

　　黄帝坐明堂，召雷公而问之曰：子知医之道乎？雷公对曰：诵而未能解，解而未能别，别而未能明，明而未能彰，足以治群僚，不足治侯王。愿得受树天之度，四时阴阳合之，别星辰与日月光，以彰经术，后世益明，上通神农，著至教疑于二皇。帝曰：善。无失之，此皆阴阳表里上下雌雄相输应也，而道上知天文，下知地理，中知人事，可以长久，以教众庶，亦不疑殆，医道论篇，可传后世，可以为宝。

　　雷公曰：请受道，讽诵用解。帝曰：子不闻《阴阳传》乎？曰：不知。曰：夫三阳天为业，上下无常，合而病至，偏害阴阳。雷公曰：三阳莫当，请闻其解。帝曰：三阳独至者，是三阳并至，并至如风雨，上为巅疾，下为漏病。外无期，内无正，不中经纪，诊无上下，以书别。雷公曰：臣治疏愈，说意而已。帝曰：三阳者，至阳也，积并则为惊，病起疾风，至如礔砺，九窍皆塞，阳气滂溢，干嗌喉塞。并于阴，则上下无常，薄为肠澼。此谓三阳直心，坐不得起，卧者便身全，三阳之病。且以知天下，何以别阴阳，应四时，合之五行。

　　雷公曰：阳言不别，阴言不理，请起受解，以为至道。帝曰：子若受传，不知合至道以惑师教，语子至道之要。病伤五脏，筋骨以消，子言不明不别，是世主学尽矣。肾且绝，惋惋日暮，从容不出，人事不殷。

诗青译文

　　黄帝端坐在明堂，召来雷公同他讲，医理是否你所长？雷公回答说：虽然医书曾诵读，太好解释讲不出，即使粗浅能解释，还是难以辨清楚，即使些许能辨别，其理还是有糊涂，简单道理虽明白，临床应用用不来，要说现在我医术，一般官员治还行，若治侯王却不能。还是希望您教我，树天度数才能行，结合阴阳四时变，日月星辰与光影，医学理论勤阐述，后人明确无误行，亦可上通于神农，至真至确之教化，二皇功德相类同。黄帝说：讲得好！请你不要忘失去，皆为阴阳与表里，上下雌雄相联系，相互应合之道理。若是遵从医学说，上知天文下地理，中间人事亦需知。如此才能久流传，用来教导众人间，方才不致有疑惑，内容成书为论著，传于后世成财富。

雷公说：让我接受此医理，以便诵读理解之。黄帝说：《阴阳传》您没听说？雷公回答说：不知道。黄帝说：三阳存在于人体，就像自然之作用，护卫人身上下中，上下运行常规失，内外之邪伤人体，疾病此时会相随，伤害人身阴阳气。雷公问道：三阳莫当怎解释？黄帝说：三阳独至听我说，三阳之气合并至。其势迅疾如风雨，人体头部被侵袭，造成头部有病疾；人体下部被侵袭，二便失禁肯定的。病理此时有变化，外无一定脉色察，内无特定征像出，固定规律无循处，所以医生诊断时，难定病位上或下，记录下来再详查。雷公说：我在治疗此病时，常常没有好疗效，请您解释其原因，消除疑虑免煎熬。黄帝说：三阳之气合并后，此时阳气极为盛，并积一起人惊惧，病起迅速象来风，又如霹雳一样烈，九窍闭塞而不通，阳气过盛而满溢，病在咽干喉塞中。若是阳气内并阴，上下失常是一定，下迫肠道肠形成？三阳之气直冲心，病人坐下起不能，卧下便觉全身重。三阳合并产生病。道理就在此时明，天人关系两相应，分别四时与阴阳，相合相应于五行。

雷公说：这些理论太深奥，明说我难辨别到，暗说我亦不明了。请你让我站起来，仔细听您来释怀。黄帝说：老师传授您虽得，难与至道相结合，所以心里有疑惑。至道要领听我说，若是疾病伤五脏，筋骨日渐被消损，像你不明不能辨，医理消亡会殆尽。比如肾气将绝时，郁郁不乐苦在心，傍晚之时更加重，欲静不欲外出门，不欲应酬人事频。

411

黄帝内经 · 素问

示从容论

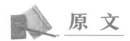

原 文

黄帝燕坐，召雷公而问之曰：汝受术诵书者，若能览观杂学，及于比类，通合道理，为余言子所长，五脏六腑，胆胃大小肠，脾胞膀胱，脑髓涕唾，哭泣悲哀，水所从行，此皆人之所生，治之过失，子务明之，可以十全，即不能知，为世所怨。

雷公曰：臣请诵《脉经》上下篇，甚众多矣，别异比类，犹未能以十全，又安足以明之。

帝曰：子别试通五脏之过，六腑之所不和，针石所败，毒药所宜，汤液滋味，具言其状，悉言以对，请问不知。

雷公曰：肝虚肾虚脾虚，皆令人体重烦冤，当投毒药、刺灸、砭石、汤液，或已，或不已，愿闻其解。

帝曰：公何年之长而问之少，余真问以自谬也。吾问子窈冥，子言上下篇以对，何也？夫脾虚浮似肺，肾小浮似脾，肝急沉散似肾，此皆工之所时乱也，然从容得之。若夫三脏土木水参居，此童子之所知，问之何也？

雷公曰：于此有人，头痛，筋挛骨重，怯然少气，哕噫腹满，时惊，不嗜卧，此何脏之发也？脉浮而弦，切之石坚，不知其解，复问所以三脏者，以知其比类也。

帝曰：夫从容之谓也。夫年长则求之于腑，年少则求之于经，年壮则求之于脏。今子所言皆失，八风菀熟，五脏消烁，传邪相受。夫浮而弦者，是肾不足也。沉而石者，是肾气内着也。怯然少气者，是水道不行，形气消索也。咳嗽烦冤者，是肾气之逆也。一人之气，病在一脏也。若言三脏俱行，不在法也。

雷公曰：于此有人，四支解堕，咳喘血泄，而愚诊之，以为伤肺，切脉浮大而紧，愚不敢治，粗工下砭石，病愈多出血，血止身轻，此何物也？

帝曰：子所能治，知亦众多，与此病失矣。譬以鸿飞，亦冲于天。夫圣人之治病，循法守度，援物比类，化之冥冥，循上及下，何必守经。今夫脉浮大虚者，是脾气之外绝，去胃外归阳明也。夫二火不胜三水，是以脉乱而无常也。四支解堕，此脾精之不行也。咳喘者，是水气并阳明也。

示从容论

413

血泄者，脉急血无所行也。若夫以为伤肺者，由失以狂也。不引比类，是知不明也。夫伤肺者，脾气不守，胃气不清，经气不为使，真脏坏决，经脉傍绝，五脏漏泄，不衄则呕，此二者不相类也。譬如天之无形，地之无理，白与黑相去远矣。是失，吾过矣。以子知之，故不告子，明引比类从容，是以名曰诊轻，是谓至道也。

诗青译文

　　黄帝安坐，召唤雷公问道：你学医术诵医书，融会贯通能取象，现在谈谈你专长。五脏六腑大小肠，胆胃脾胞与膀胱，脑髓涕唾泣悲哀，所从运行五液来，人若生存皆赖此，疗时易于有过失，若明治病方十全，不晓易错人抱怨。

　　雷公回答说：《脉经》我已诵读过，上下内容有很多，取象比类辨异同，你看怎样能说明。

　　黄帝说：试用《脉经》上下章，通晓理论联系上，解释不和对六腑，解释所病对五脏，针石治疗有所败，毒药治疗亦所长，内容滋味汤与液，具体说明其症状，详细回答先作出，如果有不懂地方，再提出来我帮忙。

　　雷公说：肝肾脾虚烦人体，毒药刺灸汤砭石，时有治愈时不愈，这应如何来解释。

　　黄帝说：看你年龄是有长，所题问题挺幼稚，我问你来错误答。想问道理较深奥，答案你从《脉经》找，是何缘故怎么着？脾脉本宜为微软，肺脉相似现虚浮，肾脉本应为微沉，脾脉相似现小浮，肝脉本应为微弦，肾脉相似现沉散，此时医生易混乱，如能从容去诊视，还是可以明晰辨。脾肝肾属土木水，均居膈下邻部位，这个小孩都知道，你问它有何意义？

　　雷公说：在此人得这种病，筋脉拘挛兼头痛，畏怯少气骨节重，腹满惊骇不欲卧，请问这是哪脏病？看其脉象浮而弦，坚硬如石若重按，如何解释我不知，故问三脏比类析。

　　黄帝说：这应从容来分析。老人有病六腑求；少年有病经络求；壮年有病五脏求。现在若只讲脉证，不谈致病之根由，外而八风有郁热，内而五脏有消烁，次第相受以传邪，失去全面之理解。肾若不足脉浮弦。肾内不著脉沉坚。水道不行怯少气，形气便会云消散。咳嗽烦闷肾气逆。病在肾脏一人气，若是同时三脏病，诊病法则不适用。

雷公问：曾有病人我遇到，四肢懈怠力量小，血泄咳嗽兼气喘，以为伤肺我诊断，诊其脉时浮大紧，我是未敢施法疗，有名粗医砭石治，虽然病愈出血多，身体轻快待血止，这种情况是为何？

黄帝说：你所能治病很多，此病诊断你却错。医学道理很深奥，鸿雁飞翔虽冲天，长空边际却不到。圣人治病遵法度，比类引物知奥妙，察上可以知其下，不必拘泥于常法。今见脉浮大而虚，此为脾气外绝出，胃外阳明经而归。二火不能胜三水，所以脉乱无常规。四肢懈怠力气无，脾精不输是缘故。水泛咳嗽与胃喘。血泄脉急血失度。若是本病诊伤肺，一派狂言错纯粹。不明就里若诊病，不能引物与比类。若是肺气受损伤，脾气不能守一方，此时胃气为不清，经气亦不为其使，肺脏损坏治不通，有所偏绝致脉经，五脏之气俱漏泄，若不衄血则呕血，病是在脾或在肺，二者不是相类同。若是不能辨别清，就如可求天无形，黑白不分地无位，相距太远怎医病。此时失误错在我，以为你已知道了，引物比类须明白，以求符合从容章，所以才能叫真经，此为确真理所在。

415

黄帝内经·素问

疏五过论

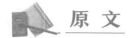 **原文**

黄帝曰：呜呼远哉！闵闵乎若视深渊，若迎浮云，视深渊尚可测，迎浮云莫知其际，圣人之术，为万民式，论裁志意，必有法则，循经守数，按循医事，为万民副。故事有五过四德，汝知之乎？

雷公避席再拜曰：臣年幼小，蒙愚以惑，不闻五过与四德，比类形名，虚引其经，心无所对。

帝曰：凡未诊病者，必问尝贵后贱，虽不中邪，病从内生，名曰脱营。尝富后贫，名曰失精，五气留连，病有所并。医工诊之，不在脏腑，不变躯形，诊之而疑，不知病名，身体日减，气虚无精，病深无气，洒洒然时惊。病深者，以其外耗于卫，内夺于荣。良工所失，不知病情，此亦治之一过也。

凡欲诊病者，必问饮食居处，暴乐暴苦，始乐后苦，皆伤精气。精气竭绝，形体毁沮。暴怒伤阴，暴喜伤阳。厥气上行，满脉去形。愚医治之，不知补泻，不知病情，精华日脱，邪气乃并，此治之二过也。

善为脉者，必以《比类》《奇恒》《从容》知之，为工而不知道，此诊之不足贵，此治之三过也。

诊有三常，必问贵贱，封君败伤，及欲侯王？故贵脱势，虽不中邪，精神内伤，身必败亡。始富后贫，虽不伤邪，皮焦筋屈，痿躄为挛，医不能严，不能动神，外为柔弱，乱至失常，病不能移，则医事不行，此治之四过也。

凡诊者，必知终始，有知余绪，切脉问名，当合男女。离绝菀结，忧恐喜怒，五脏空虚，血气离守，工不能知，何术之语。尝富大伤，斩筋绝脉，身体复行，令泽不息，故伤败结，留薄归阳，脓积寒炅。粗工治之，亟刺阴阳，身体解散，四肢转筋，死日有期，医不能明，不问所发，惟言死日，亦为粗心，此治之五过也。

凡此五者，皆受术不通，人事不明也。

故曰：圣人之治病也，必知天地阴阳，四时经纪，五脏六腑，雌雄表里。刺灸砭石，毒药所主，从容人事，以明经道，贵贱贫富，各异品理，问年少长，勇怯之理，审于分部，知病本始，八正九候，诊必副矣。治病之道，气内为宝，循求其理，求之不得，过在表里。守数据治，无失俞理，能行此术，终身不殆。不知俞理，五脏菀热，痈发六腑。诊病不审，是谓失常，谨守此治，与经相明。《上经》《下经》，《揆度》《阴阳》，《奇恒》《五中》，决以明堂，审于始终，可以横行。

诗青译文

黄帝说：此间道理远又深！好像深渊被视探，又像仰首看浮云，深渊测量尚可以，仰首浮云无边际。圣人医术作榜样，裁人意志法则依，遵守常规循法则，万民辅助查医事，医事五过和四德，此间道理你可知？

雷公此时离开席，再拜回答于黄帝：我幼蒙昧又无知，五过四德犹未知，虽可名目来比类，只是虚引经文义，不明难答在心里。

黄帝说：医生未诊病人前，应问病人生活先，若是先贵而后贱，虽然并未受外邪，疾病亦会内部生，此病名字叫脱营。若是先富而后贫，此病名字叫失精，五脏之气留不运，积并而后病形成。医生若诊此种病，初期未在脏腑中，形体改变亦为无，常诊而疑难知病。日久身体渐消瘦，气虚而精无以生，病势深重耗真气，阳气日渐空虚中，洒洒恶寒时心怯，病势日益会深重，在外耗损卫之气，在内劫夺血在营。即使医生术再高，病人情况不问明，致病原因不知道，治愈更是不可能，诊治过失第一种。

凡是欲诊疾病时，先问居住与饮食，突然欢乐或苦忧，先乐后苦亦征求，突然苦乐损精气，精气遏绝伤形体。暴怒容易伤人阴，伤阳亦会因暴喜，若是阴阳两俱伤，人气厥逆上行忙，充满经脉神浮越，离开形体去远方。若是医生术不高，诊治此种疾病时，泻治方法不会用，又不了解人病情，致使精气渐耗散，邪气得以来积并，诊治过失第二种。

医生若是善诊脉，奇恒比类从容来，病情就会挺明白，此理医生若不懂，诊治技术没水平，诊治过失第三种。

三种情况要注意，地位贵贱问必须，是否曾有被削爵，侯王之想可有欲。因为原来位高贵，失势情志必抑郁，此人虽未中外邪，精神内伤亡身体。再说先富后贫人，虽然未伤于邪气，皮毛憔枯时发生，筋脉总是有拘屈，足痿拘挛难走起。若不严肃做开导，不改精神与面貌，一味柔弱与顺从，任其发展乱失调，致病不能有变动，医治效果形不成，诊治过失第四种。

　　凡是诊治人疾病，初期现在病情明，又要知其病本末，结合男女及脉证。亲人分离念不绝，情志郁闷难缓解，以及忧恐与喜怒，血气离守五脏虚，此间道理若不知，何需妄谈论医技。富人财势若失去，必然大伤其心神，形体虽然还能动，筋脉严重受伤损，津液滋生不再勤。若是旧伤为结败，血气留聚不散开，郁而化热归阳分，久则成脓血积蓄，病人寒热交作来。粗劣医生治此病，劳伤脓积不了解，多次刺其阴阳脉，气血更虚情况坏，身体懈散肢筋转，死期已经离不远，医生对此既不明，发病原因又不问，只说病人已危重，诊治过失第五种。

　　上述过失要知道，皆因医生术不精，事理不明所造成。

　　所以圣人若治病，阴阳变化必先明，四时寒暑之规律，脏腑之间何关系，经脉表里与阴阳，刺灸毒药和砭石，人情事理能详查，诊治常道在心里，病人贫富与贵贱，区分体质病特点，问其年龄长或幼，性情勇怯亦知全，还有病色出现部，以知其病始何处，八风正气与四时，三部九侯脉分析，诊疗技术是全备。治病自有其道理，元气强弱要重视，从其强弱变化中，探求道理治其病，若是求之不能得，阴阳表里间要明。遵守气血多或少，针刺深浅有规定，取穴理法莫失去，治疗方法若如此，差错终身难发生。取穴理法若不知，而是妄用针和石，五脏就会生积热，痈发六腑正当时。若是诊病不周密，便是常理已失去，诊治法则若遵守，自会相明与经旨，上经下经义通晓，阴阳变化已明了，奇恒之疾五脏病，明堂之色取其中，疾病始终知有道，随心所欲天下行。

黄帝内经·素问

征四失论

原 文

黄帝在明堂，雷公侍坐。

黄帝曰：夫子所通书，受事众多矣。试言得失之意，所以得之，所以失之。

雷公对曰：循经受业，皆言十全，其时有过失者，请闻其事解也。

帝曰：子年少，智未及邪，将言以杂合耶。夫经脉十二、络脉三百六十五，此皆人之所明知，工之所循用也。所以不十全者。精神不专，志意不理，外内相失，故时疑殆。

诊不知阴阳逆从之理，此治之一失矣。

受师不卒，妄作杂术，谬言为道，更名自功，妄用砭石、后遗身咎，此治之二失也。

不适贫富贵贱之居，坐之薄厚，形之寒温，不适饮食之宜，不别人之勇怯，不知比类，足以自乱，不足以自明，此治之三失也。

诊病不问其始，忧患饮食之失节，起居之过度，或伤于毒，不先言此，卒持寸口，何病能中，妄言作名，为粗所穷，此治之四失也。

是以世人之语者，驰千里之外，不明尺寸之论，诊无人事，治数之道，从容之葆。坐持寸口，诊不中五脉，百病所起，始以自怨，遗师其咎，是故治不能循理，弃术于市，妄治时愈，愚心自得。呜呼，窈窈冥冥，孰知其道。道之大者，拟于天地，配于四海，汝不知道之谕，受以明为晦。

诗青译文

黄帝端坐在明堂，雷公侍坐在身旁。

黄帝说：你所通晓之医书，从事医疗之工作，至今已经有很多，期间成败你说说。

雷公说：遵循医经学医术，十全成效书上说，医疗之中有过失，请问这又是为何？

黄帝说：由于年轻智不足，还是考虑不详细？抑或缺乏细分析？络脉三百六十五，经脉之中十二种，此为人们所知晓，医生遵循亦应用。

治病所以全效难，由于精神不能专，意志不够有条理，脉证病情未分析，疑惑危险时常有。

不知阴阳有从逆，失败原因第一种。随师学习未毕业，杂术乱用学不精，以为错误是真理，变易其说自为功，乱施砭石留过错，失败原因第二种。

不分贫富与贵贱，还有生活何特点，居处环境好与坏，形体寒冷或温暖，难适饮食之所宜，个性勇怯未分辨，不知比类异同法，自己思想被扰乱，身有不足难自明，失败原因第三种。

不问病人始发病，精神是否有刺激，饮食是否失节制，起居是否有规律，或者是否曾伤毒，诊病不先问清楚，诊视寸口便仓促。病情诊断怎可能，只能乱言说病名，病为粗劣作风苦，失败原因第四种。

所以社会有医生，学道千里之外中，尺寸道理却不知，不参人事诊疾病。更是不知诊病道，比类从容最重要，只知诊察人寸口。五脏之脉辨不了，难知何处来疾病，始怨自己术不精，归罪老师授不明。治病医理不遵循，必为群众不信任，乱治偶然能治愈，不知侥幸反得意。医道精微又深奥，谁能彻明其中理？医道之大拟天地，配于四海不出奇，道之教谕不通晓，道理虽然很明白，暗晦不明必反来。

黄帝内经·素问

阴阳类论

原文

　　孟春始至，黄帝燕坐，临观八极，正八风之气，而问雷公曰：阴阳之类，经脉之道，五中所主，何脏最贵。

　　雷公对曰：春甲乙青，中主肝，治七十二日，是脉之主时，臣以其脏最贵。

　　帝曰：却念上下经，《阴阳》《从容》，子所言贵，最其下也。

　　雷公致斋七日，旦复侍坐。

　　帝曰：三阳为经，二阳为维，一阳为游部，此知五脏终始。三阳为表，二阴为里，一阴至绝，作朔晦，却具合以正其理。

　　雷公曰：受业未能明？

　　帝曰：所谓三阳者，太阳为经。三阳脉至手太阴，弦浮而不沉，决以度，察以心，合之阴阳之论。所谓二阳者，阳明也，至手太阴，弦而沉急不鼓，炅至以病皆死。一阳者，少阳也，至手太阴上连人迎，弦急悬不绝，此少阳之病也，专阴则死。

　　三阴者，六经之所主也。交于太阴、伏鼓不浮，上空志心。二阴至肺，其气归膀胱，外连脾胃。一阴独至，经绝气浮，不鼓，钩而滑。此六脉者，乍阴乍阳，交属相并，缪通五脏，合于阴阳。先至为主，后至为客。

　　雷公曰：臣悉尽意，受传经脉，颂得从容之道，以合《从容》，不知阴阳，不知雌雄？

　　帝曰：三阳为父，二阳为卫，一阳为纪；三阴为母，二阴为雌，一阴为独使。二阳一阴，阳明主病，不胜一阴，脉耎而动，九窍皆沉。三阳一阴，太阳脉胜，一阴不为止，内乱五脏，外为惊骇。二阴二阳，病在肺，少阴脉沉，胜肺伤脾，外伤四肢。二阴二阳皆交至，病在肾，骂詈妄行，巅疾为狂。二阴一阳，病出于肾。阴气客游于心脘，下空窍，堤闭塞不通，四肢别离。一阴一阳代绝，此阴气至心，上下无常，出入不知，喉咽干燥，病在土脾。二阳三阴，至阴皆在，阴不过阳，阳气不能止阴，阴阳并绝，浮为血瘕，沉为脓胕。阴阳皆壮，下至阴阳，上合昭昭，下合冥冥，诊决死生之期，遂合岁首。雷公曰：请问短期，黄帝不应。雷公复问，黄帝曰：在经论中。

　　雷公曰：请问短期？黄帝曰：冬三月之病，病合于阳者，至春正月，脉有死证，皆归出春。冬三月之病，在理已尽，草与柳叶皆杀，春阴阳皆，绝期在孟春。春三月之病，曰阳杀，阴阳皆绝，期在草干。夏三月之病，至阴不过十日，阴阳交，期在濂水。秋三月之病，三阳俱起，不治自已。阴阳交合者，立不能坐，坐不能起。三阳独至，期在石水。二阴独至，期在盛水。

诗青译文

　　此时正值立春天，黄帝安坐很悠闲，观看八方之远景，神游八风方向间，向雷公问道：按照阴阳分析法，以及阴阳经脉论，配合五脏在主时，哪脏最贵数第一？

　　雷公回答说：春为年首甲乙木，五脏主肝其色青，肝旺春季七十二，此时肝脉亦当令，肝脏最贵理当清。

　　黄帝道：我以上下经为据，阴阳比类来分析，最贵反而是最贱。

　　雷公斋戒了七天，晨又侍坐黄帝旁。

　　黄帝道：三阳为经二阳维，一阳游部被称为，这些道理若能懂，可知脏气行始终。三阴为表二阴里，一阴阴气是最终，亦为阳气之开始，有如朔晦所交界，符合终始之道理。

　　雷公说：我未明白其中意。

　　黄帝道：所谓三阳是太阳，脉至手太阴寸口，若见弦浮不沉象，应据常度来思量，用心好好来体察，认真参合论阴阳，好坏自然会明朗。所谓二阳是阳明，脉至手太阴寸口，弦而沉急不击指，火热大至脉如此，死亡危险正当时。所谓一阳是少阳，脉至手太阴寸口，上面连脉是人迎，若见弦急悬不绝，此为病脉少阳经，若见有阴而无阳，真脏脉象就要亡。

　　三阴手太阴肺经，肺朝百脉六经主，太阴寸口交其气，脉象沉伏不浮鼓，太阴气陷升不能，以致心志有空虚。所谓二阴是少阴，脉至于肺气膀胱，外与脾胃相连亲。所谓一阴是厥阴，太阴寸口其至独，此时经气衰已绝，如钩而滑之脉象，脉气浮而不能鼓。以上所说六脉象，阳脏见阴阴见阳，相互交错聚寸口，阴阳之道互相合，皆能相通与五脏。如若出现此脉象，先见寸口是为主，后见寸口是为客。

　　雷公说：您的意思我明白，以前您授经脉来，从容之道我所学，从容之法您所讲，若将两者相结合，阴阳雌雄意为何？

黄帝道：三阳高尊样如父，二阳外卫一阳枢；三阴善育样如母，二阴雌性样内守，一阴交通阴与阳，作用使者一般如。二阳一阴阳明病，二阳不把一阴胜，九窍之气滞不利，阳明脉软而摇动。三阳一阴若有病，则是太阳脉有胜，寒水之气亦大盛，一阴肝气难制水，内乱五脏外惊恐。二阴二阳病在肺，此时少阴脉为沉，胜肺伤脾少阴气，在外四肢亦伤及。二阴二阳交互患，土邪侮水病在肾，妄行癫疾与狂乱。二阴一阳病出肾，阴气上逆至于心，脘下空窍堤坝阻，四肢离身一样如。一阴一阳若为病，此时其脉代绝中，厥阴之气上心病，或在上部或下部，饮食无味无定处，咽喉干燥泄无度，其病就在脾与土。二阳三阴若为病，至阴脾土包在内，阴气不能至于阳，阳气达阴亦不能，阴阳相互两隔绝，阳浮于外瘕内成，阴沉于里外脓肿；阴阳之气都盛壮，病变于下是趋向，男子则为阳道病，女子则为阴器病。上观天道下察地，阴阳决断生死期，同时还要来参合，何气为首一岁中。

雷公说：请问疾病死亡期。黄帝没有回答。雷公又问。黄帝道：医书上面有说明。雷公又说：请问疾病死亡期。黄帝道：先说冬季三月病，病症脉象若阳盛，春季正月脉死征，出春交夏来到时，阳盛阴衰死亡期。再说冬季三月病，势必将尽据天理，柳叶与草皆枯死，春天阴阳气若绝，正月就是其死期。春季三月病阳杀。皆已灭绝阴阳气，草木枯干冬死期。夏季三月病不愈，若是到了至阴时，死期至阴少十日；阴阳交错若脉见，死期初冬薄冰时。三说冬季三月病，手足三阳现脉证，不经治疗会自愈。阴阳交错合为病，立而不坐坐不起。若是三阳脉独至，则是独阳而无阴，死期冰结如石时。若是三阴脉独至，则是独阴而无阳，死期正月雨水时。

黄帝内经 · 素问

方盛衰论

原文

雷公请问：气之多少，何者为逆，何者为从？黄帝答曰：阳从左，阴从右，老从上，少从下，是以春夏归阳为生，归秋冬为死，反之则归秋冬为生，是以气多少，逆皆为厥。

问曰：有余者厥耶？答曰：一上不下，寒厥到膝，少者秋冬死，老者秋冬生，气上不下，头痛巅疾，求阳不得，求阴不审，五部隔无征，若居旷野，若伏空室，绵绵乎属不满日。是以少气之厥，令人妄梦，其极至迷。三阳绝，三阴微，是为少气。

是以肺气虚，则使人梦见白物，见人斩血藉藉。得其时则梦见兵战。肾气虚，则使人梦见舟船溺人，得其时则梦伏水中，若有畏恐。肝气虚，则梦见菌香生草，得其时则梦伏树下不敢起。心气虚，则梦救火阳物，得其时则梦燔灼。脾气虚，则梦饮食不足，得其时则梦筑垣盖屋。此皆五脏气虚，阳气有余，阴气不足，合之五诊，调之阴阳，以在《经脉》。

诊有十度，度人脉度、脏度、肉度、筋度、俞度。阴阳气尽，人病自具。脉动无常，散阴颇阳，脉脱不具，于无常行，诊必上下，度民君卿，受师不卒，使术不明，不察逆从，是为妄行，持雌失雄，弃阴附阳，不知并合，诊故不明，传之后世，反论自章。

至阴虚，天气绝；至阳盛，地气不足。阴阳并交，至人之所行。阴阳并交者，阳气先至，阴气后至。是以经人持诊之道，先后阴阳而持之，《奇恒之势》乃六十首，诊合微之事，追阴阳之变，章五中之情，其中之论，取虚实之要，定五度之事，知此乃足以诊。是以切阴不得阳，诊消亡；得阳不得阴，守学不湛。知左不知右，知右不知左，知上不知下，知先不知后，故治不久。知丑知善，知病知不病，知高知下，知坐知起，知行知止，用之有纪，诊道乃具，万世不殆。

起所有余，知所不足，度事上下，脉事因格。是以形弱气虚死，形气有余，脉气不足死；脉气有余，形气不足生。是以诊有大方，坐起有常，出入有行，以转神明，必清必净，上观下观，司八正邪，别五中部，按脉动静，循尺滑涩寒温之意，视其大小，合之病能，逆从以得，复知病名，诊可十全，不失人情，故诊之或视息视意，故不失条理，道甚明察，故能长久。不知此道，失经绝理，亡言妄期，此谓失道。

诗青译文 🌸

雷公问：盛衰逆顺气如何？黄帝回答道：阳气主升左而右；阴气主降右而左。老年之气先衰下，其气从上而至下；少年之气先盛下，其气从下而至上。春夏有病阳脉症，以阳归阳顺为生，若见阴症与阴脉，逆死如同令秋冬，秋冬有病阴脉症，以阴归阴顺为生。不论气盛与气衰，逆则皆将为厥病。

雷公又问：气有余时亦成厥？黄帝答道：阳气一上而不下，阴阳两气不相接，足部厥冷则至膝，秋冬此病少年死，秋冬此证老年生。阳气若上若不下，上实下虚疾巅顶，此种厥病属于阳，属阴本非阳为盛，又非阴盛脏气绝，征象无显置旷野，伏居空室无闻见，病势绵绵一线悬，生命不会满一天。梦乡荒诞气虚厥；梦多奇迷逆盛厥。三阳之脉悬而绝，三明阴脉微而细，少气之候此为是。

肺虚易梦白惨物，或梦杀人血流注，梦见战争金旺时。肾虚梦舟船淹人，水旺梦己伏水中，好像遭遇事惊恐。肝虚则梦菌香草，木旺则梦树下倒。心虚则梦火雷电，火旺则梦火灼燔。脾虚则梦食不足，土旺则梦垣盖屋。以上皆为五脏虚，阳气有余阴不足。调和阴阳参五脏，经脉之中已论述。

自古诊法有十度，脉度脏度与肉度，还有筋度和俞度，掌握阴阳与虚实，全面了解病情时。脉息之动体无常，阴阳散乱有偏向，脉象搏动不明显，诊察常规无定间。诊病须知人身份，君卿抑或是平民。老师传教不全受，此人医术不高明，不仅不能辨从逆，诊治亦有片面性，只看一面或一点，全面情况不知情，诊断不能明确了，此种诊法传后人，错误时刻必不少。

若是人体至阴虚，天之阳气离绝殊；若是人体至阳盛，地之阴气便不足。能使阴阳互济通，阳气先至阴后至，方为修养好医生。高明医生若诊病，阴阳规律要先明，根据《奇恒》六十首，正常异常需辨清，点滴细微来综合，阴阳变化规律行，五脏病情需了解，中肯结论方能写，虚实十度和纲要，诊病方法能知晓。切其阴时不知阳，此法行世不能长；切其阳时不知阴，所学技术不为真。知其左而不知右，知其右而不知左，知其上而不知下，知其先而不知后，此人医道不会久。知道不好知道好；知道有病知无病；知道高亦知道下；知道坐亦知道起；知道行亦知道止。有条不紊反复求，才算完备全步骤，永不出错是因由。

　　疾病初期邪气余，正气不足应考虑，受邪是因正气虚；检查病者上下部，脉证参舍穷病理。形弱气虚脉主死；气余脉虚人亦死；形气不足脉余生。诊病一定有大法，起坐平常要常行，保持品德好性情；思维敏捷头脑清，分别四时八节邪，何部邪气需辨别；脉息动静要触按，各种概况需切探；视其两便之变化，勤与病状相合参，知道逆顺与病名，若是如此察疾病，做到十未有一失，亦难违背人常情。诊病之时视呼吸，神情是否有条理，保持永久无差错，技术高明不用说；若是这些不知道，原则真理又违反，乱谈病情妄结论，不合医道救人难。

黄帝内经·素问

解精微论

原 文

黄帝在明堂，雷公请曰：臣授业传之，行教以经论，《从容》《形法》《阴阳》《刺灸》《汤液》《药滋》，行治有贤不肖，未必能十全。若先言悲哀喜怒，燥湿寒暑，阴阳妇女，请问其所以然者。卑贱富贵，人之形体所从，群下通使，临事以适道术，谨闻命矣。请问有毚愚仆漏之问，不在《经》者，欲闻其状。帝曰：大矣。

公请问：哭泣而泪不出者，若出而少涕，其故何也？

帝曰：在《经》有也。

复问：不知水所从生，涕所从出也。

帝曰：若问此者，无益于治也。工之所知，道之所生也。夫心者，五脏之专精也，目者其窍也，华色者其荣也。是以人有德也，则气和于目，有亡，忧知于色。是以悲哀则泣下，泣下水所由生。水宗者，积水也，积水者，至阴也。至阴者，肾之精也。宗精之水所以不出者，是精持之也，辅之裹之，故水不行也。夫水之精为志，火之精为神，水火相感，神志俱悲，是以目之水生也。故谚曰：心悲名曰志悲，志与心精共凑于目也。是以俱悲，则神气传于心，精上不传于志而志独悲，故泣出也。泣涕者，脑也，脑者阴也。髓者，骨之充也。故脑渗为涕。志者骨之主也，是以水流而涕从之者，其行类也。夫涕之与泣者，譬如人之兄弟，急则俱死，生则俱生，其志以早悲，是以涕泣俱出而横行也。夫人涕泣俱出而相从者，所属之类也。

雷公曰：大矣。请问人哭泣而泪不出者，若出而少，涕不从之何也？

帝曰：夫泣不出者，哭不悲也。不泣者，神不慈也。神不慈，则志不悲，阴阳相持，泣安能独来。夫志悲者惋，惋则冲阴，冲阴则志去目，志去则神不守精，精神去目，涕泣出也。且子独不诵不念夫经言乎？厥则目无所见。夫人厥则阳气并于上，阴气并于下，阳并于上则火独光也；阴并于下则足寒，足寒则胀也。夫一水不胜五火，故目眦盲。是以冲风，泣下而不止。夫风之中目也，阳气内守于精。是火气燔目，故见风则泣下也。有以比之，夫火疾风生，乃能雨，此之类也。

诗青译文

黄帝坐在明堂里。雷公请问说：我已接受您医道，再把我的学生教，所教内容经典论，从容形法滋汤药，阴阳刺灸亦明了。然而用在临症上，学生贤愚有分别，十全十美难做到。至于教学之方法，悲哀喜怒先告他，阴阳寒暑和湿燥，还有妇女等问题，再让回答其道理，并向他们来讲述，贫贱富贵人形体，此间理论使通晓，临症运用不能少，以前我听您讲到。愚陋问题现还有，经典书中难寻找，请您解惑释明了。黄帝道：你所钻研深而大！

雷公请问：有时哭泣泪涕出，有时泪出少鼻涕，请问这是何道理？

黄帝说：医经之中有记载。

雷公又问：眼泪怎样能产生？鼻涕又是从何来？

黄帝道：这些问题你所问，治疗之时用上难，但是医生应知道，医学之中知识点。两目为它之外窍，心为五脏之精专，光华色泽外荣间。若是心有得意事，神气和悦于两目；若是心有失意事，忧愁色现不舒服。因此悲哀会哭泣，泣下泪水此时出。若问水从何处来，体内水液有积聚；积聚水液是至阴；至阴就是肾藏精。来源肾精之水液，平时为何难外出，是因受精约制住，水火相互有交感，神志俱悲泪涟涟。所以俗语曾经说：心悲亦可叫志悲，因为肾志与心精，同时上凑于目位，所以心肾若俱悲，神气传于心精处，而未传输到肾志，水难被精约制住，所以泪水就会出。哭泣涕出故在脑，脑属于阴藏于脑，而且鼻窍与脑通，脑髓渗漏涕成了。肾志是为骨之主，鼻涕亦随泪水出，鼻涕与泪是同族。涕泪譬如好兄弟，安乐共存危同死，肾志先悲脑髓后，涕随泣出涕泪流。涕泪俱出而相随，源于涕泪同水类。

雷公说：所讲道理真博大！有时哭泣泪不出，或是虽出而量少，涕不随时说清楚？

黄帝道：若是人哭无眼泪，悲伤程度不到位。心神没有被感动；神不感动志不悲，心神肾志难交感，眼泪怎么来表现？志悲会有凄惨意。凄惨之意冲于脑，肾志而去目凄凄；肾志去目神不守；精神皆离眼睛外，眼泪鼻涕才出来。难道你还没读过，或是医经曾有说？厥则眼睛无所见。若是人在厥之时，阳气并走于上部，阴气并走于下部，阳并于上上亢热，阴并于下则足冷，足冷则会有胀肿。一水难以胜五火，所以眼睛见不得。迎风就会泪不止，风邪中目泪流多，由于阳气内守精，火气燔目要记着，遇到风吹会流泪。举一比喻来说说：火热气炽甚风生，风生有雨相类同。